AF523497

G. Vithoulkas, E. van Woensel

Ebenen der Gesundheit

Georgos Vithoulkas, Erik van Woensel

Ebenen der Gesundheit

Ein homöopathisches Konzept zur strukturierten Fallbehandlung

1. Auflage

Übersetzt von: Helmut Schnellrieder, München

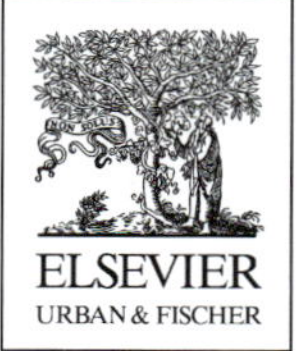

URBAN & FISCHER München

Zuschriften an:
Elsevier GmbH, Urban & Fischer Verlag, Hackerbrücke 6, 80335 München
E-Mail: kim@elsevier.com

Wichtiger Hinweis für den Benutzer
Die Erkenntnisse in der Medizin unterliegen laufendem Wandel durch Forschung und klinische Erfahrungen. Herausgeber und Autoren dieses Werkes haben große Sorgfalt darauf verwendet, dass die in diesem Werk gemachten therapeutischen Angaben (insbesondere hinsichtlich Indikation, Dosierung und unerwünschter Wirkungen) dem derzeitigen Wissensstand entsprechen. Das entbindet den Nutzer dieses Werkes aber nicht von der Verpflichtung, anhand weiterer schriftlicher Informationsquellen zu überprüfen, ob die dort gemachten Angaben von denen in diesem Werk abweichen und seine Verordnung in eigener Verantwortung zu treffen.
Für die Vollständigkeit und Auswahl der aufgeführten Medikamente übernimmt der Verlag keine Gewähr.
Geschützte Warennamen (Warenzeichen) werden in der Regel besonders kenntlich gemacht (®). Aus dem Fehlen eines solchen Hinweises kann jedoch nicht automatisch geschlossen werden, dass es sich um einen freien Warennamen handelt.

Bibliografische Information der Deutschen Nationalbibliothek
Die Deutsche Nationalbibliothek verzeichnet diese Publikation in der Deutschen Nationalbibliografie; detaillierte bibliografische Daten sind im Internet über www.d-nb.de abrufbar.

1. Auflage 2014

Der Urban & Fischer Verlag ist ein Imprint der Elsevier GmbH.

14 15 16 17 18 5 4 3 2 1

Planung: Ingrid Puchner, München
Projektmanagement: Dagmar Wiederhold, München
Redaktion: Christel Hämmerle, München
Herstellung: Erika Baier, München; Dietmar Radünz, Leipzig
Satz: abavo GmbH, Buchloe/Deutschland; TnQ, Chennai/Indien
Druck und Bindung: Drukarnia Dimograf, Bielsko-Biała, Polen
Zeichnungen: Medien Profis GmbH, Leipzig (Abb. 2.1–2.4), Henriette Rintelen (Abb. 4.1–4.22)
Umschlaggestaltung: SpieszDesign, Neu-Ulm
Titelfotografie: ©colourbox.com

ISBN Print 978-3-437-57185-5
ISBN e-Book 978-3-437-29848-6

Aktuelle Informationen finden Sie im Internet unter **www.elsevier.de** und **www.elsevier.com**

Vorwort von Georgos Vithoulkas

Mit meinem Buch *Die wissenschaftliche Homöopathie* aus dem Jahr 1978 können sich Studierende der Homöopathie aus theoretischer und praktischer Sicht mit den grundlegenden Prinzipien der Homöopathie vertraut machen. In dem vorliegenden Buch *Ebenen der Gesundheit* wurden bestimmte Aspekte dieses homöopathischen Wissens erweitert und vertieft und durch neue Konzepte ergänzt. Dieses Wissen habe ich durch meine Beobachtungen in den letzten 30 Jahren entwickelt, um *Die wissenschaftliche Homöopathie* zu vervollständigen.

Es war immer meine Absicht, einige Themen tiefer auszuarbeiten, die in *Die wissenschaftliche Homöopathie* nur angeschnitten worden waren. Bis jetzt war es mir jedoch nicht möglich, einige meiner Beobachtungen hinreichend zu untermauern. Daher beschloss ich, mit ihrer Veröffentlichung zu warten, bis ich durch mehr Fälle, die ich behandelt habe, genügend Beweissicherheit gesammelt hatte. Es sollte 20 Jahre dauern, bis ich mich in diesen Fragen sicher genug fühlte. In dieser Zeit begann ich, im Rahmen der vierjährigen Ausbildung an der *Internationalen Akademie für klassische Homöopathie* in Alonissos, Griechenland, über diese Beobachtungen zu sprechen. Seit einigen Jahren wird das Ausbildungsprogramm außerdem als Videokurs in vielen Ländern der Welt angeboten. Dass ein großes Interesse an den in den Kursen behandelten Themen besteht, zeigt sich darin, dass während der letzten zehn Jahre etwa 15.000 Schüler aus 32 verschiedenen Ländern unsere Kurse besuchten. Dieses Bedürfnis hat mich darin bestärkt, das vorliegende Buch zu schreiben. Es ist der versprochene zweite Teil von *Die wissenschaftliche Homöopathie*.

Ebenen der Gesundheit beinhaltet die Erkenntnisse, die ich in den letzten 49 Jahren in Bezug auf die Zusammenhänge zwischen chronischen und akuten Krankheiten und deren Einfluss auf den Verteidigungsmechanismus sammeln konnte (hierzu auch mein Artikel *The Continuum of a Unified Theory of Diseases*, der im *Medical Science Monitor*, einem amerikanischen Journal für konventionelle Medizin veröffentlicht wurde). Das in diesem Artikel vorgestellte und in dem vorliegenden Buch detailliert beschriebene Wissen wird Ihnen helfen, den Allgemeinzustand eines Patienten und sein Abwehrgefüge zu verstehen und eine genauere Prognose abzugeben. Das wiederum wird zu einem besseren Verständnis der Situation insgesamt führen und damit zu einer genaueren Beurteilung der Wirkung des homöopathischen Arzneimittels.

In dem vorliegenden Buch habe ich mich auch mit den Problemen befasst, die dem Homöopathen beim Behandeln von Patienten begegnen können und die als sog. Heilungshindernisse bezeichnet werden. Ich glaube, dass jeder Homöopath verstehen muss, warum eine Behandlung möglicherweise nicht das erwartete Ergebnis zeigt. Wir alle haben Unzulänglichkeiten und müssen uns deshalb bewusst sein, wo das eigentliche Problem liegt, um zu wissen, wann wir Spezialisten einer anderen Fachrichtung zu Rate ziehen müssen. Mit diesem Wissen wird es einfacher sein, den Verlauf einer Behandlung zu beurteilen und die Prognose eines Falles entsprechend anzupassen. Mehr noch: Wenn der Homöopath den Behandlungsverlauf genau einschätzen und erklären kann und den Patienten – falls notwendig – zu einem Kollegen einer anderen Fachrichtung überweist, wird dies Frustration aufseiten des Homöopathen und Enttäuschung aufseiten des Patienten vermeiden.

Die Kasuistiken des vorliegenden Buches beziehen sich vorrangig auf die praktische Anwendung der Homöopathie und wurden von Erik van Woensel geschrieben. Anhand von Fällen mit unterschiedlichen Schwierigkeiten wird deren schrittweise

Analyse und die Umsetzung des Konzepts der „Ebenen der Gesundheit" in die Praxis aufgezeigt.

Dieser Teil ist ein Ausblick auf den hoffentlich dritten Teil von *Die wissenschaftliche Homöopathie*. Ich beabsichtige, diesen dritten Teil zu schreiben und darin mehr auf die langfristigen Ergebnisse von Behandlungen einzugehen, um die Möglichkeiten der Homöopathie in der Praxis aufzuzeigen.

Alonissos, Griechenland, im Mai 2014
Georgos Vithoulkas

Vorwort von Erik van Woensel

In diesem Buch werden Erkenntnisse über die Beziehungen zwischen akuten und chronischen Krankheiten und wie deren Entwicklung durch unterdrückende Behandlungen und Medikamente beeinflusst wird, detailliert beschrieben. Diese Erkenntnisse sind das Ergebnis von Beobachtungen, die Georgos Vithoulkas an Tausenden von Patienten im Laufe seiner fast 50 Jahre währenden Praxis in der Behandlung chronischer und akuter Krankheiten gemacht hat. Obwohl das Thema der Veranlagung (Prädisposition) zu Krankheiten und die Konsequenzen durch unterdrückende Behandlungen bereits in den Büchern *Die wissenschaftliche Homöopathie* und *A New Model for Health and Disease* behandelt wurden, möchte ich betonen, dass die Informationen, die in diesem Buch zu finden sind, weitaus detaillierter sind. Ich bin der Überzeugung, dass die Klassifizierung der „Ebenen der Gesundheit", wie sie Georgos Vithoulkas vornimmt, für alle im Gesundheitswesen Tätigen eine große Hilfe darstellt und ihren Nutzen in der Zukunft zeigen wird.

Um den praktischen Nutzen zu veranschaulichen, wurde ich gebeten, einige Fälle vorzustellen, die die verschiedenen Konzepte bezüglich der „Ebenen der Gesundheit" verdeutlichen und zudem aufzeigen, wie die Gesundheit durch eine homöopathische Behandlung, die den Verteidigungsmechanismus positiv stimuliert, anstatt ihn zu unterdrücken, gefördert werden kann.

Um dies zu beleuchten, habe ich Patienten mit verschiedenen Gesundheitszuständen und verschiedenen Krankheiten ausgewählt, die über einen Zeitraum von mehreren Jahren beobachtet wurden. Es ist unmöglich, die Behandlung von chronischen Krankheiten sinnvoll zu bewerten, wenn die Fälle nicht über einen längeren Zeitraum verfolgt wurden.

Alle hier gezeigten Fälle wurden nach der Methode der klassischen Homöopathie behandelt. Ich habe die mir gebotene Möglichkeit genutzt, um diese Methode so gründlich und sorgfältig wie möglich darzustellen und sie aus möglichst vielen Blickwinkeln zu betrachten. In meinem Werk *Homöopathische Fallanalysen* werde ich eine ausführliche Erläuterung dieser Behandlungsmethode geben. Für diejenigen, die mit der klassischen Homöopathie nicht vertraut sind, möchte ich hervorheben, dass sie meines Erachtens die effizienteste Weise darstellt, der ich in den letzten 30 Jahren begegnet bin, mit der man sowohl akute als auch chronische Krankheiten behandeln kann.

Die Klassische Homöopathie wurde von dem deutschen Arzt und Pharmazeuten Samuel Hahnemann entwickelt. Wegen seines brillanten Geistes und seiner Beharrlichkeit wurde er bereits in jungen Jahren zu einem der prominentesten Wissenschaftler seiner Zeit. Enttäuscht von den mangelnden Möglichkeiten der damaligen Medizin Patienten zu heilen, begann Hahnemann nach einem besseren Heilsystem zu suchen. Indem er Bücher und Notizen studierte, die Ärzte und Heiler über Jahrhunderte hinweg verfasst hatten, fand er schließlich das Bindeglied zwischen dem Ursprung und der Behandlung von chronischen Krankheiten: Er entdeckte die Gesetze, auf denen Gesundheit und Krankheit basieren und entwarf ein auf diesen Gesetzen beruhendes Heilsystem, das ihm die praktischen Ergebnisse lieferte, nach denen er suchte. Er nannte es Homöopathie. Weil dieses System auf Naturgesetzen basiert (vergleichbar mit der Schwerkraft), wird es niemals altmodisch werden und bleibt bis zum heutigen Tag der intelligenteste Weg, um der Manifestation chronischer Krankheiten entgegenzuwirken.

Das detaillierte Studium und die Anwendung von Samuel Hahnemanns Angaben – sowie seiner erfolgreichen Nachfolger wie J. T. Kent – haben es Georgos Vithoulkas ermöglicht, diese Erkenntnisse mit den Entdeckungen der zeitgenössischen Medizin zu verknüpfen. Das bezieht sich z. B. insbesondere auf die genetische Prädisposition und die Funktion des Abwehrsystems – im speziellen auf das Immunsystem, das Vorhandensein verschiedener Mikroorganismen.

Durch das Zusammenführen all dieser Informationen konnte Georgos Vithoulkas die negativen Auswirkungen unterdrückender Behandlung auf den allgemeinen Gesundheitszustand von Menschen – auf der mentalen, emotionalen und körperlichen Ebene – erfassen. Und er kann dadurch auch aufzeigen, dass tiefe chronisch, systemische Krankheiten, die sich in immer jüngeren Jahren einstellen und deren Zeugen wir heute sind, damit im Zusammenhang stehen. Es ist mein aufrichtiger Wunsch, dass mein Anteil an diesem Buch zur korrekten Anwendung von Homöopathie beitragen möge, um dieser Entwicklung entgegenzuwirken.

Ich möchte mich bei Georgos Vithoulkas sehr dafür bedanken, dass er mir die Möglichkeit gegeben hat, an diesem Buch mitzuwirken. Darüber hinaus möchte ich den folgenden Personen danken: Meiner Frau Joke Ros für ihre Liebe, Unterstützung und Geduld, Rob Willemse und Monique Cornelissen für ihre technische Hilfe und für das Korrekturlesen sowie Zissula Vithoulkas für ihre Gastfreundschaft und ihre unermüdliche Unterstützung der Homöopathie über so viele Jahre hinweg.

Zuletzt möchte ich jeden, der Anmerkungen oder Fragen nach der Lektüre dieses Buches hat, dazu einladen, mich an der *Internationalen Akademie für klassische Homöopathie* in Alonissos zu kontaktieren.

Groesbeek, Niederlande, im Mai 2014
Erik van Woensel

Vorwort des Übersetzers

Immer mehr Menschen erkennen die Grenzen und die eindimensionale Herangehensweise der konventionellen Medizin und wenden sich Hilfe suchend anderen medizinischen Systemen zu. Das birgt für diese Systeme die Chance, ihre Wirksamkeit unter Beweis zu stellen. Die Verantwortung, die damit einhergeht, ist jedoch entsprechend groß. Gut ausgebildete Therapeuten können durch ihre Heilerfolge großes Vertrauen schaffen und vielen Patienten helfen. Wenn auch nicht in jedem Fall heilen, so doch zumindest lindern.

Wie in keinem anderen Heilsystem müssen wir in der Homöopathie mit der Tatsache leben, dass medizinische Laien sich selbst oder Familienmitglieder behandeln und unzureichend ausgebildete Therapeuten homöopathische Arzneimittel verordnen. Trotz insgesamt deutlicher Fortschritte, muss ein einheitlicher Ausbildungsstandard erst noch etabliert werden.

Es ist nicht leicht, Lehrer zu finden, die die Erfahrung und Autorität haben, solche Ausbildungsstandards zu setzen. Georgos Vithoulkas hat in 50 Jahren Praxiserfahrung und mit unzähligen Behandlungserfolgen bewiesen, dass er diese Fähigkeit besitzt. Er ist Lehrer und Wegbereiter der klassischen homöopathischen Praxis mit weltweiter Anerkennung. Seine Lehre von den „Ebenen der Gesundheit" ist ein weiterer Meilenstein in der Weiterentwicklung der homöopathischen Wissenschaft.

Die klassische Homöopathie kann insofern als Wissenschaft bezeichnet werden, da sie seit über 200 Jahren systematisch nach Erkenntnissen hinsichtlich akuter und chronischer Erkrankungen forscht und dieses Wissen kontinuierlich erweitert und weitergibt. Auf empirische Weise werden, im Zuge von gezielten und methodisch sauberen Arzneimittelprüfungen, Daten über Arzneistoffe und deren Wirkung erhoben, aufgezeichnet und in der Klinik bestätigt. Zur korrekten Anwendung dieses Wissens in der Praxis ist eine fundierte, langjährige Ausbildung notwendig.

In den westlichen Gesellschaften machen wir die schmerzliche Erfahrung, dass verhältnismäßig einfach zu behandelnde akute Krankheiten vermeintlich beseitigt werden, während gleichzeitig immer bedrohlichere chronische Prozesse auf dem Vormarsch sind. Auch die sogenannten psychischen Erkrankungen nehmen alarmierende Ausmaße an. Wie kann es sein, dass bei einer so guten medizinischen Versorgung diese Krankheitsbilder derartig zunehmen?

Das Buch *Ebenen der Gesundheit* gibt deutliche Anhaltspunkte, wie es zu dieser Entwicklung kommen konnte und bietet ein Schema, an dem sich der Behandelnde orientieren kann. Es beschreibt klare Richtlinien, wie der Gesundheitszustand eines Patienten zu bewerten und mit welchen Schwierigkeiten im Verlauf einer Behandlung zu rechnen ist. Das Buch zeigt auf, wie mit akuten Krankheiten umzugehen ist und wann diese im Verlauf einer konstitutionellen Behandlung ein gutes Zeichen sind oder aber ein Hinweis auf eine schlechte Entwicklung sein können. Es werden klare Anhaltspunkte gegeben, wann der Behandelnde eingreifen muss und wann der Heilungsprozess nicht unterbrochen werden darf.

So sehr man es sich auch einfacher wünschen mag, gibt es auf diesem Weg keine andere Möglichkeit, als zum richtigen Zeitpunkt die passende homöopathische Arznei, in einer für den Patienten optimalen Potenzierung zu verabreichen. Das setzt voraus, dass der Behandelnde die Signale des Organismus – die Symptome – erkennen und richtig bewerten kann, um das letztlich in ein korrektes Fallmanagement umzusetzen. Denn nicht der Homöopath bestimmt den Verlauf einer Behandlung, sondern der Organismus zeigt mit seinen Symptomen welche Arznei er zur Unterstützung seiner Abwehrkraft an einem bestimmten Punkt benötigt. Hier bedarf es einer klaren Orientierung und eines fundierten Wissens um die Möglichkeiten, aber auch um die Grenzen der Homöopathie.

Schon nach dem Studium der ersten Seiten des Originalwerkes war es mein Wunsch, das darin dargelegte Wissen allen deutschsprachigen Kolleginnen und Kollegen zugänglich zu machen. Georgos Vithoulkas hat Gesetzmäßigkeiten erkannt und in einer verständlichen Form dargestellt. Erik van Woensel, der selbst langjähriger Dozent an der *Internationalen Akademie für klassische Homöopathie* ist, zeigt anhand von eindrucksvollen Fallbeispielen, wie unter Berücksichtigung der „Ebenen der Gesundheit" ein klares Verständnis für den Zustand des Patienten und eine nachvollziehbare Entwicklung im Verlauf einer Therapie zu erreichen sind.

Ebenen der Gesundheit und das vorangehende Buch *Die Praxis homöopathischen Heilens* beinhalten ein grundlegendes Verständnis dafür, wie der menschliche Organismus auf seinen verschiedenen Seins-Ebenen funktioniert. Möge diese Übersetzung dazu beitragen, dass dieses Wissen sowohl innerhalb der verschiedenen homöopathischen Strömungen als auch von Therapeuten anderer Fachrichtungen und von Ärzten aufgegriffen und in deren Praxis als medizinisches Basiswissen bestätigt wird.

Von Herzen bedanken möchte ich mich bei Prof. Georgos Vithoulkas, seiner Assistentin Maria Chorianopoulou und nicht zuletzt bei Erik van Woensel, die bei Rückfragen stets für mich erreichbar waren. Ganz lieben Dank auch meinen deutschen und österreichischen Kolleginnen und Kollegen, die mir durch ihr akribisches Korrekturlesen eine riesige Unterstützung waren.

München, im Mai 2014
Helmut Schnellrieder

Über die Autoren

Georgos Vithoulkas, 1932 in Athen geboren, ist Professor an der Universität der Ägäis (Griechenland) und Honorarprofessor an der Moskauer Medizinischen Akademie (Akademie der Heilkunde) und an der Medizinischen Akademie Kiew. Von 2001 bis 2004 war er Gastprofessor an der Baskischen Medizinischen Universität.
1996 wurde er mit dem Alternativen Nobelpreis *„für seinen außerordentlichen Beitrag zur Wiederbelebung homöopathischen Wissens und für die Ausbildung von Homöopathen nach höchsten Standards"* ausgezeichnet. Im Jahr 2000 wurde Georgos Vithoulkas für seinen Gesamtbeitrag zur Homöopathie vom Präsidenten der Ungarischen Republik Arpad Goncz mit der Goldmedaille geehrt.
1995 gründete Georgos Vithoulkas die *Internationale Akademie für klassische Homöopathie* in Alonissos, Griechenland, deren Fakultät für Ausbildung er leitet. Während der Sommermonate nehmen jedes Jahr Therapeuten aus den verschiedenen Teilen der Welt an seinen Kursen teil. Bis heute wurden dort mehr als 9.000 Ärzte und Homöopathen aus 32 Ländern ausgebildet.
Georgos Vithoulkas ist Gutachter für das *Medical Science Monitor, Homeopathy* (Elsevier) und des *British Medical Journal.* Seine Bücher wurden in 23 Sprachen übersetzt.

Erik van Woensel begann 1977 mit dem Studium der Homöopathie. Seit 1982 ist er als praktizierender Homöopath tätig. Seit 1990 unterrichtet er an verschiedenen Schulen, derzeit regelmäßig an der *Internationalen Akademie für klassische Homöopathie* in Alonissos (Griechenland). Er supervidiert zudem beginnende und erfahrene Homöopathen bei der Behandlung ihrer Fälle und hat zahlreiche Bücher verfasst: *Characteristics and Peculiarities, A Compiled Materia Medica – Radar Keynotes 4, Classical Homeopathy – Evidence Based Medicine* (Volume 1 und 2). Seit dreizehn Jahren berät und unterstützt er das Team, das das Repertorium *Synthesis* entwickelt hat. Als Assistent von Professor Georgos Vithoulkas moderiert er dessen E-Learning-Programm.
Erik van Woensels Ziel ist es, die Möglichkeiten der Homöopathie zu erforschen und die Ergebnisse seiner Forschungen zu publizieren und zu lehren. Damit leistet er seinen Beitrag zur besseren Anwendung homöopathischer Arzneien und zur Verbesserung der homöopathischen Literatur. Er gründete zum diesem Zweck unter anderem das *Archive for Homeopathy* (www.archiveforhomeopathy.com).

Inhaltsverzeichnis

Benutzerhinweise

Anmerkungen zum Begriff „Energiekomplex": Im englischen Original wird das Konzept vom Energiekomplex (energy complex) verwendet, für das es im Deutschen meines Wissens keine Entsprechung gibt. In dem Werk *A new model for health and disease* von Georgos Vithoulkas wird in Kapitel 4 folgende Erklärung gegeben: *Der menschliche Körper ist ein Energiekomplex, der die verschiedensten Arten uns bekannter Energien erzeugt – elektrische, magnetische, thermale, kinetische und elektromagnetische –, die von einfachen Geräten leicht erfasst werden können. Das am weitesten entwickelte Gerät ist der Elektroenzephalograph. Es gibt jedoch auch andere Arten subtiler Energien, die bisher nicht definiert wurden und die in erster Linie zur mentalen, emotionalen und zur instinktiven Ebene des Menschen gehören.*

Das Thema wird darüber hinaus ausführlich in *Die Praxis homöopathischen Heilens* behandelt.

Letztendlich haben wir uns darauf geeinigt, den Begriff Energiekomplex auch im deutschen zu verwenden, da er eine Tiefe hat, die schwer zu umschreiben ist. Die o. a. Erläuterungen mögen gegebenenfalls zum besseren Verständnis beitragen.

Merke
In diesem Kasten finden Sie diejenigen Information, die für das Verständnis der Klassischen Homöopathie unabdingbar sind.

Praxistipp
Auf diese Weise sind die für die Anwendung der Homöopathie relevanten Zusammenhänge hervorgehoben.

Verlaufsanalyse
Die zentralen Parameter zur Beurteilung des jeweiligen Fallverlaufs sind in diesem Kasten zusammengefasst.

In diesem Kasten finden Sie konkrete Fallbeispiele.

Quellenangaben finden Sie am Ende jeden Kapitels. Um im Text die Literaturquellen eindeutig zuordnen zu können, sind die Nachweise nummeriert; die Ziffern stehen in eckigen Klammern an der entsprechenden Stelle im Text.

1 Theoretische Grundlagen

1.1 Praxis der Homöopathie

Um Homöopathie erfolgreich zu praktizieren, sollten Homöopathen mit den zugrunde liegenden theoretischen Herangehensweisen sehr gut vertraut sein. Der Therapeut sollte diese Grundlagen verinnerlichen und spontan anwenden können. Das Studium all dieses Wissens ist für jeden Homöopathen unerlässlich, weil ein umfassendes Wissen der Prinzipien der Homöopathie zu einer besseren Beurteilung der Fälle und damit zu besseren Heilerfolgen führen wird.

1.2 Energiekomplex – Hahnemanns Lebenskraft

Der Energiekomplex des Organismus ([1]), wie er in diesem Buch genannt wird, steht im Zusammenhang mit dem gesamten Abwehrgefüge und dem Immunsystem im Besonderen. Der Begriff Energiekomplex sollte immer als die gesamte Fähigkeit des Organismus verstanden werden, auf innere und äußerliche Reize zu reagieren, seien sie nun positiv oder negativ.

Ob der Mensch gesund oder krank ist, hängt davon ab, ob dem Organismus genug Energie zur Verfügung steht, um seine natürliche Balance oder Homöostase aufrecht zu erhalten. Der Energiekomplex – gut oder schlecht – ist die angeborene Basis des Organismus. Und die Stimulierung dieser Energien mittels eines homöopathischen Arzneimittels kann das Abwehrgefüge aktivieren. Wenn wir uns mit Homöopathie beschäftigen, sollten wir uns ständig der Tatsache bewusst sein, dass alles von diesen energetischen Voraussetzungen des Patienten abhängt.

Entscheidend für den Erfolg einer Behandlung ist, natürlich abgesehen von den Fähigkeiten des Homöopathen, ob der Energiekomplex des Patienten gut oder schlecht ist und in welchem Zustand sich das Abwehrgefüge befindet. Je besser der Zustand des Energiekomplexes ist, desto stärker ist das Abwehrgefüge. Dann ist das Symptommuster, anhand dessen der Homöopath das korrekte Arzneimittel finden kann, umso klarer. Im Gegensatz dazu wird das Auffinden des passenden homöopathischen Arzneimittels immer schwieriger, je mehr das Abwehrgefüge geschwächt wurde. Dadurch wird das gesamte Symptommuster undeutlicher.

1.3 Abwehrgefüge

Das Abwehrgefüge ist komplex und besteht unter anderem aus dem Immunsystem, dem retikuloendothelialen System, dem sympathischen und parasympathischen Nervensystem, dem Hormonsystem sowie dem Lymphsystem. Es ist derart vielschichtig, dass wir die Art und Weise, wie es funktioniert, trotz aller Fortschritte der modernen Wissenschaften noch längst nicht vollständig verstehen.

Unser Organismus nutzt das Abwehrgefüge, um sich zu schützen. Das Abwehrgefüge wacht darüber hinaus über die Homöostase und dient somit der Vermeidung von Krankheiten. Wenn wir nach einem homöopathischen Arzneimittel suchen, sollten wir darauf abzielen, diese innere Ordnung – die Homöostase – wiederherzustellen, indem das Abwehrgefüge des Patienten positiv stimuliert wird. Wenn wir gesund sind, hat unser Organismus genug Energie, um im Gleichgewicht zu bleiben und seine innere Ordnung aufrecht zu erhalten, auf deren Grundlage die physiologischen Prozesse und das Abwehrgefüge harmonisch arbeiten. Ein Energieverlust, verursacht durch jede Art von Stressoren, wird das Gleichgewicht der Homöostase gefährden und die Leben schützenden physiologischen Prozesse stören. Das kann zum Verlust der Homöostase oder sogar zum Tode führen.

Das Abwehrgefüge, das normalerweise ständig im Hintergrund aktiv ist, um die Gesundheit aufrecht zu erhalten, wird nicht länger in der Lage sein, Veränderungen innerlich auszugleichen, sondern beginnen, sichtbare Symptome zu produzieren, um den lebensnotwendigen inneren Teil des Organismus zu schützen ([2]). Erst wenn das innere Ungleichgewicht große Ausmaße angenommen hat, wird das Abwehrgefüge auf viel stärkere Weise aktiviert – und es manifestieren sich Symptome, die für den Patienten spürbar sind. Wird der Organismus z. B. extremer Hitze oder Kälte ausgesetzt, so wird die körpereigene Temperaturregulierung aktiviert, um das Gleichgewicht wiederherzustellen. Wenn diese Stressoren die Abwehr des Organismus jedoch überwältigen, wird sich eine gewöhnliche Erkältung oder ein Hitzschlag entwickeln. An diesem Punkt werden die Symptome für den Patienten spürbar. Werden diese Symptome nun unterdrückt, auf welche Weise auch immer, behindern wir direkt die Arbeit des Abwehrgefüges; die Störung wird dadurch tiefer in den Organismus vordringen ([3], [4], [5]).

Merke
Die allopathische Herangehensweise an die Behandlung von Krankheiten ist in den meisten Fällen tatsächlich unterdrückend, vergleicht man sie mit der Art, wie das Abwehrgefüge versucht, gesundheitliche Probleme zu lösen.

Wenn wir die medizinische Vergangenheit eines Patienten studieren, müssen wir uns dessen bewusst sein, dass nichts im Organismus zufällig passiert. Jedes Symptom, Syndrom und jede Krankheit – sei sie nun akut oder chronisch – tritt aus einem bestimmten Grund auf. Sie sind der bestmögliche Weg, mit dem das Abwehrgefüge versucht, den Organismus zu schützen.

Das Abwehrgefüge wird automatisch die notwendigen Gegenmaßnahmen einleiten, und diese Maßnahmen werden für diesen spezifischen Zeitraum die bestmöglichen sein. Von dem Moment an, in dem wir mit chemischen Medikamenten eingreifen und seine freie Ausdrucksmöglichkeit verhindern, wird das Abwehrgefüge dazu gezwungen, sich zu reorganisieren und die nächstbessere Verteidigungslinie zu aktivieren. Diese neue Verteidigungslinie wird jedoch in allen Fällen weniger vorteilhaft sein als die erste ([6]).

Merke
Das Hauptziel des Abwehrgefüges wird immer sein, die Störung möglichst weit in der Peripherie zu halten – vorzugsweise auf der Haut, den Schleimhäuten und den Muskeln – und weg von den lebenswichtigen Organen. Wird jedoch damit fortgefahren die Arbeit des Abwehrgefüges zu blockieren, wird es letztendlich dazu gezwungen sein, einen Ausgleich zu schaffen und Symptome auf einer tieferen Ebene, wichtigere Organe betreffend, zu produzieren ([7], [8], [9]).

Literatur

[1] Vithoulkas G. A New Model for Health and Disease, expanded edition. Alonissos: International Academy of Classical Homeopathy, 2008.

[2] Menninger K. The Vital Balance. The Life Process in Mental Health and Illness. New York: Viking Press, 1975.

[3] Hahnemann S. Chronic diseases, reprint. New Dehli: Jain Publishers; 1992: 17–31. (Dt. Übersetzung: Die Theorie der chronischen Krankheiten. 3. A. Berg: Barthel & Barthel; 1999).

[4] Koutroubakis IE, Vlachonikolis IG, Kapsorita et al. Appendectomy, tonsillectomy, and risk of inflammatory bowel disease: case-controlled study in Crete. Dis Colon Rectum 1999; 42(2): 225–30.

[5] Maté-Jimenez J, Correa-Estañ JA, Perez-Miranda M, Gomez-Cedenilla A, Pajares JM, Moreno-Otero R. Tonsillectomy and inflammatory bowel disease location. Eur J Gastroenterol Hepatol 1996; 8(12): 1,185–8.

[6] Vithoulkas G. A New Model for Health and Disease, expanded edition. Alonissos: International Academy of Classical Homeopathy; 2008: 130–132.

[7] Hauser WE, Remington JS. Effect of antibiotics on the immune response. Amer J Med 1982; 72: 711–716.

[8] Wing EG, Remington JS. Delayed hypersensitivity and macro-phage functions. In Fudenberg HH, Stites DP, Caldwell JL, Wells JV, eds. Basic and Clinical Immunology, 3rd ed., Los Altos, California: Lange Medical Publications, 1980; 129–143.

[9] Hahnemann S. §; 26. In: Hahnemann S. Organon of Medicine, 6th ed. (Dt. Übersetzung: Hahnemann S. Organon der Heilkunst, 6. A. Stuttgart: Haug; 1999).

2 Praktische Grundlagen

2.1 Symptome als Hilfen bei der Mittelfindung

Wichtig für das Verständnis des Homöopathen ist, dass die Symptome des Patienten nicht Feinde, sondern Verbündete sind. Denn das Abwehrgefüge beginnt immer dann Symptome zu produzieren, wenn es notwendig ist, die inneren, lebenswichtigen Organe zu schützen. Somit offenbaren die Symptome, auf welche Weise das Abwehrgefüge funktioniert. Hier liegt der große Unterschied zwischen homöopathischer und allopathischer Behandlung: In der Homöopathie wurden Substanzen am Menschen geprüft, um zu erfahren, wie sie den menschlichen Organismus beeinflussen. Die so erzeugten Symptome, die bei jeder Substanz unterschiedlich sind, enthüllen durch die Reaktionen des Abwehrgefüges ihren therapeutischen Wert. Vergleicht man nun die Symptome, die vom Abwehrgefüge mittels eines experimentellen Reizes erzeugt wurden, mit den Symptomen, die vom Abwehrgefüge bei entsprechender Krankheit hervorgerufen werden, findet man die eine Substanz, die in den Prüfungen den nun vorliegenden Symptomen des Patienten am ähnlichsten war. Auf diese Weise findet man das passende homöopathische Arzneimittel, mit dem das Abwehrgefüge des Patienten positiv stimuliert werden kann. Samuel Hahnemann beschrieb dieses „Gesetz der Heilung“ mit dem lateinischen Satz: „Similia similibus curentur“ – „Ähnliches wird durch Ähnliches geheilt“ ([1]).

Dass die Symptome, die ein homöopathisches Arzneimittel hervorrufen kann, den Symptomen sehr stark ähneln, die das Abwehrgefüge des Patienten im Zustand einer Krankheit erzeugt, bedeutet, dass beide einem ähnlichen Krankheitsbild angehören: Das homöopathische Arzneimittel und die Krankheit stimulieren das Abwehrgefüge auf ähnliche Weise. Wenn ein Patient ein solches Arzneimittel erhält, hat es einen positiven Einfluss auf die Arbeit des Abwehrgefüges. Nach einer möglichen Erstverschlimmerung kann der Organismus in die Homöostase zurückgebracht werden.

Ist der Organismus trotz seines krankhaften Zustands immer noch in einer guten Verfassung, wird das Abwehrgefüge ein Symptommuster ausbilden, das aus homöopathischer Sicht ein klares Bild hat. Ist das nicht der Fall, so wird nach homöopathischem Verständnis das Symptommuster weniger klar; und für den Homöopathen wird es schwieriger, das passende Arzneimittel zu finden.

2.2 Bewertung einer Behandlung

Für die Behandlung eines Patienten ist es wesentlich, das passende Arzneimittel zu finden. Es ist jedoch noch wichtiger, die Wirkung eines verabreichten Arzneimittels bewerten zu können und nach einer Verabreichung vollumfänglich zu verstehen, ob der Zustand des Patienten sich in die richtige Richtung, hin zu einer möglichen Heilung entwickelt. Hat der Homöopath kein tief greifendes Verständnis darüber, was sich gerade ereignet, könnte er – abgesehen von der Verzögerung eines möglichen Fortschritts – entscheidende Fehler in der Behandlung machen.

Leider glauben viele Homöopathen, durch das Verabreichen eines Arzneimittels und das Beseitigen einiger Symptome, Heilung herbeigeführt zu haben. Das ist, gelinde gesagt, eine Illusion. Vielmehr sollte sich der Homöopath an Richtlinien orientierten, die Auskunft darüber geben, ob sich die Gesundheit des Patienten in Richtung Heilung bewegt, oder ob nur palliativ (lindernd) behandelt oder sogar Symptome unterdrückt wurden ([2]). Werden diese allgemeinen homöopathischen Richtlinien nicht richtig verstanden, kann es vorkommen, dass er den Patienten, den er über mehrere Jahre behandelt hat, in demselben oder gar in einem schlechteren Zustand vorfindet als zu Beginn der Behandlung.

Zum Glück gibt es detaillierte Aufzeichnungen von homöopathischen Kasuistiken, deren Behandlungsverlauf über mehrere Jahre beobachtet wurde ([3]). Das Studium dieser Fälle hat zu einem gewissen Verständnis darüber geführt, wie das Abwehrgefüge in einem Heilprozess reagiert. Unzählige Beobachtungen haben gezeigt, dass sich im Falle einer Regeneration des Abwehrgefüges eine typische Abfolge von Ereignissen entwickelt. Dieses Muster, das folgende Beobachtungen enthält, dient als Richtlinie und wird als „Richtungen der Heilung“ ([4], [5]) bezeichnet.

2.2.1 Von innen nach außen

Eine heilende Bewegung geht vom Zentrum aus in Richtung Peripherie. Das Abwehrgefüge folgt bestimmten Wegen, um den Organismus vor einer Verschlimmerung zu bewahren. Einige dieser Wege sind gut bekannt, z.B. die Beziehung zwischen Ekzem und Asthma oder zwischen Gelenk- und Herzproblemen. Wenn die Richtung positiv ist, werden sich die Symptome von den wichtigen zu den weniger wichtigen Organen bewegen und von der mental-emotionalen Ebene zur physischen ([6]).

2.2.2 In umgekehrter Reihenfolge

In einem Heilungsprozess zeigen sich Symptome in der umgekehrten Reihenfolge ihres ursprünglichen Auftretens. Wurde das Abwehrgefüge – das Immunsystem – durch chemische oder andere Medikamente unterdrückt, scheint es sich später an die Verteidigungslinien zu erinnern, denen es während der Unterdrückung gefolgt war. Das heißt, dass das Abwehrgefüge dazu gezwungen wurde, die Störung auf eine tiefere Ebene vordringen zu lassen. Wie zuvor beschrieben, folgt es dabei bestimmten Wegen. Sobald der Organismus diese Unterdrückung mit Hilfe einer positiven Stimulation jedoch überwinden kann, wird er die Störung wieder nach außen befördern, indem er demselben Pfad folgt, den er zum Zeitpunkt seiner Schwächung eingeschlagen hat. In der Folge werden Symptome wieder auftreten, die während der Periode der Unterdrückung verschwunden waren – nun aber in umgekehrter Reihenfolge.

Wurde die akute oder chronische Erkrankung jedoch – unabhängig von der gewählten Behandlung – tatsächlich geheilt, werden sich die Störungen nicht wieder manifestieren. Ist der gegenwärtige Zustand hingegen das Ergebnis der Unterdrückung einer vorangegangenen Krankheit, werden die entsprechenden Symptome erneut auftreten. Menschen, die an einer chronischen Erkrankung leiden und vor dem Auftreten dieser chronischen Krankheit wiederholt akute Krankheiten mit hohem Fieber durchlitten, werden z. B. nach der richtigen Behandlung noch einmal akute Krankheiten mit hohem Fieber bekommen, da ihr Immunsystem sich nun in einer besseren Verfassung befindet.

2.2.3 Von oben nach unten

Während eines Heilungsprozesses bewegen sich die Symptome von oben nach unten. Ein Ekzem wird z. B. vom Gesicht und Oberkörper zu den Extremitäten wandern und den Körper durch die Hände und Füße verlassen. Diese Beobachtung ist jedoch weniger wichtig als die beiden zuvor beschriebenen, da etwa während der Verbesserung eines asthmatischen Zustands eine Rhinitis wieder auftreten wird, die zu Beginn der Erkrankung unterdrückt wurde. Diese Bewegung hin zu den oberen Atemwegen verläuft in der richtigen Richtung, da die Schleimhäute der Nase weiter außen liegen und dies weniger gefährlich ist, als wenn die Lunge betroffen ist.

Alle diese Richtlinien können uns verstehen helfen, ob die therapeutische Stimulation einen positiven oder negativen Einfluss auf das Abwehrgefüge hat und ob sich der Zustand in Richtung einer möglichen Heilung oder einer Unterdrückung bewegt.

Details zu den bisherigen Erklärungen, die vielleicht allzu einfach und eindimensional erscheinen mögen, werden später in diesem Buch gegeben. Über diese traditionellen „Richtungen der Heilung“ hinaus können nach dem Studium dieses Buches die von mir gemachten Beobachtungen hinsichtlich der „Ebenen der Gesundheit“ verstanden werden. Dies wird dabei helfen, die Wirkung eines homöopathischen Arzneimittels präziser zu beurteilen. Dies ist für den praktizierenden Homöopathen eine große Hilfe sowohl in Hinblick auf die Effektivität der homöopathischen Behandlung als auch für die zukünftige Entwicklung der Homöopathie.

2.3 Ebenen der Gesundheit

In diesem Kapitel werden die Parameter beschrieben, die die Ebene der Gesundheit definieren, zu welcher der Zustand eines Patienten zugeordnet werden kann.

Um die Krankheitszustände von Patienten besser charakterisieren und eine bessere Prognose abgeben zu können, ist es sinnvoll, den Zustand des Patienten sowohl vor als auch während der Behandlung entsprechend der definierten Gesundheitsebenen einzuordnen. Diese Einordnung hilft uns letztendlich, die allgemeine Verfassung des Patienten zu begreifen, die Prognose zu verfeinern und die sich infolge der Reaktion auf das verabreichte Arzneimittel manifestierenden Symptome richtig bewerten können. Diese Einteilung hat viele Vorteile und kann bei den Überlegungen, welche Richtung in der Behandlung eingeschlagen werden soll, sehr hilfreich sein.

2

2.3.1 Beschreibung der Gesundheitsebenen

Jeder Organismus funktioniert auf einer bestimmten Ebene der Gesundheit. Derzeit wissen wir nicht genau, wie viele Ebenen es gibt. Um diese Theorie in der täglichen Praxis anwenden zu können, gehen wir von zwölf Gesundheitsebenen aus, die in vier Gruppen eingeteilt sind (▶ Abb. 2.1).

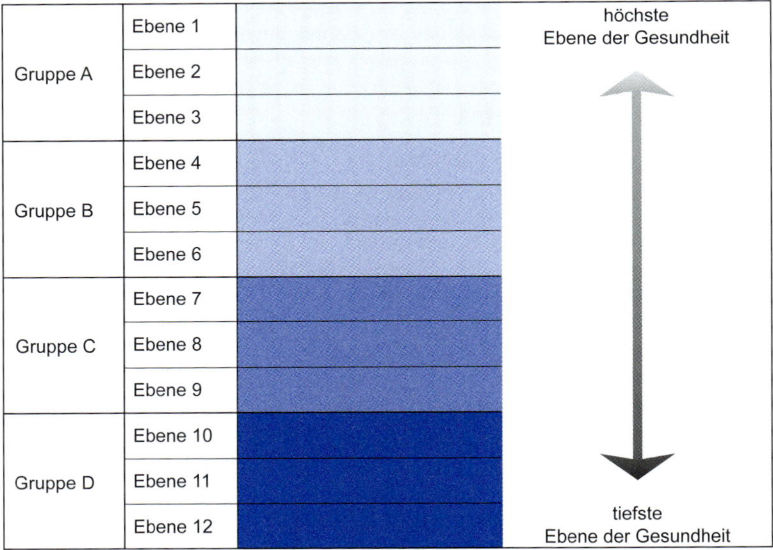

Abb. 2.1 Skala mit zwölf Ebenen der Gesundheit, eingeteilt in vier Gruppen. Die höchste Ebene der Gesundheit ist oben. Diese Abbildung zeigt die angeborene genetische Prädisposition sowie den Stärkegrad des Abwehrgefüges.

Am oberen Ende der Skala finden wir Organismen in einem guten Allgemeinzustand mit einem gut funktionierenden Abwehrgefüge ohne schwere erbliche Vorbelastungen. Je weiter wir nach unten gehen, desto schwächer wird das Abwehrgefüge und das Immunsystem wird mehr und mehr beeinträchtigt. Die Tendenz zu schweren pathologischen Zuständen nimmt zu. Auf Grund der Stärke des Abwehrgefüges auf den oberen Ebenen, ist es unwahrscheinlich, dass tiefe degenerative Krankheiten sich manifestieren können, es sei denn, die Person gerät unter enormen Stress, wodurch eine zugrunde liegende erbliche Prädisposition für eine Erkrankung aktiviert wird.

Merke

Für den Homöopathen ist es wichtig zu verstehen, dass sich fast jeder pathologische Zustand auf jeder Ebene ausbilden kann. Allerdings unterscheidet sich die Prognose, je nach Ebene, der der Zustand des Patienten zugeordnet werden kann.

Beispielsweise kann sich eine Krebserkrankung bei jedem Menschen entwickeln; der entscheidende Unterschied ist allerdings, dass der Krebs von Patienten, dessen Zustand der Ebene 1 zugeordnet werden kann, heilbar sein wird – mit dem richtigen Arzneimittel –, während der Krebs des Patienten, dessen Zustand eine tiefer liegende Gesundheitsebene repräsentiert, viel schwieriger zu behandeln oder sogar unheilbar sein wird.

Deshalb soll das Verständnis für die Ebenen der Gesundheit dem Behandelnden dabei helfen, die Gründe dafür deutlich zu erkennen, warum er bei dem einen Patienten einen bestimmten pathologischen Zustand erfolgreich heilen kann, während er bei einem anderen Patienten mit derselben Pathologie scheitert. Morbus Parkinson kann zum Beispiel geheilt werden, wenn er sich in einem Patienten manifestiert, der zur ersten Gruppe gehört, also zu den oberen drei Ebenen. Ähnliche Ergebnisse können bei einem anderen Patienten, der zu einer der weiter unten liegenden Ebenen gehört, jedoch nicht erzielt werden.

2.3.2 Schwankungen innerhalb derselben Ebene

Wichtig in Bezug auf das Konzept mit den Gesundheitsebenen sind die Schwankungen des Organismus innerhalb einer Ebene. Dieser Punkt muss hier ebenfalls geklärt werden.

Wie jeder aus seinem täglichen Leben weiß, schwanken unsere Energie und das Gefühl für unser Wohlbefinden von Tag zu Tag, manchmal sogar von Stunde zu Stunde. Wir alle haben gute und weniger gute Tage. Ebenso befindet sich unser Organismus ständig in einem dynamischen Zustand, der nicht dauerhaft oder fixiert ist, sondern innerhalb derselben Hauptebene die ganze Zeit variiert. Diese Schwankungen entstehen aufgrund von innerlichen und äußerlichen Stressfaktoren. Wenn zum Beispiel eine Person, deren Gesundheitszustand dem der Ebene 4 entspricht, am Morgen erholt aufwacht und sich weitgehend gut fühlt, dann entspricht dieser Zustand dem des obersten Teils dieser Ebene. Fühlt sie sich am Abend aufgrund von Anstrengung und Entkräftung extrem müde, so entspricht ihr Zustand dem eines weiter unten gelegenen Teils derselben Ebene (▶ Abb. 2.2).

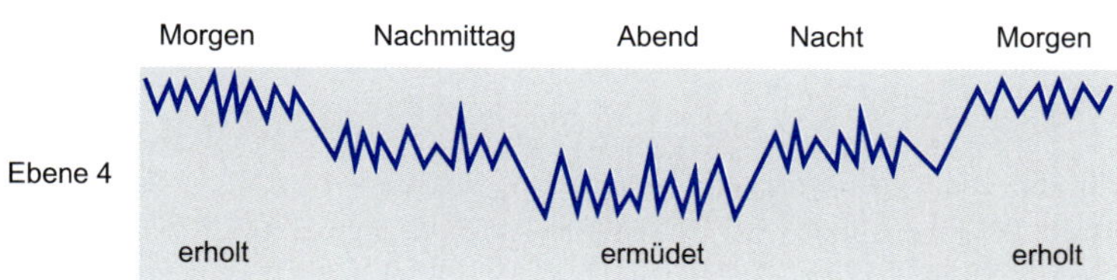

Abb. 2.2 Schwankungen des Energiemusters einer Person innerhalb der Ebene 4 im Tagesverlauf.

Fährt diese Person nun damit fort sich zu überanstrengen, wird sie zunächst vielleicht eine gewöhnliche Erkältung bekommen. Und weil sie sich weiterhin nicht ausruht, entwickelt sie eine Bronchitis oder sogar eine Pneumonie mit hohem Fieber. An diesem Punkt entspricht der Zustand dem untersten Teil der „normalen" Ebene 4. Das heißt jedoch nicht, dass sie in Bezug auf ihren chronischen Zustand die Ebenen gewechselt hat. Ihr Zustand ist nach wie vor der Zustand der Ebene 4, auf der sie sich auch vor der Erschöpfung befunden hat, es ist nur ein anderer Abschnitt. Wird dieser akute Zustand mit unterdrückenden Mitteln wie Antibiotika in hohen Dosen behandelt und erfährt diese Person, nachdem die akute Phase vorüber ist, eine leichte Verschlimmerung ihrer chronischen Symptome wie morgendliches unerholtes Aufwachen, so deutet dies darauf hin, dass ihr Zustand immer noch dem Zustand der Ebene 4 entspricht, aber einer tieferen Position. Das würde darauf deuten, dass das Abwehrgefüge bereits in einem gewissen Ausmaß geschwächt wurde ([7]); bei der nächsten Überanstrengung wird die Person erneut akut erkranken, auch wenn die Anstrengung geringer ist, als beim vorherigen Mal. Passiert dies häufiger, und wird dies immer wieder unterdrückend behandelt, wird der Gesundheitszustand nach einer gewissen Zeit um eine Ebene absinken – der Gesundheitszustand der Person wird sich auf Ebene 5 abbilden. Wenn dies eingetreten ist, wird diese Person dafür häufiger und nach geringer Überanstrengung Erkältungskrankheiten bekommen, die erneut in Bronchitiden oder Pneumonien mit hohem Fieber enden (▶ Abb. 2.3).

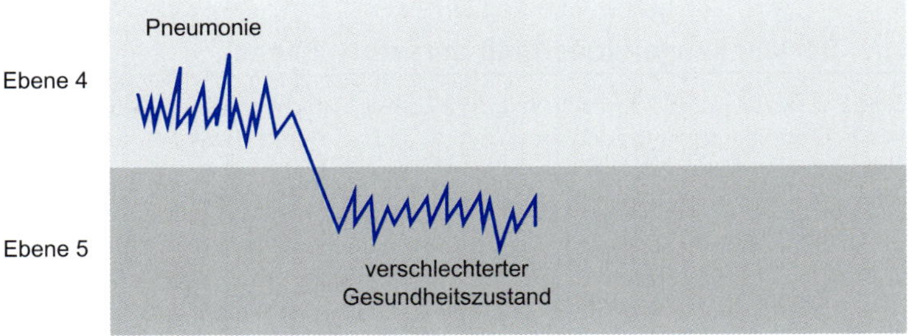

Abb. 2.3 Ein verschlechterter Gesundheitszustand aufgrund suppressiver Behandlungen von akuten Erkrankungen.

Werden innerhalb dieser Ebene der Gesundheit die akuten Erkrankungen wiederholt durch die Verabreichung von allopathischen Medikamenten unterdrückt, so kann die darunterliegende erbliche Prädisposition des Patienten aktiviert werden, und es kann sich ein ernster chronischer Zustand entwickeln, etwa Asthma ([8]). Schließlich wird der Zustand des Patienten der Ebene 6 zugeordnet werden müssen, auf der sehr häufig Bronchitiden auftreten, gegen die er fast durchgängig Antibiotika wird einnehmen müssen.

Ab einem bestimmten Zeitpunkt treten die akuten Attacken mit hohem Fieber nicht mehr auf, und ein chronischer asthmatischer Zustand wird sich einstellen. In diesem Fall wird der Zustand des Patienten sich um eine weitere Ebene verschlechtern und sich nun auf Ebene 7 befinden. Ist er hier vorsichtig, so wird er es mit seinem chronischen Asthma schaffen, im höheren Abschnitt dieser Ebene zu verbleiben, wo seine Atemnot erträglich ist und mit minimalen Dosen eines Bronchodilatators kontrolliert werden kann. Gerät er jedoch in großen emotionalen oder physischen Stress, wird sich sein asthmatischer Zustand verschlechtern, und er wird höhere Dosen des allopathischen Medikaments einnehmen müssen. Mit der Zeit wird er, um atmen zu können, mehr und mehr dieser Medikamente einnehmen müssen, irgendwann ständig Kortison. In diesem Fall wird der Zustand des Patienten auf den untersten Abschnitt der Ebene 7 abgesunken sein (▶ Abb. 2.4).

Der Leidensweg kann jedoch noch weitergehen. Ein Tag unter Stress wird das Abwehrgefüge möglicherweise weiter schwächen, der asthmatische Zustand wird verschwinden und ein Zustand anhaltender extremer Erschöpfung mit Depressionen, völliger Gleichgültigkeit und ein ständiges Gefühl von starker Belastung werden sich aufbauen. Der Zustand dieses Patienten wird sich um eine weitere Ebene nach unten verschlechtern und dem der Ebene 8 oder gar 9 entsprechen. Dann wird sich

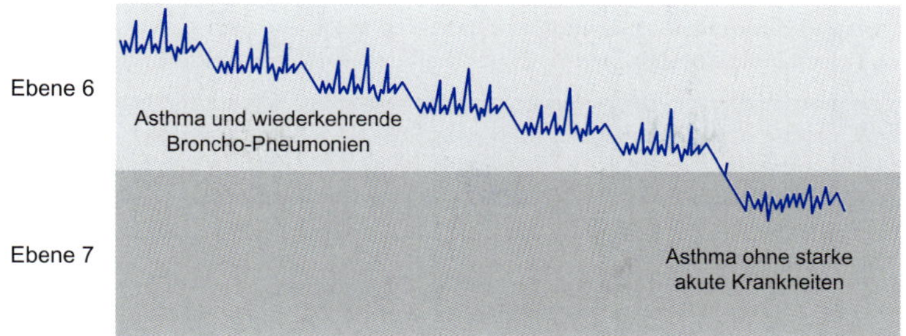

Abb. 2.4 Gesundheitsebene 7 bei einem Patienten mit einer chronischen Krankheit, jedoch ohne starke akute Erkrankungen, nach der unterdrückenden Behandlung einer wiederkehrenden Bronchopneumonie mit hohem Fieber.

die Heilung für den Homöopathen viel schwerer gestalten, und es wird einer ganzen Serie von Arzneimitteln bedürfen. Wird dieser Patient korrekt behandelt, so wird er in umgekehrter Reihenfolge durch dieselben Phasen seiner Vorgeschichte gehen. Von der Depression zum Asthma bis zur Rhinitis während sich sein Gesundheitszustand nachhaltig verbessert ([9]). Gleichzeitig wird er mit den zuvor genannten Modalitäten in den Gesundheitsebenen nach oben steigen.

2.3.3 Prognose und Lebenserwartung

Als Behandler brauchen wir Kenntnisse über und ein Verständnis für die Ebenen der Gesundheit, da während einer Behandlung zu jedem Zeitpunkt bekannt sein muss, ob sich ein Fall in die richtige Richtung entwickelt, ob diese Entwicklung auf das passende Arzneimittel oder auf einen Placebo-Effekt zurückzuführen ist.

Die homöopathische Literatur vermittelt bisweilen den Eindruck, dass die höchste Ebene der Gesundheit (Ebene 1) durch die Verschreibung des passenden Arzneimittels erreicht werden kann. Das ist ein irreführendes Konzept, das in den meisten Fällen nicht verwirklicht werden kann. Ebene 1 ist den glücklichen Menschen vorbehalten, die mit einer sehr starken Konstitution und einer guten genetischen Prädisposition geboren wurden. Wenn diese Menschen zu uns in Behandlung kommen, sind ihre Beschwerden oberflächlich; vorausgesetzt das richtige Arzneimittel wird verabreicht, sind sie bald beschwerdefrei. Diese Menschen werden normalerweise älter als neunzig Jahre, außer sie erleiden Schicksalsschläge (einen Unfall, mehrere Todesfälle von geliebten Verwandten etc.), die sie zur Einnahme chemischer Medikamente zwingen oder sie schädigen ihre Gesundheit durch eine missbräuchliche Lebensweise. All dies wird dazu führen, dass sie einige Ebenen nach unten wandern. Dennoch können Menschen, deren Zustand sich von Ebene 1 auf eine tiefere Ebene bewegt hat, relativ einfach, manchmal mit nur einem oder zwei Arzneimitteln, auf der Skala angehoben werden – mit der richtigen Behandlung.

Jeder Therapeut sollte wissen, dass eine Person, abhängig von ihrer erblichen Prädisposition in jede dieser zwölf Ebenen hineingeboren werden kann und sich die potenzielle Lebenserwartung an der jeweiligen Ebene orientiert. Ein Baby, das mit einer ernsten Erkrankung wie Epidermolysis bullosa ([10], [11]) oder Thalassämie ([12]) zur Welt kam, ist im Hinblick auf die Gesundheitsebenen sozusagen in die unterste Ebene „hineingeboren“. Die Lebenserwartung dieses Babys ist mit weniger

2

als zehn Jahren prognostiziert. Jedem Behandelnden sollte bewusst sein, dass der allgemeine Gesundheitszustand dieses Patienten nicht in einem solchen Maße verbessert werden kann, dass er z.B. siebzig Jahre alt werden könnte (▶ Tab. 2.1).

Tab. 2.1 Beispiel, wie die Lebenserwartung eines Menschen gemäß den Ebenen der Gesundheit interpretiert werden kann. Es handelt sich um ein stark vereinfachtes Modell, das lediglich einen Einblick in die zugrunde liegende Vorstellung geben soll.

Gruppe	Lebenserwartung
Gruppe A	Ebene 1: Höchste Lebenserwartung; bis zu 90 Jahren und mehr
	Ebene 2: Lebenserwartung bis zu 80 Jahren
	Ebene 3: Lebenserwartung bis zu 75 Jahren
Gruppe B	Ebene 4: Lebenserwartung bis zu 70 Jahren
	Ebene 5: Lebenserwartung bis zu 65 Jahren
	Ebene 6: Lebenserwartung bis zu 60 Jahren
Gruppe C	Ebene 7: Lebenserwartung bis zu 55 Jahren
	Ebene 8: Lebenserwartung bis zu 50 Jahren
	Ebene 9: Lebenserwartung bis zu 40 Jahren
Gruppe D	Ebene 10: Lebenserwartung bis zu 30 Jahren
	Ebene 11: Lebenserwartung bis zu 10 Jahren
	Ebene 12: niedrigste Lebenserwartung; nicht mehr als 5 Jahre

Anhand der Ebene der Gesundheit, in die ein Mensch hineingeboren wurde, kann das zu erreichende Alter abgeschätzt werden. Menschen mit einem gut funktionierenden Abwehrgefüge können hinsichtlich des Gesundheitszustands den höheren Ebenen zugeordnet werden und haben eine längere Lebenserwartung als Menschen mit einem geschwächten Abwehrgefüge, deren Zustand die unteren Ebenen repräsentiert. Derzeit lässt sich noch nicht exakt bestimmen, welches Alter in welcher Ebene erreicht wird; viele weitere Forschungen sind hierzu noch nötig. ▶ Tab. 2.1 soll eine Vorstellung dieses Konzepts vermitteln. Auf Ebene 1 beträgt die zugeordnete Lebenserwartung z.B. 90 Jahre oder mehr. Geht man die Skala jedoch nach unten so wird die Lebenserwartung immer geringer, bis wir schließlich zur untersten Ebene kommen, auf der Menschen nur ein Alter von 5 Jahren erreichen.

Die Vorstellung dieses Konzepts ist, dass jeder Mensch mit einer genetischen Prädisposition geboren wurde, um eine bestimme Zeitspanne zu leben. So können wir von jemandem, der seit seiner Geburt im Hinblick auf seine Gesundheit der Ebene 5 zugeordnet wird, erwarten, dass er mit etwa 65 Jahren sterben wird, z.B. durch einen Herzstillstand. Wird dieser Mensch entsprechend behandelt, bessert sich sein Zustand möglicherweise um eine Ebene, und er kann fünf Jahre länger leben. Natürlich gibt es hier gewisse Einschränkungen, da die Schwächung des Abwehrgefüges nicht immer überwunden werden kann, sofern diese fortgeschrittenem Alter und/oder einer angeborenen genetischen Prädisposition geschuldet ist. Trotzdem zeigt die Erfahrung, dass durch eine passende homöopathische Behandlung das Leben verlängert werden kann.

Bei einem Patienten war der Großvater mit 45 Jahren an einem Herzstillstand und seine Brüder im Alter von 42 Jahren an derselben Erkrankung verstorben. Im Alter von 40

Jahren entwickelte dieser Patient ernste Herzprobleme und hätte nach Aussage eines Kardiologen eine Bypass-Operation benötigt, um zu überleben. Unter homöopathischer Behandlung konnte er seine Beschwerden jedoch überwinden und bis zum Alter von 59 Jahren ohne Medikamente und ohne Operation ein gutes Leben führen. Das heißt im Grunde, dass die Homöopathie seine Lebenserwartung um 19 Jahre verlängern konnte. Ein anderes Beispiel ist das von Jiddu Krishnamurti, dessen Eltern und Brüder alle vor ihrem 50. Geburtstag starben, während Krishnamurti selbst, nach vielen Jahren homöopathischer Behandlung, 91 Jahre alt wurde. Natürlich muss man hier auch hervorheben, dass seine Lebensweise der Gesundheit sehr zuträglich war.

An den oben genannten Beispielen wird außerdem deutlich, dass es für Menschen aus den unteren Ebenen einfacher ist, auf der Skala nach oben zu wandern, als für diejenigen, die bereits in den höheren Ebenen sind. Der Zustand eines Menschen, der sich seit seiner Geburt im Hinblick auf seine Gesundheit in Ebene 4 mit einer Lebenserwartung von 70 Jahren befindet, kann sich in die Ebene 3 (nach oben) verbessern. Jemand, der mit einer Lebenserwartung von fünf Jahren geboren ist, kann so behandelt werden, dass er 20 oder 30 Jahre alt werden kann. Dieser Mensch wird also länger leben, sein Gesundheitszustand kann sich allerdings nicht bis zur höchsten Ebene verbessern, da wir seine angeborene genetische Prädisposition nicht vollständig überwinden können.

Es wird jedoch trotzdem einfacher sein, eine Person, die ursprünglich auf einer höheren Ebene war, jedoch durch ihren Lebensstil, unglückliche Umstände, falsche Behandlung etc. um einige Ebenen nach unten gefallen ist, durch passende Verabreichungen wieder nach oben zu bringen. Bei passender Behandlung wird eine solche Person schnell nach oben springen, weil die ursprüngliche Kraft des Abwehrgefüges gut war. Es wird für sie jedoch nicht möglich sein, höher zu kommen als in die Ebene, in die sie ursprünglich geboren wurde.

2.4 Empfänglichkeit für Erreger

Wenn die Ebene der Gesundheit sich in einer Person ändert, verändert sich ebenso ihre Prädisposition in Bezug auf krankmachende Erreger. Denn jede Ebene der Gesundheit wird von einer anderen Bandbreite von Bakterien, Viren oder Mikroben affiziert (▶ Tab. 2.2). Ebenso wurde beobachtet, dass, je weiter wir die Skala der Gesundheitsebenen nach unten wandern, desto virulenter und resistenter die Mikroorganismen werden, die den Organismus befallen können und entzündliche Prozesse mit hohem Fieber hervorrufen ([13]).

Merke
Die Empfänglichkeit gegenüber bestimmten Bakterien, Mikroben, Viren ist abhängig vom Zustand des Abwehrgefüges zu einer bestimmten Zeit.

In den unteren 6 Ebenen – den Ebenen der Gruppe C und D –, in denen das Immunsystem bereits geschwächt ist, kann der Organismus keine akuten Krankheiten mit hohem Fieber mehr entwickeln ([7]).

- In den drei untersten Ebenen – den Ebenen der Gruppe D – und in den letzten Lebensphasen können wir jedoch immer wieder beobachten, wie der Organismus kurz vor den Tod einen letzten, verzweifelten Versuch unternimmt, ein Fieber zu entwickeln, das durch kein allopathisches oder homöopathisches Arznei-

Tab. 2.2 Die unterschiedliche Empfänglichkeit für Erreger auf den verschiedenen Ebenen der Gesundheit.

Ebene	Bevorzugte Erreger
Ebene 1–3	• Infektionen mit Staphylokokken und Streptokokken, Gonokokken und Syphilis • alle Arten von Influenza-Viren • Viren und Bakterien epidemischer Krankheiten
Ebene 4–6	• Proteus • Pseudomonas • gramnegative Bakterien
Ebene 7–9	Alle degenerativen, chronischen Krankheiten. Das geschwächte Immunsystem kann auf Krankheitserreger, die auf den Ebenen 2–6 hohes Fieber hervorrufen, nicht mehr reagieren.
Ebene 10–12	In Endstadien von Krankheiten, z. B. Ebene 12 und als letzter Versuch des Organismus zu überleben, treten wieder Fieber um die 38,50 °C auf in Verbindung mit Krankheitserregern wie Nosokomialinfektionen oder Pneumocystis carinii, die mit keiner medizinischen Intervention geheilt werden können, sei sie nun allopathisch oder homöopathisch.

mittel zu beherrschen ist. Wird ein solches Fieber medikamentös unterdrückt, verfällt der Patient meist in ein komatöses Stadium und stirbt bald darauf. Ein Beispiel dafür sind Infektionen mit *Pneumocystis carinii*, die vorzugsweise Patienten auf den untersten Gesundheitsebenen befallen, wo der Organismus völlig entkräftet ist.

- In den höheren Ebenen sehen wir Manifestationen mit Bakterien wie *Streptokokken* und *Staphylokokken*, die leicht mit Antibiotika behandelt werden können, sodass die Symptome auf einfache Weise verschwinden. Wird der Organismus jedoch aggressiv behandelt und konsequent unterdrückt, wird das Immunsystem schließlich geschwächt, der allgemeine Gesundheitszustand wird nachlassen, und ein anderer Bakterientyp wie *Proteus* wird sich während eines akuten entzündlichen Prozesses manifestieren. Dieser ist wesentlich virulenter als *Staphylokokken* und *Streptokokken* und deshalb widerstandsfähiger gegen Antibiotika. Wird das Immunsystem nun weiter beeinträchtigt, so werden sich sehr hartnäckige Bakterien wie *Pseudomonas* während eines akuten entzündlichen Prozesses manifestieren [14], [15], [16].

In dem Maße, in dem der menschliche Organismus innerhalb der Ebenen der Gesundheit nach unten wandert, wird er immer empfänglicher für verschiedene bösartige Pilze wie z. B. *Pneumocystis carinii* ([17]).

Viren, die eine Reaktion des Immunsystems wie hohes Fieber hervorrufen können, sind z. B. die verschiedenen Typen des Influenza-Virus. Sie treten bei Menschen auf den Ebenen 2 bis 6 auf. Diese Typen von Viren können keine Organismen infizieren, die zu einer weiter unten gelegenen Ebene der Gesundheit gehören und bereits ein geschwächtes Immunsystem haben.

Ein Patient muss sich trotz eines ernst erscheinenden chronischen Zustands nicht unbedingt auf einer weit unten liegenden Ebene der Gesundheit befinden, er kann ebenso zu einer der oberen Ebenen gehören mit einem guten Immunsystem. Ein solcher Patient kann von jedem Influenza-Virus befallen werden und infolge von Komplikationen oder falscher Behandlung sogar sterben.

Merke

Patienten, die die Fähigkeit besitzen, hohes Fieber zu entwickeln, haben ein gutes Abwehrgefüge und können mit homöopathischen Arzneimitteln gut behandelt werden.

Menschen mit einem schwachen Organismus und solche, die an chronischen Krankheiten leiden, bekommen meist keine Influenza; die Influenza befällt in erster Linie junge und starke Organismen sowie ältere Menschen bei guter Gesundheit. Solche Menschen können wegen ihres fortgeschrittenen Alters ein schwaches Herz oder aufgrund des Rauchens eine schwache Lunge haben, ihr allgemeiner Gesundheitszustand ist jedoch gut. Sie sind die typischen Opfer des Influenza-Virus. So raffte die Spanische Grippe im Jahr 1919 fast ausschließlich junge Menschen dahin, die sich bei guter Gesundheit befanden; Kranke und Gebrechliche steckten sich meist nicht an ([18], [19], [20]).

Es ist ein befremdliches aber interessantes Phänomen, dass ein geschwächtes Immunsystem, das den unteren Gesundheitsebenen zugeordnet wird, selbst dann kein hohes Fieber mehr entwickeln kann, wenn es infektiösen Agenzien wie Mikroben, Viren oder Bakterien ausgesetzt ist ([7], [21]). Sobald der Mensch jedoch korrekt behandelt wird, sodass sich sein Gesundheitszustand mindestens zur Ebene 6 verbessert, wird er wieder empfänglich für diese Mikroorganismen und beginnt, erneut hohes Fieber zu entwickeln.

Ein Mensch, der an einer ernsten Geisteskrankheit wie Schizophrenie, Autismus oder jedem anderen tiefen psychotischen Zustand leidet und der den untersten Ebenen der Gesundheit angehört, ist gerade wegen seiner schlechten geistigen Verfassung vor Infektionen mit verschiedenen Mikroben, Bakterien oder Viren geschützt ([22]).

Merke

Mikroben oder Viren können nicht Menschen befallen, die an einer schweren chronischen, degenerativen Krankheit leiden, sei sie nun mental oder von irgendeinem anderen Typus.

Patienten mit schweren endogenen Depressionen, mit maligner Hypertonie, Leberzirrhose, Erkrankungen des Bindegewebes, neuromuskulären Erkrankungen, Alzheimer, mit Schwachsinn etc. bekommen zu einem hohen Prozentsatz kein hohes Fieber, auch wenn sie mit Bakterien, Mikroben und Viren in Berührung kommen. Wenn man solche Fälle genauer betrachtet, zeigt sich, dass diese Menschen über viele Jahre hinweg kein hohes Fieber hatten – genau genommen, seit ihr chronischer Zustand sich etabliert hat. In solchen chronischen Fällen tritt selten Fieber auf – und meist nur niedriges Fieber zwischen 37,5° und 38° Celsius. Bekommen Menschen mit Geisteskrankheiten hohes Fieber – dieser entzündliche Prozess ist zwar sehr ernst und für das Leben des Patienten gefährlich –, wird sein Geist während des hohen Fiebers viel klarer ([23], [24]). Diese interessanten Beobachtungen werden Ärzten geläufig sein, die in psychiatrischen Einrichtungen und Kliniken tätig waren. Bei einigen psychiatrischen Patienten wurden Mikroben sogar therapeutisch eingesetzt, etwa indem man das *Tuberculinum-Bakterium* schizophrenen Patienten injiziert hat.

Eine andere Betrachtung – die gegensätzlich zu dieser generellen Beobachtung scheint – ist, dass das Abwehrgefüge von Menschen in Gruppe D (Ebenen 10–12) beim Nahen des Todes einen letzten Versuch zu heilen unternimmt. An diesem Punkt erleiden sie einen entzündlichen Prozess mit hohem Fieber. In solchen Fällen ist die akute Entzündung normalerweise sehr ernst (sie kann durch sehr infektiöse Krankenhauskeime verursacht werden) und führt oft zum Tod des Patienten. Wenn sich bei einer schweren chronischen Erkrankung mit tiefer Pathologie durch irgendeine Behandlung eine Verbesserung einstellt, bewegen sich die Symptome in Richtung einer weiter außen gelegenen Schicht, jedoch mit solcher Kraft, dass es den Patienten töten kann. Stellt sich bei einem ernsten psychotischen Problem eine Verbesserung ein, so wird das Problem vom Gehirn z. B. zur Lunge wandern und eine schwere Pneumonie hervorrufen. Das jedoch mit einer solchen Intensität, dass es den Patienten sehr wahrscheinlich töten wird. Wird diese Entzündung der Lunge „erfolgreich" behandelt und mit Antibiotika unterdrückt, so wird der Patient überleben. Er fällt jedoch in einen Zustand zurück, der schlechter ist als der vorherige, und endet manchmal sogar in einem komatösen Stadium. Dasselbe kann an Alzheimer-Patienten beobachtet werden. Diese Menschen erleiden manchmal über viele Jahre keine akute Krankheit. Wenn sie jedoch eine bekommen, verbessert sich für gewöhnlich ihr mentaler Zustand, obwohl die akute Krankheit, etwa eine Pneumonie, sie wahrscheinlich töten wird.

Ebenso können wir sehen, dass Kinder mit schwerer Epilepsie keine epidemischen Krankheiten bekommen. Wird die Epilepsie erfolgreich behandelt, so wird sie leichter werden und das Kind wird anfangen, akute Krankheiten wie Otitis, Zystitis, Bronchitis und gewöhnliche Kinderkrankheiten zu bekommen.

2.5 Genetische Prädispositionen – Hahnemanns „Miasmen"

Die Theorie von den Miasmen ([25]) kann meines Erachtens praxisnäher und sachlicher dargestellt werden, indem man sie in Zusammenhang zu den Ebenen der Gesundheit bringt. Deshalb nenne ich die Bezeichnung „miasmatische Prädisposition" von nun an „angeborene genetische Prädisposition", was in der medizinischen Terminologie heute besser akzeptiert wird. Die in diesen Begriffen enthaltenen Vorstellungen wurden von Samuel Hahnemann vor über 200 Jahren zusammengestellt; und es hat bis heute gedauert, bis das medizinische Establishment sie bestätigen konnte.

Je weiter wir auf der Skala nach unten gehen, desto bedrohlicher werden schwere degenerative Krankheiten aufgrund angeborener genetischer Prädispositionen, weshalb man sagen kann, dass die miasmatischen Einflüsse und Komplikationen entsprechend zunehmen. Auf der ersten Ebene, bei sehr gesunden Menschen, können wir vielleicht ein Miasma erkennen, und ein Arzneimittel wird ausreichen, um den Organismus gesunden zu lassen. Natürlich sind dies die am einfachsten zu behandelnden Fälle. Der Organismus ist so stark, dass er ein klares Symptommuster produziert, das unter allen Bedingungen dasselbe ist. Auf der ersten Ebene ist zu beobachten, dass alle Beschwerden, akute oder chronische, oft dasselbe Arzneimittel benötigen.

Eine Person mag z. B. im Alter von 65 Jahren einen Lumbago oder eine einfache Erkältung oder eine Pneumonie oder sogar Krebs bekommen, und für all diese verschiedenen Pathologien ist das wirksame Arzneimittel Calcium carbonicum. Das heißt, dass Patienten aus der ersten Ebene bei allen Leiden mit ein und demselben Mittel geheilt werden können. Deshalb können wir nur bei den Menschen über das sogenannte „Konstitutionsmittel" sprechen, deren Zustand dieser Ebene zugeordnet werden kann.

An dieser Stelle ist wichtig hervorzuheben, dass viele unserer Kollegen, die dieses Wissen nicht haben und dennoch gute Resultate bei einigen ihrer Fälle erzielt haben – selbst mit malignen Erkrankungen –, dachten, dass Homöopathie alles heilen kann, sogar Krebs. Wir müssen jedoch verstehen, dass alle Krankheiten, die sich bei Menschen mit einem sehr starken Immunsystem manifestieren, mit dem korrekten Arzneimittel geheilt werden können.

Das Problem beginnt bei anderen Fällen auf weiter unten gelegenen Ebenen der Gesundheit, bei denen das Abwehrgefüge zunehmend geschwächt ist und die Schwierigkeit, das richtige Arzneimittel für eine erfolgreiche Behandlung zu finden, größer und größer wird. Dies ist der Tatsache geschuldet, dass, je weiter wir die Skala nach unten gehen, desto mehr miasmatische Schichten vorhanden sind, die das Arzneimittelbild durcheinanderbringen. Sie benötigen mehrere verschiedene Arzneimittel in der richtigen Reihenfolge, um beseitigt werden zu können.

Bereits auf der zweiten Ebene der Gesundheit sind Patienten zugeordnet, die über eine etwas problematischere genetische Prädisposition verfügen, die mehr als ein Arzneimittel erfordert. Auf der dritten Ebene wird die Prädisposition noch schwieriger, und wir brauchen hier vielleicht drei Arzneimittel. Für Patienten, deren Zustand die fünfte Ebene repräsentiert, brauchen wir drei bis sechs Arzneimittel, um alle akuten und chronischen Zustände abzudecken, die im Laufe des Lebens dieses Patienten auftreten. Auf der neunten Ebene ist es nun offensichtlich, dass wir noch mehr Arzneimittel über einen langen Behandlungszeitraum hinweg benötigen. In den untersten Ebenen, denen die Endstadien von Krankheiten zugeordnet werden, brauchen wir fast ständig wechselnde Arzneimittel. Diese Menschen sind schwer krank, und wir müssen die Einflüsse behandeln, die ihre schwere genetische Prädisposition auf sie hatte, inkl. des auf schwerste Art geschwächten Abwehrgefüges, dessen Schwächung von massiven allopathischen Medikamenten herrührt ([26], [27], [28], [29]). In solchen „Endstadien " ist das passende Arzneimittel nie klar zu finden und man wird die Arzneimittel dauernd ändern müssen, um es dem Patienten erträglich zu machen. Es sollte klar sein, dass die Menge an Arzneimitteln, die hier erwähnt wird, lediglich richtungsweisend und nicht absolut ist. Diese Behandlungen sind höchst individuell und variieren in allen Fällen. Wesentlich ist, dass mehr Arzneimittel benötigt werden, wenn tiefe und schwere Störungen im Organismus vorliegen.

Literatur

[1] Hahnemann S. §; 26. In: Hahnemann S. Organon of Medicine, 6th ed. (Dt. Übersetzung: Hahnemann S. Organon der Heilkunst, 6. A. Stuttgart: Haug; 1999).

[2] Vithoulkas G. Direction of disorder. In: Vithoulkas G. A New Model for Health and Disease, expanded edition. Alonissos: International Academy of Classical Homeopathy, 2008.

[3] Hahnemann S. Chronic diseases, reprint. New Dehli: Jain Publishers; 1992: 17–31. (Dt. Übersetzung: Die Theorie der chronischen Krankheiten. 3. A. Berg: Barthel & Barthel; 1999).

[4] Hahnemann S. §§; 201–208. In: Hahnemann S. Organon of Medicine, 6th ed. (Dt. Übersetzung: Hahnemann S. Organon der Heilkunst, 6. A. Stuttgart: Haug; 1999).

[5] Kent JT. New Remedies – Clinical Cases – Lesser Writings, reprint. New Dehli: Jain Publishers, 2004.

[6] Vithoulkas G. The Human Being Functioning as an Integrated Totality. In: Vithoulkas G. The Science of Homeopathy. 5th ed. Alonissos: International Academy of Classical Homeopathy; 2009. S. 36–42. (Dt. Übersetzung: Vithoulkas G. Der Mensch als komplexe Ganzheit. In Vithoulkas G. Die Praxis homöopathischen Heilens. 6. A. München: Elsevier Urban & Fischer; 2005. S. 40–51).

[7] Ahkee S, Srinath L, Ramirez J. Community-acquired pneumonia in the elderly: association of mortality with lack of fever and leukocytosis. South Med J 1997; 90(3): 296–8.
[8] Vithoulkas G. Predipositions. In Vithoulkas G. A New Model for Health and Disease, expanded edition. Alonissos: International Academy of Classical Homeopathy, 2008.
[9] Vithoulkas G. A New Model for Health and Disease, expanded edition. Alonissos: International Academy of Classical Homeopathy; 2008: 54–60.
[10] Fine J, Johnson L, Weiner M, Suchindran C. Cause-specific Risks of Childhood Death in Inherited Epidermolysis Bullosa. J Pediatr. 2008 Feb;152(2): 276–80.
[11] Fine J et al. Epidermolysis Bullosa: Clinical, Epidemiologic, and Laboratory Advances, and the Findings of the National Epidermolysis Bullosa Registry. Baltimore: Johns Hopkins Univ Press, 1999.
[12] Forget BG, Cohen AR. Thalassemia syndromes. In: Hoffman R, Benz EJ, Shattil SS et al. (eds.) Hematology: Basic Principles and Practice. 4th ed. Philadelphia, Pa: Elsevier Churchill Livingstone, 2005
[13] Stollerman GH: Trends in bacterial virulence and antibiotic susceptibility: streptococci, pneumonococci and gonococci. Ann Int Med 1978; 89 (part 2): 746–748.
[14] Hummel RP et al: Antibiotic resistance transfer from nonpathogenic to pathogenic bacteria. Surgery 1977; 82,3: 382–385.
[15] Benviste R, Davies J. Mechanisms of antibiotic resistance in bacteria. Ann Rev Biochem 1973; 42: 471.
[16] Korfhagen TR, Loper JC, Ferrel JA: Psedomonas aeruginosa R factors determining gentamicin plus carbenicillin resistance from patients with urinary tract colonizations. Antimicrob Agents Chemother 1974; 6: 492.
[17] Aliouat-Denis C. M. et al. (2008). Pneumocystis species, co-evolution and pathogenic power. Infection, Genetics & Evolution 2008; 8(5): 708–726.
[18] Johnson NP, Mueller J. Updating the accounts: global mortality of the 1918–1920 „Spanish" influenza pandemic. 2002, Bull Hist Med 76(1): 105–15.
[19] Barry J. M. The Great Influenza: The Epic Story of the Greatest Plague in History. New York: Viking; 2004.
[20] Simonsen L, Clarke MJ, Schonberger LB, Arden NH, Cox NJ, Fukuda K. Pandemic versus epidemic influenza mortality: a pattern of changing age distribution. J Infect Dis 1998; 178: 53–60.
[21] Norman DC. Fever in the elderly. Clin Infect Dis 2000; 31(1): 148–51.
[22] Naudin J, Mège JL, Azorin JM, Dassa D. Elevated circulating levels of IL-6 in schizophrenia. Schizophr Res 1996; 20(3): 269–73.
[23] Torres AR. Is fever suppression involved in the etiology of autism and neurodevelopmental disorders? BMC Pediatr 2003; 3: 9.
[24] Curran LK, Newschaffer CJ, Lee LC, Crawford SO, Johnston MV, Zimmerman AW. Behaviors associated with fever in children with autism spectrum disorders. Pediatrics 2007; 120(6): e1386–92.
[25] Hahnemann S. Chronic diseases, reprint. New Delhi: Jain Publishers; 1992. S. 97. (Dt. Übersetzung: Hahnemann S. Die Theorie der chronischen Krankheiten. 3. A. Berg: Barthel & Barthel; 1999).
[26] Heinle S, Stünkel K, Zähner H, Drautz H, Bessler WG. Immunosuppressive effects of the macrolide antibiotic bafilomycin towards lymphocytes and lymphoid cell lines. Arzneimittelforschung. 1988; 38(8): 1,130–3.
[27] De Simone C, Pugnaloni L, Cilli A et al. Pharmacokinetic assessment of immunosuppressive activity of antibiotics in human plasma by a modification of the mixed lymphocyte reaction. Crit Care Med 1984; 12(6): 483–5.
[28] Horáková L, Nouza K, Pospísil M, Konopásková E, Klapácová J, Fuska J. Immunosuppressive properties of the antibiotics cytostipin and vermiculine. Folia Biol (Praha) 1980; 26(5): 312–26.
[29] Siefert G, May DJ, Günther B. Immunosuppressive effect of common antibiotics. Arzneimittelforschung 1971; 21(12): 2,109–12.

3 Homöopathische Praxis I: Gesundheitsebenen als Orientierungshilfe bei der Behandlung

3.1 Wichtigkeit und Bedeutung eines „klaren" Symptommusters

Eines der größten Probleme der Homöopathen ist es, den Symptomen des Patienten ein passendes Arzneimittel zuzuordnen. Vor dem Konzept und dem Verständnis über die Ebenen der Gesundheit gab es Verwirrung darüber, was in den verschiedenen Fällen, zu denen ein Homöopath zur Behandlung hinzugezogen wurde, vor sich ging. In einem Fall war das Arzneimittel klar und das Ergebnis beeindruckend. In einem anderen Fall war das Arzneimittel unklar und das Ergebnis mittelmäßig bis nicht vorhanden.

Es war das Verständnis dieses Modells über die Ebenen der Gesundheit das mir zeigte, wie wichtig eine korrekte Prognose eines jeden Falls ist, und mir die Erkenntnisse brachte, wie ich das treffsicherer umsetzen konnte. Darüber hinaus ist es für den Behandelnden nach der Fallaufnahme und vor Beginn der Behandlung wichtig zu wissen, welche Entwicklungen während der Behandlung zu erwarten sind.

- Patienten, deren Gesundheit einer höheren Ebene zugeordnet werden kann und die somit ein gut funktionierendes Abwehrgefüge haben, werden mit großer Wahrscheinlichkeit ein klares Symptommuster zeigen.
- Je weiter der Patient innerhalb der Gesundheitsebenen nach unten wandert, desto schwächer wird das Abwehrgefüge, und das Symptommuster wird mehr und mehr verschwommen und undeutlich.
- In den untersten Ebenen kann der Fall völlig verworren sein, und etliche Arzneimittel erscheinen angezeigt. Welches Arzneimittel man auch wählt, die Ergebnisse werden dürftig sein, und der Fall wird im Zustand einer schwierigen Pathologie bleiben. Dies sind verworrene Fälle, bei denen man nicht weiß, wo man anfangen soll. Es werden entweder äußerst wenige allgemeine Symptome auftreten, die nicht in Richtung eines Arzneimittels zeigen wie nicht genauer beschriebene Schmerzen, Erschöpfung oder fehlender Appetit, oder es können zu viele Symptome auftreten, die auf viele verschiedene Arzneimittel hindeuten. Es spielt keine Rolle, wie gut man die Materia medica kennt, man kann aus diesen Symptomen, die für den Patienten extrem belastend sind, nicht viel machen. Trägt man sie überdies zusammen, so passen sie zu keinem Arzneimittel. Natürlich besteht immer die Möglichkeit, dass der Behandelnde ein Arzneimittel nicht erkennt, weil er die Materia medica nicht gut genug studiert oder verstanden hat. In diesen Fällen ist jeder Misserfolg der Behandlung eine Folge der Unwissenheit des Therapeuten und nicht der Schwere des Falls.
- Mit dem ersten richtigen Arzneimittel sollten Patienten mit Gesundheitszuständen der Ebenen 7 bis 9 ein klareres Bild für das zweite Arzneimittel entwickeln, ihr Zustand wird sich schließlich, nach Einnahme von einem oder mehreren Arzneimitteln, um eine Ebene (nach oben) verbessern.
- Auf den untersten Ebenen (10 bis 12) finden wir chaotische und disharmonische Zustände vor und die Arzneimittel müssen oft gewechselt werden. In diesen untersten Ebenen müssen wir das Arzneimittel manchmal schon nach 15 Tagen oder sogar in kürzeren Abständen wechseln, während auf den höchsten Ebenen der Patient über den Zeitraum eines Jahres hinweg eine Verbesserung erfahren kann und sich dann für mehrere Jahre gut fühlt, ohne ein weiteres Arzneimittel zu benötigen. Schwere Fälle, die fortwährend Rückfälle zeigen, werden auf der Basis der sich ständig verändernden Symptome einen häufigen Wechsel von Arzneimitteln erfordern.

Merke

Die allgemeine Regel lautet: Je weiter unten auf der Skala der Gesundheitsebenen der Gesundheitszustand des Patienten abgebildet wird, desto schwieriger wird es sein, das richtige Arzneimittel zu finden. Und es wird einer korrekten Reihenfolge von Arzneimitteln und auch einer größeren Anzahl bedürfen, um den Organismus in Ordnung zu bringen. Kann der Gesundheitszustand des Patienten hingegen einer höheren Ebene zugeordnet werden, so zeigt sich das Arzneimittel klarer und es werden weniger Arzneimittel benötigt, um den Patienten zu heilen.

Deshalb handelt es sich bei der Vorstellung, dass alle Patienten ein konstitutionelles oder „innerstes" Mittel ([1]) haben, dass es also ein einzig wahres Arzneimittel im Leben einer Person gibt, um einen Mythos und kann nur bei den Patienten angewendet werden, die zu den obersten Ebenen (1 und manchmal 2) gehören. Derart gesunde Menschen, die gleich in eine homöopathische Behandlung kommen, sind selten und stellen nur 3–5 % aller Fälle dar, die wir zu sehen bekommen.

3.2 Auswahl der Potenz und Mittelwiederholung

3.2.1 Auswahl der Potenz

Die Ebene der Gesundheit bestimmt zu einem hohen Grad die am besten zu verwendende Potenz. Im Allgemeinen können wir sagen, dass Menschen mit einem guten Gesundheitszustand am Anfang einer Behandlung eine hohe Potenz verabreicht werden kann. Je schlechter der Allgemeinzustand aber ist, desto niedriger potenziert müssen die ersten Mittelgaben entsprechend sein (▶ Tab. 3.1).

Tab. 3 1 Empfehlung hinsichtlich der Auswahl der Potenz der homöopathischen Mittel in den verschiedenen Gruppen. Dabei hängt die abschließende Entscheidung zu Gunsten einer Potenz von der Abwägung der weiter oben genannten Faktoren ab.

Gruppe	Ebene	Bevorzugte Potenzhöhe
Gruppe A	Ebene 1–3	Erste Potenz bis zu C 100.000 (CM)
Gruppe B	Ebene 4–6	• Erste Potenz bis zu C 10.000 (XM) auf Ebene 4 • Erste Potenz bis zu C 1.000 (M) auf den Ebenen 5 bis 6
Gruppe C	Ebene 7–9	Erste Potenz bis zu C 200
Gruppe D	Ebene 10–12	Erste Potenz bis zu C 30

Die Auswahl der Potenz hängt jedoch von einer Kombination von Faktoren ab, von denen die nachfolgend genannten die wichtigsten sind.

- Empfindsame Patienten, die jedes Arzneimittel prüfen oder die hoch empfindlich gegenüber emotionalen oder mentalen Eindrücken sind, oder Personen, deren Organismus Symptome aufgrund von kleinen Stimulationen produzieren – ähnlich zu dem, was wir in nervösen Konstitutionen oder bei Patienten sehen, die an multiplen Allergien leiden –, reagieren oft sensibel auf homöopathisch potenzierte Arzneimittel ([2]). Deshalb sollte bei der ersten Mittelgabe mit Vorsicht vorgegangen werden – vorzugsweise nicht höher als C 30 oder sogar nicht höher als C12 oder Q5. Q-Potenzen sollten eigentlich milder wirken, ich habe jedoch schon oft starke Reaktionen auf diese Potenzen gesehen.

Beispielsweise hatte ich einen Jungen mit Ekzemen und Atemproblemen aufgrund multipler Allergien. Seine Reaktionen auf die niedrigsten Q-Potenzen (Quinquaginta-Millesimal-Potenzen) waren so stark, dass die Mutter sie in mehreren Gläsern verdünnen musste. Er nahm das Arzneimittel nur, wenn er einen Rückfall hatte, trotzdem waren die Reaktionen nicht beherrschbar. Als ich auf niedrige D-Potenzen (dezimal) zurückgriff, waren seine Reaktionen um ein Vielfaches stabiler, er erholte sich langsam, und die Behandlung verlief gut.

- Der allgemeine Gesundheitszustand eines Patienten und die Ebene der Gesundheit(je höher die Gesundheitsebene, desto höher die erste Mittelgabe).

- Die Tiefe der Pathologie (je tiefer die Pathologie, desto niedriger die erste Mittelgabe)
- Wenn die Gesundheit des Patienten in unmittelbarer Gefahr ist (in Fällen mit schweren Herzproblemen ist es z. B. besser, mit niedrigen Potenzen zu beginnen. C 30 wird normalerweise die günstigste sein).
- Der Grad der Ähnlichkeit des gewählten Arzneimittels mit den Symptomen des Patienten (je ähnlicher, desto höher die erste Mittelgabe).
- Ein Abwägen all dieser Parameter. In einigen Fällen wird es notwendig sein, die Entscheidung letztlich auf der Basis einer Kombination dieser Parameter zu fällen.

Der folgende Hinweis ist bei der Auswahl der Potenzen in den verschiedenen Gruppen zu berücksichtigen.

- **Gruppe A:** Wir können mit jeder Potenz beginnen, von der niedrigsten bis zur CM (C 100.000). Auf den höheren Ebenen wird auch eine niedrige Potenz wirken, aber der Effekt kann sich langsamer einstellen. Setzt man eine D6 ein, kann es z. B. zwanzig Tage dauern, bis eine Wirkung sich zeigt, statt drei Tagen bei einer 50M (C 50.000).
- **Gruppe B:** Auf der vierten Ebene von Gruppe B können wir mit einer Potenz bis zu 10M (C 10.000) beginnen und auf der fünften und sechsten Ebene bis zu 1M (C 1.000).
- **Gruppe C:** In dieser Gruppe sollten wir nicht höher als mit einer C 200 Potenz beginnen.
- **Gruppe D:** In dieser Gruppe sollten wir nicht höher als mit einer C 30 Potenz beginnen.

3.2.2 Wiederholen von Arzneimitteln

Auf den höchsten Ebenen der Gesundheit sollte eine einmalige Mittelgabe ausreichen, um eine gute Reaktion zu erhalten. Ist das Abwehrgefüge jedoch erheblich geschwächt, kann die Erstverschlimmerungen auf das Similimum[1] stärker ausfallen. Man sollte also darauf achten, keine zu hohe Potenz zu verabreichen, um keine zu große Erstverschlimmerung auszulösen. Man kann immer noch dazu übergehen, den Stimulus zu erhöhen, indem man die Potenz oder die Frequenz der Mittelgaben erhöht, sofern keine Reaktion sichtbar wird. Dies ist leichter zu korrigieren und weniger belastend für den Patienten als eine Überreaktion durch eine zu hohe Potenz.

Wenn die Pathologie tief und der allgemeine Gesundheitszustand schlecht sind, müssen wir niedrige Potenzen in Wiederholung geben.

In Gruppe D müssen wir das passende Arzneimittel öfter wiederholen, etwa C 12 ein- bis viermal pro Tag oder C 30 einmal pro Tag. In diesen Fällen setzen wir auch niedrige Potenzen in mehrmaliger Wiederholung ein (Dezimal-, Zentesimal- oder Quinquaginta-millesimal-Potenzen) ([3]). Mit diesen niedrigen Potenzen können wir fortfahren, solange wir Fortschritte sehen. Wenn der Fall zu einem Stillstand kommt, müssen wir die Potenz um einen Schritt erhöhen. In Fällen, wo eine C 12 gegeben wurde, wird nun eine C 13 gegeben, später dann eine C 14 usw., bis das Arzneimittel aufhört zu wirken. Zu diesem Zeitpunkt werden sich die meisten Sym-

[1] Als „Similimum“ wird das Arzneimittel bezeichnet, dessen Symptomatik der des Patienten am ähnlichsten ist. Ein „Simile“ ist ähnlich, doch nicht am ähnlichsten und daher nur für einen Teil der Symptome wirksam.

ptome verändert haben, und wir werden neue Leitsymptome finden können, um mit dem nächsten Arzneimittel fortzufahren.

Wenn das Arzneimittel in dieser Weise verabreicht wird – hier beginnend mit C 12 und dann schrittweise ansteigend –, gibt es jedoch die Möglichkeit, dass an einem bestimmten Punkt eine Potenz nicht wirken wird, z. B. die C 18, wobei es keine Zeichen für ein neues Symptommuster gibt. Das könnte einer falschen Potenzierung des Arzneimittels geschuldet sein. Es könnte jedoch auch sein, dass diese spezifische Potenz (hier C 18) nicht gut mit dem Organismus des Patienten harmoniert. In solchen Fällen müssen wir zur vorherigen Potenz zurück oder einige Schritte weiter gehen, bis sich der Zustand des Patienten wieder verbessert.

All diese Regeln sind dazu da, als allgemeine Richtlinien zu dienen. Jeder Homöopath sollte aufgrund seiner Erfahrung und seiner Fachkompetenz selbst erkennen, was für seine Patienten die beste Herangehensweise ist. Es soll hier ebenfalls angemerkt werden, dass Menschen verschiedener Herkunftsregionen unterschiedlich reagieren können.

3.3 Akute Erkrankungen im Behandlungsverlauf von chronischen Erkrankungen

Die Fähigkeit eines Organismus, bei akuten Krankheiten Fieber zu entwickeln, kann uns viele Informationen über die Ebene der Gesundheit geben, in der sich dieser Organismus befindet. Deshalb ist es sehr wichtig, die zwei folgenden Faktoren zu bestimmen, wenn während einer homöopathischen Behandlung eine akute Krankheit auftritt:

- Wirkung des Arzneimittels, das für den chronischen Zustand verabreicht wurde. War es das passende oder nicht?
- Gesundheitsebene des Patienten

Unter akuten Krankheiten verstehen wir Entzündungen, die von hohem Fieber (höher als 38,5° Celsius) begleitet werden und die nicht Folge sind eines akuten Krankheitsschubs der chronischen Symptome.

Generell können wir sagen, dass es ein schlechtes Zeichen ist, wenn ein Patient, der chronische Beschwerden behandeln lässt, über den Zeitraum mehrerer Jahre kein hohes Fieber entwickelt hat. Bekommt dieser Patient während der Behandlung wieder akute Erkrankungen mit hohem Fieber, sollte dies als ein positives Zeichen gewertet werden, da dies eine Verbesserung des allgemeinen Gesundheitszustands und die Rückkehr früherer Symptome darstellt. Wird die Behandlung nun mit den richtigen Arzneimitteln fortgesetzt, wird es dem Patienten in absehbarer Zeit besser gehen.

3.3.1 Empfänglichkeit für akute Krankheiten

Zuerst möchte ich einen Überblick darüber geben, welcher Zusammenhang zwischen den verschiedenen Gruppen und deren Empfänglichkeit für akute Krankheiten besteht.

Gruppe A (Ebenen 1 bis 3)

Menschen der Gruppe A, auf den Ebenen 1 oder 2, sind kaum empfänglich für akute Krankheiten. Diese Menschen werden sagen, dass sie während ihres gesamten Lebens sehr selten akute Krankheiten hatten.

Auf den Ebenen 2 und 3 kommen akute Krankheiten mit hohem Fieber vor, aber nur einmal alle ein bis drei Jahre. Solche Fieberzustände sind nicht gefährlich, sind keine Folge von tiefer Pathologie und verursachen keine allgemeine Schwächung des Immunsystems. Der Organismus wird alleine mit ihnen fertig, und sie verschwinden schnell, ohne weitere Spuren zu hinterlassen.
Als eine Art vergleichende Bewertung der Unterschiede auf den drei oberen Ebenen können wir sagen, dass sich der Gesundheitszustand der Menschen, die einmal im Jahr akute Krankheiten mit hohem Fieber haben, sich jedoch behandeln lassen – weil sie sich sehr schlecht fühlen oder noch Tage danach husten – dem untersten Abschnitt der Ebene 3 zugeordnet werden kann.

Gruppe B (Ebenen 4 bis 6)

- In Gruppe B, auf Ebene 4, treten akute Krankheiten, die einen Einfluss auf den Allgemeinzustand des Patienten haben, häufiger auf. Kann der Organismus weitgehend ohne Hilfe eines Arzneimittels mit ihnen fertig werden, heißt das, dass der Zustand des Patienten der obersten Ebene von Gruppe B entspricht.
- Bleibt die allgemeine Wirkung der akuten Krankheit über einen nennenswerten Zeitraum hinweg bestehen (zehn Tage bis zu einem Monat), z. B. als Erschöpfung oder fehlender Appetit, repräsentiert der Zustand die Ebene 5, und der Patient muss behandelt werden.

Die Ebene 6 bildet diejenigen Fälle ab, bei denen Patienten an wiederkehrenden akuten Zuständen wie z. B. an Zystitis, Bronchitis, Pneumonien leiden. Sie haben häufig allopathische Medikamente wie Antibiotika eingenommen. Trotzdem ist das Wiederauftreten der akuten Erkrankung so häufig, dass sie fast jeden Monat einmal krank werden und fast die ganze Zeit allopathische Medikamente einnehmen müssen. Diesen Gegebenheiten begegnen wir heute häufig – sogar bei Kindern. Solche Fälle sind dafür anfällig, auf eine der unteren Ebenen der Gesundheit abzusinken, auf die Ebenen 7 oder 8, sofern damit fortgefahren wird, ihre akuten Zustände zu unterdrücken.

Diese Menschen müssen dringend behandelt werden. Werden sie jedoch falsch behandelt (durch allopathische oder homöopathische Mittel oder durch jede andere unterdrückende Behandlung), so wird dies den Beginn einer chronischen Erkrankung kennzeichnen.An diesem Übergang werden die akuten Entzündungen mit hohem Fieber – von 38,5° bis zu 40,5° Celsius – nicht mehr auftreten, und ein ernster chronischer Zustand wird sich nahezu unvermeidlich innerhalb kurzer Zeit manifestieren ([4], [5], [6], [7]). Die Art des chronischen Zustands wird von der angeborenen genetischen Prädisposition des Patienten bestimmt. Der Organismus erreicht seine Leistungsgrenze im Kampf gegen die akuten Entzündungen und die Einflüsse der Medikamente, wird sich nach etlichen akuten Erkrankungen geschlagen geben und eine tiefere Verteidigungslinie aktivieren, die jetzt durch das Auftreten chronischer Symptome sichtbar wird ([8], [9], [10], [11], [12], [13]).

All diese chronischen Zustände sind durch subinflammatorische Prozesse gekennzeichnet, die von Krankheitserregern aufrecht erhalten werden, die wir derzeit noch nicht kennen ([14], [15], [16], [17], [18], [19], [20], [21]). Diese subinflammatorischen Prozesse müssen als dauerhafte, wirkungslose Bemühung des Abwehrgefüges verstanden werden, die chronische Krankheit zu überwinden und die Homöostase im Allgemeinen wiederherzustellen. Von Zeit zu Zeit werden diese Bemühungen überschießend. Dann sehen wir Verschlimmerungen der chronischen Symptome, wie z. B. epileptische Krampfanfälle, der Krankheitsschub bei Colitis ulcerosa, die

Krise bei rheumatoider Arthritis, die Verschlimmerung der Psoriasis. Wir können an dieser Stelle in gewisser Hinsicht sagen, dass der Organismus, der von internen oder externen Faktoren belastet ist, jedes Mal versucht, den chronischen Zustand systemisch zu überwinden. Dies geschieht durch eine Krise – eine akute Verschlimmerung des chronischen Zustands –, wenn der Organismus seine Toleranzgrenze erreicht hat und durch eine außerordentliche Anstrengung den chronischen Zustand überwinden möchte ([22], [23], [24], [25], [26]).

Praxistipp

Für den Homöopathen ist es beim Studium eines chronischen Falls wichtig, die Symptome, die während der Verschlimmerung auftreten, genau zu beobachten, da die charakteristischen Symptome wahrscheinlich zum richtigen Arzneimittel führen.

Gruppe C (Ebenen 7 bis 9)

In der vorhergehenden Gruppe wurde der Prozess beschrieben, wie der Organismus nachgibt und in den Ebenen absinkt.

Erreicht der Patient, der vorher häufig akute Krankheiten mit Fieber hatte, erst einmal Gruppe C, so lassen diese nach, und der Patient bekommt den Eindruck, dass die Ärzte schließlich in der „Heilung“ der häufigen akuten Krankheiten erfolgreich waren. Tatsächlich hat sich der allgemeine Gesundheitszustand des Organismus jedoch in einem Maße verschlechtert, dass ein chronischer, degenerativer Zustand sich eingestellt hat. Der Organismus hat nicht die Energie oder die Fähigkeit, die Krankheit in der Peripherie zu halten, und erlaubt der Störung, auf eine tiefere systemische Schicht vorzudringen ([27], [28], [29], [30]). In solchen Fällen beobachten wir, dass auf den oberen Ebenen von Gruppe C (Ebene 7 und manchmal 8) nur milde akute Erkrankungen ohne Fieber und lediglich mit oberflächlichen Symptomen (z. B. eine milde Erkältung mit laufender Nase und etwas Husten) zu sehen sind. Gehen wir auf den Gesundheitsebenen jedoch weiter nach unten, so verschwinden die akuten Krankheiten völlig.

Hier ist es wichtig in Erinnerung zu behalten, dass, wenn die häufigen akuten Erkrankungen schließlich endgültig verschwunden sind, ein chronischer Zustand sich bereits tief im Organismus eingestellt hat, der den Patienten bei fortschreitender Dauer mehr und mehr stören wird. Das Vorhandensein des chronischen Zustands wird sich unter Umständen über mehrere Monate oder sogar Jahre nicht durch die Manifestation spezifischer Symptome zeigen. Der Patient spürt vielleicht nur das Gefühl von allgemeinem Unwohlseins und dem Verlust von Freude, die vorher vorhanden war. Mit der Zeit wird sich die chronische Krankheit aber mit ihrer vollen Symptomatik manifestieren ([31], [32], [33], [34], [35], [36], [37], [38]). Ein derartiger Zustand kann nicht einfach von selbst verschwinden und muss behandelt werden.

Gruppe D (Ebenen 10 bis 12)

Obwohl in Gruppe D keine akuten Krankheiten auftreten, gibt es hier ein Phänomen, das wir berücksichtigen müssen. In den Endstadien von Krankheiten ist es möglich, dass ein Organismus, der an diesem Punkt nur noch eine geringe Überlebenschance spürt, durch die Produktion von hohem Fieber einen letzten Versuch zu überleben unternimmt. Solch hohe Fieberzustände sind normalerweise kurz vor dem Tod zu sehen. Sie werden für gewöhnlich von Krankenhausinfektionen ausgelöst, die als die virulentesten aller Infektionen angesehen werden. Und doch hängt ein derartiger Zustand nicht nur von der Virulenz von Bakterien ab, sondern auch vom allgemeinen Zustand des Immunsystems des Patienten. Ohne medikamentöse Behandlung wird der Patient während eines solchen Fiebers sterben, wobei er bei maximalem Bewusstsein sein wird. Es ist ebenfalls möglich, dass ein Patient während eines solchen Fiebers aus einem Koma erwacht und im Zustand vollen Bewusstseins stirbt. Werden jedoch Antibiotika gegeben, kehrt der Patient in einen komatösen Zustand zurück und stirbt wenige Tage später.

In diesen letzten Stadien von Krankheiten wird das homöopathische Arzneimittel nur für einige Stunden oder Tage Erleichterung schaffen. Danach muss es wiederholt oder verändert werden, um dem Patienten dabei zu helfen, in Frieden und bei vollem Bewusstsein zu sterben.

Generell schwindet die Empfänglichkeit für akute Krankheiten, wenn das Immunsystem nennenswert beeinträchtigt wurde. Werden diese Patienten jedoch passend behandelt, so werden sie wieder akute Zustände mit hohem Fieber entwickeln – was wiederum auf eine erfolgreiche Behandlung hindeutet ([39], [40]).

Wird etwa ein Kind, dessen Gesundheitszustand der Ebene 6 zugeordnet werden kann, bei wiederholter Zystitis mit Antibiotika behandelt, so wird diese Behandlung die Krankheit nicht heilen, und die Zystitis wird in immer kürzeren Abständen wiederkehren. Am Ende wird sich die Zystitis wegen der Wirkung, die die Antibiotika auf den Organismus haben, nicht mehr manifestieren. Nach einiger Zeit wird das Kind jedoch, abhängig von seiner ererbten Prädisposition, chronische Beschwerden entwickeln. Am Anfang sind die Veränderungen eher subtil, aber dann wird das Kind z. B. ruhelos, unzufrieden, verliert seinen Appetit und kann sich in der Schule nicht mehr konzentrieren. Dann wird z. B. ein *ADHS* diagnostiziert. Das bedeutet, dass die allgemeine Verfassung des Organismus von Gruppe B zu Gruppe C (von Ebene 6 zu den Ebenen 7 oder 8) gefallen ist, wo sich keine akuten Krankheiten mit hohem Fieber mehr entwickeln können. Auf Ebene 7 und manchmal Ebene 8 können wir noch milde akute Zustände mit niedrigem Fieber vorfinden. Wenn dieses Kind erfolgreich homöopathisch behandelt wird, wird sich der chronische Zustand verbessern und die akute Zystitis zurückkehren. An diesem Punkt muss damit fortgefahren werden, die Akutkrankheit des Kindes homöopathisch zu behandeln (mit den korrekten Arzneimitteln), damit die Widerstandskraft des Immunsystems gegen akute Erkrankungen so gestärkt wird, dass es keinen Rückfall erleidet in Bezug auf den chronischen Zustand und gleichzeitig die Empfänglichkeit für akute Krankheiten abnimmt ([41]).

3.3.2 Bedeutung und Behandlung von akuten Erkrankungen

Merke

Chronische Zustände und akute Krankheiten repräsentieren das „Kontinuum" eines in sich vereinigten Zustands von Gesundheit und Krankheit innerhalb der medizinischen Vorgeschichte eines Menschen. Praktizierende Homöopathen sollten während der Behandlung einer chronischen Krankheit den relativen Wert einer akuten und chronischen Situation wahrnehmen und beurteilen können.

Dies erfordert eine sorgfältige Ausbildung des Homöopathen. Er sollte einen Patienten von einem chronisch kranken Zustand durch die akuten Phasen zur Gesundheit zurückführen können. Dieses Kapitel wird von erfahrenen Homöopathen, die bereits ähnlichen Problemen begegnet sind, besser verstanden werden. Aber ich bin davon überzeugt, dass es für jeden Homöopathen, auf jedem Ausbildungsniveau, von großer Hilfe sein wird.

Im Weiteren werde ich einige Hinweise dazu geben, wie das Auftreten akuter Krankheiten vom Homöopathen beurteilt werden sollte, während er einen chronischen Zustand behandelt.

Wir haben die Reaktion des Organismus klassifiziert, die sich in akuten Zuständen während der Behandlung einer chronischen Krankheit manifestieren. Eine solche Beurteilung sollte dem Homöopathen helfen zu erkennen, ob das Arzneimittel, das er für den chronischen Zustand gegeben hat, korrekt war oder ob das vom Patienten bei der Folgebehandlung Berichtete lediglich einem Placebo-Effekt geschuldet ist.

3.3.3 Akute Erkrankung: innerhalb von drei Tagen nach Einnahme des Arzneimittels

Gruppe A (Ebenen 1 bis 3)

Patienten in dieser Gruppe haben einen starken Organismus mit gelegentlichen akuten Erkrankungen. Wenn sie das korrekte Arzneimittel erhalten, sollte es sie davor bewahren, akut zu erkranken.

- Wenn sie also innerhalb von drei Tagen eine Akutkrankheit entwickeln, ist der wahrscheinlichste Grund eine falsche Verschreibung.
- Eine Ausnahme hierbei gilt für Patienten der Ebenen 2 und 3, die gerade dabei waren, eine akute Erkrankung zu entwickeln, als sie das Arzneimittel für den chronischen Zustand einnahmen. In diesem Fall können wir daran das passende Arzneimittel erkennen, indem die akute Krankheit kürzer andauert oder milder verläuft als gewöhnlich. Nimmt die akute Krankheit denselben Verlauf wie in früheren Fällen, war das Arzneimittel falsch, und wir können ein neues Arzneimittel geben, so als ob vorher keines gegeben worden wäre.

Praxistipp

In dieser Gruppe von Patienten bedürfen akute Krankheiten normalerweise keiner Behandlung. Deshalb können wir warten, bis diese Phase überstanden ist, und dann nach einem besseren Arzneimittel suchen. Wenn es aber notwendig ist, müssen wir die akute Krankheit zuerst behandeln und dann versuchen, ein für den chronischen Zustand besseres Arzneimittel zu finden.

Wenn der Verlauf der akuten Krankheit ohne jeden Zweifel kürzer oder milder ist – als dies vor Einnahme des chronischen Mittels der Fall war –, so ist das ein Hinweis darauf, dass das Arzneimittel korrekt war und wir abwarten sollten. Das Arzneimittel wird weiter auf den chronischen Zustand wirken, nachdem die akute Krankheit abgeklungen ist. Wenn wir an dieser Stelle ein anderes Arzneimittel geben, könnten wir die Wirkung des ersten Arzneimittels stören und den Fall unklar machen. Dies gilt auch dann, wenn das chronische Problem des Patienten eine Erstverschlimmerung zeigt und sich zur selben Zeit ein akuter Zustand entwickelt, der milder ist als in der Vergangenheit. Dann war das Arzneimittel korrekt, und wir müssen abwarten, ohne mit einem anderen Arzneimittel einzugreifen.

Es besteht die Möglichkeit, dass die Wirkung des Arzneimittels für die chronische Krankheit bereits teilweise für die akute Krankheit genutzt wurde. Ist dieser Fall eingetreten, werden wir feststellen, dass sich ein Rückfall früher einstellen wird und das chronische Arzneimittel früher als erwartet wiederholt werden muss, wie wenn keine Störung durch eine akute Krankheit stattgefunden hätte.

Gruppe B (Ebenen 4 bis 6)

In Gruppe B sind Organismen mit einem schwächeren Abwehrgefüge, die häufig akute Krankheiten entwickeln. Sie werden leicht durch verschiedene Bakterien, Viren und Mikroben angegriffen. Die akuten Krankheiten auf diesen Ebenen variieren

- von Kinderkrankheiten auf den Ebenen 4 bis 6,
- über gewöhnliche Erkältungen und Influenza üblicherweise auf Ebene 4,
- zu Harnwegsinfekten, Beschwerden der Atemwege auf Ebene 5,
- und z. B. zur Perikarditis, Endokarditis, Enzephalitis, Meningoenzephalitis auf Ebene 6.

Diese Klassifizierung soll lediglich zeigen, dass auf den weiter unten liegenden Ebenen der Gesundheit die Möglichkeit einer Entstehung ernster und tief liegender Entzündungen steigt. Das heißt nicht, dass nicht auch alle vorherigen Ebenen unter bestimmten Umständen von allen Arten von akuten Krankheiten befallen werden können. Wird ein Organismus in einem Zustand, der der Ebene 1 entspricht, z. B. überanstrengt, indem er über Tage hinweg zu wenig Schlaf erhält oder extremem Stress ausgesetzt ist, kann auch er eine ernste Infektion erleiden, die das Herz oder andere wichtige Organe betrifft.

Praxistipp

Wenn sich bald nach der Verschreibung eines chronischen Arzneimittels bei Patienten der Gruppe B eine akute Erkrankung entwickelt, wird die Wirkung des Arzneimittels in der Regel früher als erwartet abnehmen, und ein Rückfall wird eintreten. Das geschieht, weil die akute Krankheit viel von dem positiven Effekt des Arzneimittels wegnimmt und seine Wirkung auf den chronischen Zustand deshalb eingeschränkt sein wird.

Um herauszufinden, ob die Verschreibung eines Arzneimittels korrekt war oder nicht, müssen wir den Verlauf der akuten Krankheit bewerten.

- Ist der Verlauf milder als normal, sollten wir kein anderes Arzneimittel geben und abwarten.
- Ist der Verlauf der akuten Erkrankung genauso wie vor der Einnahme des Arzneimittels, war unsere Verschreibung vermutlich falsch, und wir werden sie ändern müssen.
- Ist die akute Krankheit viel stärker als vorher, könnte sie sich bereits vorher entwickelt haben und wird durch das Arzneimittel nun verschlimmert. Wenn es irgendwie möglich ist, sollten wir abwarten, wie sie sich entwickelt. Es besteht die Möglichkeit, dass es sich um eine Erstverschlimmerung handelt, was bedeutet, dass das Arzneimittel wirkt. Ob diese Einschätzung wirklich richtig ist oder nicht, muss durch eine Bewertung des Allgemeinzustands und der Hauptbeschwerde des Patienten bestätigt werden. Wir sollten in beiden Fällen eine Verbesserung sehen. Sollte die Verschlimmerung der akuten Erkrankung jedoch zu stark werden, müssen wir trotzdem behandeln. Wenn die chronischen Symptome sich nicht verbessern, müssen wir die akute Erkrankung mit einem anderen Arzneimittel behandeln. Zeigt der chronische Zustand aber ungeachtet der Störung durch die akute Erkrankung eine Verbesserung, sollten wir abwarten, das Arzneimittel nicht zu schnell wiederholen und beobachten, ob sich die Symptome verändern. Zeigt sich das Bild eines komplementären Arzneimittels, so ist

das ein Beweis dafür, dass der Organismus immer noch auf systematische Weise funktioniert und die Prognose eines solchen Falls gut ist.

Merke
Ein sicheres Zeichen für das Wirken des chronischen Arzneimittels ist, wenn die akuten Phasen nach der Verschreibung in ihrer Häufigkeit, Intensität und Dauer abnehmen oder sich sogar vollständig verlieren.

Gruppe C (Ebenen 7 bis 9)

Ist ein Patient bis zu dieser Gruppe abgefallen (Ebenen 7 bis 9), so wird er keine akuten Krankheiten mit hohem Fieber mehr entwickeln. Er leidet vielleicht an milden akut entzündlichen Vorgängen wie leichtem Schnupfen, leichter Pharyngitis oder leichten Symptomen einer Influenza mit Fieber, das nicht über 38° Celsius hinausgeht. Die Tatsache, dass ein Organismus kein akutes, hohes Fieber mehr entwickeln kann, ist kein gutes Zeichen und zeigt, dass sein Immunsystem bereits ernsthaft geschwächt wurde.

Darum sollte es als eine sehr gute Reaktion angesehen werden, wenn ein Patient innerhalb der ersten drei Tage nach Einnahme des Arzneimittels eine starke Akutkrankheit entwickelt. Es zeigt, dass das Arzneimittel korrekt war. Diese Reaktion bedeutet, dass die pathologische Störung nicht so tief zu sein scheint, wie es anfangs ausgesehen hatte, und der Patient letztlich geheilt werden kann.

Wir würden das so bewerten, dass sich der Zustand dieses Organismus auf der obersten Ebene von Gruppe C befindet, was der Ebene 7 entspricht. Wir sollten diese akute Krankheit ihren Lauf nehmen lassen und nur dann in den Prozess eingreifen, wenn das Leben des Patienten in Gefahr ist, was auf Ebene 7 gewöhnlich nicht der Fall ist.

Zu dieser Gruppe gehört auch das grundlose Erscheinen eines hohen Fiebers nach der Einnahme des Arzneimittels, das einige Tage anhält. Das ist keine wirkliche akute Erkrankung, sondern das Bemühen des Organismus, sich von der chronischen Beschwerde zu befreien. Es erscheint gewöhnlich bei Asthmatikern und Epileptikern. Wird nun versucht, dieses Fieber mit *Belladonna* oder *Aconitum napellus* zu behandeln, so läuft man Gefahr, den Fall zu verderben.

Behandeln wir z. B. einen Patienten mit Epilepsie, der nach Einnahme des Arzneimittels ein hohes Fieber entwickelt, das 24 oder 48 Stunden anhält und dem das Bedürfnis nach langem Schlaf nachfolgt, können wir schlussendlich sehen, dass es dem Patienten, verglichen mit seinem anfänglichen pathologischen Zustand, viel besser geht, falls wir abwarten, ohne mit einem anderen Arzneimittel zu intervenieren. Eine ähnliche Reaktion kann bei Patienten mit Asthma bronchiale festgestellt werden, die als Reaktion auf das Arzneimittel hohes Fieber entwickeln – jedoch ohne die geringste Atemnot.

Ein weiteres Beispiel hierzu ist ein Fall von Colitis ulcerosa, der mit sehr vielen allopathischen Medikamenten behandelt wurde. Während der Patient in den letzten Jahren keine akuten Krankheiten mehr bekommen hatte, hatte er häufig blutigen Stuhlgang und Schmerzen. Entwickelt solch ein Mensch nach Einnahme des Arzneimittels eine akute Krankheit, dann ist das ein sehr gutes Zeichen. Der Organismus wird die Möglichkeit haben, mit dem ersten Arzneimittel zu genesen, sofern die akute Erkrankung unmittelbar nach der Mittelgabe eintritt.

Sofern die Behandlung den Organismus in die Lage versetzt eine Akutkrankheit zu erzeugen, wird diese in Gruppe C, besonders in den Ebenen 8 und 9, ziemlich heftig sein, und sie muss behandelt werden. Die beste Verfahrensweise wird sein, mit demselben Arzneimittel weiter zu behandeln, wenn nötig in einer höheren Potenz. Lässt sich keine Wirkung beobachten, muss ein Arzneimittel gesucht werden, das für diese akute Situation passend ist. Ist das jedoch unmöglich, weil das Bild der akuten Erkrankung nicht deutlich zu sehen ist, dann ist es besser, abzuwarten und den Fall engmaschig zu verfolgen. Je weiter unten die Ebene der Gesundheit, desto unklarer wird das Arzneimittel für die ernste akute Erkrankung sein, die sich nach dem chronischen Arzneimittel manifestiert. Dies ist der schwierigste Punkt, an dem eine Menge Fälle, die sich zunächst sehr gut entwickelt hatten, außer Kontrolle geraten, weil der Homöopath das Arzneimittel für die ernste akute Erkrankung nicht findet. In solchen Fällen müssen wir auf allopathische Medikamente zurückgreifen oder den Patienten sogar in eine Klinik einweisen. Dabei müssen wir jedoch wissen, dass der chronische Zustand nach einer derartigen allopathischen Intervention normalerweise in das Stadium vor dem homöopathischen Arzneimittel zurückfällt, und wir die Behandlung von vorne beginnen müssen.

Kann eine solch heftige akute Erkrankung korrekt mit Homöopathie behandelt werden, wird der Organismus revitalisiert und auf eine höhere Ebene der Gesundheit gebracht.

Das ist ein entscheidender Punkt, an dem viele Homöopathen den Mut verlieren und den Patienten in eine Klinik einweisen. Diese akuten Erkrankungen können am Anfang sehr ernst sein, da der Organismus normalerweise nicht viele Ebenen auf einmal nach oben gehen kann und durch eine Behandlung mit den richtigen homöopathischen Arzneimitteln unterstützt werden muss. Schließlich wird der Organismus auf eine Ebene der Gesundheit angehoben, auf der er zwar akut erkranken kann, jedoch weniger ernst und weniger häufig.

Eine Person, die mit einer sehr guten Prädisposition geboren wurde und anfangs zu den obersten Ebenen gehörte, kann ihre Gesundheit verlieren und binnen kurzer Zeit mehrere Ebenen nach unten wandern. Dies geschieht infolge einer ungesunden Lebensweise mit schlechten Gewohnheiten wie z. B. sexuellen Exzessen, schwerem Trinken, Rauchen, der Einnahme von Drogen wie Marihuana und darüber hinaus aufgrund häufiger Infektionen mit sexuell übertragbaren Krankheiten sowie nach der missbräuchlichen Einnahme allopathischer Medikamente. Ein solcher Organismus, der anfangs kräftig war, wird sich unter der richtigen homöopathischen Behandlung viel schneller bessern und sein Zustand wird nachfolgend einer höheren Ebene der Gesundheit zugeordnet werden können als ein Mensch, dessen Gesundheitszustand von Geburt an die Merkmale der C repräsentiert, weil er eine ungünstige Prädisposition geerbt hat.

Je länger die Zeitspanne zwischen der Einnahme des Arzneimittels und dem Erscheinen der akuten Krankheit ist, desto weiter unten in Gruppe C ist der Organismus. Ist er z.B. an der Grenze zu Gruppe D, also auf Ebene 9 in Gruppe C, dann können bis zu drei Jahren Behandlung erforderlich sein, bis eine Akutkrankheit eintritt. Diese wird schwer sein und immer nach homöopathischer oder allopathischer Intervention verlangen.

Gruppe D (Ebenen 10 bis 12)

Ein Patient in Gruppe D kann innerhalb von drei Tagen nach Beginn einer Mitteleinnahme keine akute Erkrankung mit Fieber bekommen. Tritt trotzdem Fieber auf, so wurde er fälschlicherweise dieser Gruppe zugeordnet.

3.3.4 Akute Erkrankung: sieben bis fünfzehn Tage nach Einnahme des Arzneimittels

Gruppe A (Ebenen 1 bis 3)

- Tritt eine akute Krankheit sieben bis fünfzehn Tage nach Einnahme eines Arzneimittels auf, und Verlauf und Intensität sind genauso wie vor der Mittelgabe, so ist nahezu sicher, dass das Arzneimittel für den chronischen Zustand falsch war. In solchen Fällen wird der Patient erzählen, dass er ein akutes Fieber bekommen hat, das genauso ist, wie er es bisher jedes Jahr bekommen hatte. Das Arzneimittel hatte Zeit zu wirken und hätte eine bekannte Erkrankung mit Fieber verhindern müssen. Deshalb können wir die akute Erkrankung, sofern dies notwendig ist, mit dem erforderlichen Arzneimittel behandeln und danach versuchen, ein besseres Arzneimittel für das chronische Leiden zu finden.
- War der Verlauf der Krankheit jedoch milder als zuvor, so bedeutet das, dass das Arzneimittel passend, die Potenz jedoch nicht hoch genug oder das Arzneimittel nicht ordnungsgemäß potenziert war. Auch eine Wiederholung des Arzneimittels kann notwendig sein.

Gruppe B (Ebenen 4 bis 6)

In dieser Gruppe muss eine akute Erkrankung ebenfalls milder verlaufen, wenn das Arzneimittel korrekt ist.

- Ist der Verlauf gleich oder schlimmer, so wurde das falsche Arzneimittel verabreicht. Falls notwendig, sollten wir die akute Erkrankung behandeln und danach versuchen, ein besseres Arzneimittel für den chronischen Zustand zu finden.
- Es ist unwahrscheinlich, dass der Patient eine akute Erkrankung entwickelt, sofern er nach Einnahme des Arzneimittels eine starke Erstverschlimmerung hatte und sich danach besser gefühlt hatte. Tritt dieser Fall dennoch ein, so bedeutet es, dass er seinen Organismus über die Maßen belastet hat und die akute Erkrankung mit einem anderen Arzneimittel behandelt werden muss oder mit einer Wiederholung desselben Arzneimittels, das für den chronischen Zustand verschrieben wurde.

Gruppe C (Ebenen 7 bis 9)

Das Auftreten einer akuten Krankheit in diesem Stadium, nach zehn oder fünfzehn Tagen, ist eine sehr gute Reaktion für Organismen, die zu Gruppe C gehören.

Wenn der Patient über Jahre hinweg nicht akut erkrankt war und nun nach fünfzehn Tagen eine solche Erkrankung auftritt, bedeutet diese exzellente Reaktion, dass das Arzneimittel richtig war. Es spielt dabei keine Rolle, ob es eine Erstverschlimmerung gab oder ob die Hauptbeschwerde sich bereits gebessert hat. Wenn der Patient zum ersten Mal seit Jahren eine akute Erkrankung mit hohem Fieber entwickelt, wird sich kurz nach Abklingen der akuten Erkrankung eine allgemeine Verbesserung seines Zustands einstellen.

Praxistipp

In Gruppe C wird das Wiederauftreten einer akuten Erkrankung stärker sein als in der Vergangenheit – was anzeigt, dass der Organismus sich regeneriert. In Fällen, in denen die akute Erkrankung nicht stark genug ist und das Fieber 38° Celsius nicht übersteigt, ist sie nicht zu behandeln, da sie von selbst abklingen wird. Diese Entwicklung zeigt, dass eine nochmalige Stimulation des Abwehrgefüges notwendig ist, um dem chronischen Leiden entgegenzuwirken und eine stärkere akute Erkrankung hervorzurufen.

In diesen Fällen liegt es im Ermessen des erfahrenen Homöopathen, ob behandelt werden soll oder nicht und wie lange gewartet werden kann, um den Patienten keiner Gefahr auszusetzen. Hier sind gute Kenntnisse der klinischen Medizin notwendig. Deshalb vertrete ich die These, dass Ärzte für die Ausübung der homöopathischen Praxis zuständig sein sollten.

- Bei Patienten, deren Gesundheitszustand der Ebene 7 entspricht, ist es wesentlich besser, nicht zu intervenieren, da die akute Erkrankung nicht sehr schwer sein wird.
- Auf den Ebenen 8 und 9 werden wir jedoch mit akuten Arzneimitteln eingreifen müssen, was aber keine leichte Aufgabe sein wird. Der Grund hierfür ist, dass wir in diesen Fällen gewöhnlich kein klares Arzneimittelbild gegen die akute Erkrankung vorfinden werden und die Wiederholung des chronischen Arzneimittels uns nicht immer helfen wird. Eine Behandlung ist jedenfalls angezeigt, wenn der Patient sich in einer prekären, akuten Situation befindet. Gelingt diese Behandlung nicht, ist allopathische Medizin einzusetzen, um den akuten Prozess zu stoppen. Danach kann mit der homöopathischen Behandlung fortgefahren werden.

Um zu starke Reaktionen zu vermeiden, können wir die Behandlung des chronischen Leidens mit niedrigeren Potenzen beginnen und diese – wenn notwendig – öfter wiederholen, bis eine Reaktion eintritt. Es ist eine falsche Vorstellung, dass diese Reaktionen definitiv vermieden werden können, indem man Niederpotenzen einsetzt (D, C oder Q). Der Organismus wird durch diese Phasen gehen müssen, um auf eine höhere Ebene der Gesundheit zu gelangen. Wir können nur versuchen, den Übergang mit den geringstmöglichen Unannehmlichkeiten zu gestalten.

Merke

Allgemein bedeutet das Erscheinen einer akuten Erkrankung fünfzehn Tage nach Einnahme des Arzneimittels in den Gruppen A und B, dass das Arzneimittel nicht passend war, während es in Gruppe C anzeigt, dass das Arzneimittel korrekt war und der Patient eine gute Prognose hat.

Gruppe D (Ebenen 10 bis 12)

Organismen auf den Ebenen 10 bis 12 haben nicht die Kraft, innerhalb einiger Tage, nicht einmal nach Monaten der Behandlung, eine Akutkrankheit mit Fieber zu produzieren. Es könnte sogar einer jahrelangen homöopathischen Behandlung bedürfen, bis sie eine Ebene der Gesundheit erreichen, auf der sie mit hohem Fieber reagieren. Wenn das jedoch an irgendeinem Zeitpunkt geschieht, zeigt es an, dass der Fall sich im Verlauf der Behandlung fantastisch verbessert hat. Der Prozess muss weiterhin sorgfältig unterstützt werden durch die korrekte Verschreibung einer ganzen Serie von homöopathischen Arzneimitteln.

3.3.5 Akute Erkrankung: einen Monat nach Einnahme des Arzneimittels

Gruppe A (Ebenen 1 bis 3)

Einen Monat nach Einnahme des Arzneimittels kann die lokale und allgemeine Wirkung des Arzneimittels bewertet werden. War das Arzneimittel richtig, so können wir erwarten, dass es dem Patienten wesentlich besser geht. Folgte auf eine Erstverschlimmerung eine allgemeine Verbesserung, und entwickelte der Patient trotzdem innerhalb eines Monats nach Einnahme des Arzneimittels einen akuten Zustand, so war das Arzneimittel eigentlich passend. Es ist jedoch ungewöhnlich, nach einem Monat eine akute Krankheit zu bekommen, da das Arzneimittel einen bereits stabilen Organismus noch weiter hätte kräftigen sollen.

Den Patienten in dieser Gruppe, die das passende Arzneimittel erhalten, wird es normalerweise für lange Zeit gut gehen, ohne dass sie eine akute Erkrankung erleiden.

Die erste Frage ist hier also, ob ein Antidot wie Kaffee, eine Zahnbehandlung, allopathische Medikamente, Impfungen oder starker mentaler oder emotionaler Stress den Organismus schwächen konnten und ihn erneut für akute Krankheiten empfänglich gemacht haben.

Handelt es sich um eine starke akute Erkrankung mit hohem Fieber, die ihren gewöhnlichen Verlauf nimmt oder sogar stärker ist, können wir sie behandeln.

Verläuft sie milder als gewöhnlich oder einfach insgesamt mild, dann müssen wir warten.

In dieser Gruppe sind die akuten Erkrankungen von einem pathologischen Standpunkt aus gesehen nicht sehr ernst, und die beste Behandlung ist es, gar kein Arzneimittel zu geben. Ist das nicht möglich und hat das konstitutionelle Arzneimittel nicht gewirkt, dann kann die akute Erkrankung mit dem angezeigten Arzneimittel behandelt werden, vorausgesetzt, es ist deutlich sichtbar. Wenn das chronische Arzneimittel gewirkt hat, aber dennoch eine Akutkrankheit auftritt, dann ist es besser, kein Arzneimittel zu geben, sofern das Bild der akuten Erkrankung nicht eindeutig ist. Die Akutkrankheit zu behandeln bei nicht eindeutigem Krankheitsbild kann den Fall in der Tat durcheinanderbringen. In diesen Fällen ist es besser, kein Arzneimittel zu geben. Andernfalls behandelt man eine akute Erkrankung letztlich mit drei oder vier Arzneimitteln und könnte den chronischen Zustand des Patienten am Ende in Unordnung bringen.

Praxistipp

Was ist zu tun, wenn sich nach der akuten Erkrankung in Bezug auf den chronischen Zustand ein Rückfall ergibt:

1. Dasselbe Arzneimittel wiederholen.
2. Ein anderes Arzneimittel geben.
3. Abwarten, um zu sehen, ob der Rückfall ohne den Einsatz eines Arzneimittels vorübergeht.

- Ist der Rückfall vollständig, werden alle vorherigen Schlüsselsymptome wieder sichtbar. Die akute Krankheit kann im Organismus bereits einen vollständigen Rückfall bewirkt haben. Dann können wir das ursprüngliche Arzneimittel in derselben Potenz wiederholen, was wiederum eine Wirkung erzielen sollte.

- Ist der Rückfall unvollständig, so ist die beste Vorgehensweise abzuwarten, ob sich ein vollständiger Rückfall einstellt oder ob das Gegenteil der Fall ist. Dies würde bedeuten, dass der Organismus ohne jeden weiteren Eingriff wieder ins Gleichgewicht findet. An dieser Stelle werden die meisten Fehler gemacht, da wir es normalerweise eilig damit haben, einen teilweisen Rückfall wieder auszugleichen. Indem wir das machen, verschlechtern wir die Situation jedoch. Die meisten von uns wiederholen das ursprüngliche Arzneimittel. Da der Rückfall aber noch nicht vollständig ist, wirkt es nicht. Danach verschreiben wir ein Arzneimittel nach dem anderen, bis es dem Patienten schlechter und schlechter geht und er einen vollständigen Rückfall erleidet! Das ist der Zeitpunkt, an dem wir das erste Arzneimittel in derselben Potenz wieder verschreiben müssen. Normalerweise denken wir hier, ein anderes Arzneimittel wäre erforderlich, weil die zweite Verabreichung des ersten Arzneimittels nicht gewirkt hat. Deshalb ist es auch sehr ärgerlich für uns, wenn ein Patient damit anfängt, regelmäßig Kaffee zu trinken, nachdem er das korrekte Arzneimittel eingenommen hatte. Es ist unverhältnismäßig viel aufwendiger, die richtige Vorgehensweise bei einem teilweisen Rückfall herauszufinden. Die meisten Fälle werden durch Antidote in den frühen Phasen der Behandlung verdorben.

Gruppe B (Ebenen 4 bis 6)

Wenn in dieser Gruppe nach einem Monat eine akute Krankheit auftritt mit Intensität oder Frequenz wie zuvor, dann ist fraglich, ob das Arzneimittel gewirkt hat.

- Gab es eine Erstverschlimmerung, gefolgt von einer Besserung und schließlich einer akuten Erkrankung, sollte zunächst nach Antidoten gesucht werden, die den Verlauf vielleicht gestört haben. Diese Reaktion zeigt eigentlich, dass das Arzneimittel passend gewählt war, aber irgendetwas die Fortdauer der Wirkung unterbrochen hat. Das Problem mit einem Antidot ist, dass es einen teilweisen Rückfall verursacht haben könnte (wie bereits im vorhergehenden Abschnitt in Gruppe A behandelt).
- Gab es anfänglich keine solche Reaktion und dachte der Patient nur, es ginge ihm besser, so könnte es sich um einen Placebo-Effekt gehandelt haben.

Wenn die akute Erkrankung schwer ist, wird es notwendig sein, sie zu behandeln; erst danach sollte versucht werden, ein homöopathisches Arzneimittel für den chronischen Zustand zu finden.

Gruppe C (Ebenen 7 bis 9)

Wenn sich in dieser Gruppe innerhalb eines Monats nach der Einnahme des Arzneimittels eine akute Krankheit bei einem Patienten entwickelt (wo über mehrere Jahre keine akuten Erkrankungen aufgetreten waren), so ist dies ein gutes Zeichen dafür, dass die Wahl des Arzneimittels korrekt war und der Gesundheitszustand des Patienten dem der Ebene 7 entsprochen hat. Dies ergibt sich aus der Interpretation der „Richtungen der Heilung“ im Zusammenhang mit dem Wiederauftreten vorangegangener Symptome. Zu berücksichtigen ist jedoch, dass mit einer akuten Erkrankung ein begleitendes Fieber von über 38,5° Celsius gemeint ist und nicht eine leichte, gewöhnliche Erkältung. Manchmal erinnern sich Patienten in dieser Gruppe nicht einmal mehr daran, wann sie zuletzt ein hohes Fieber hatten, da das letzte Fieber sich im Alter von fünf oder sechs Jahren ereignet hatte. Fälle der Ebenen 8 oder 9 benötigen einige Jahre Behandlung, bis es zu einer akuten Erkrankung kommt. Niemals jedoch nur einen Monat oder ein Jahr.

Tritt eine akute Erkrankung bald nach der Mittelgabe auf, deutet dies darauf hin, dass der Gesundheitszustand des Patienten einer höheren Ebene zugeordnet werden kann, als wir gedacht hatten. Die akute Erkrankung wird dann schwer verlaufen, aber mit den korrekten Arzneimitteln beherrschbar sein. Es wird wahrscheinlich mehr als ein Arzneimittel nötig sein, um einen solchen akuten Fall zu behandeln. Gehört er aber zu den Ebenen 8 oder 9, wird es einige Monate oder sogar Jahre dauern, bis das Immunsystem stark genug ist, um eine akute Krankheit mit hohem Fieber zu produzieren. In diesen Fällen wird der Patient sowohl eine Besserung der Hauptbeschwerde als auch eine allgemeinen Besserung erfahren haben.

Nachdem die Akutkrankheit erfolgreich behandelt worden ist, wird der Patient eine substanzielle Verbesserung seiner Gesundheit feststellen. Wurde der Entzündungsprozess jedoch mit den falschen oder mit verschiedenen (teilweise falschen) homöopathischen Arzneimitteln behandelt, besteht die Möglichkeit, dass der Patient danach einen teilweisen oder vollständigen Rückfall erleiden kann.

In den unteren Ebenen dieser Gruppe, also den Ebenen 8 oder 9, ist die Manifestation akuter Krankheiten um einiges ernster, z. B. eine schwere Zystitis mit zunehmender Tendenz zu einer Pyelonephritis oder Bronchopneumonie.

Werden die akuten Zustände falsch behandelt, können wir aufgrund des schwachen Abwehrgefüges leicht einen Bruch in dem Fall hervorrufen, der zu einem Rückfall in den ursprünglichen chronischen Zustand führt. Dann wird es nicht einfach sein, die Behandlung von vorne zu beginnen, da der Organismus nicht unbedingt dasselbe Symptommuster zeigt.

Gruppe D (Ebenen 10 bis 12)

Diese Organismen haben nicht die Kraft, innerhalb einiger Tage oder sogar Monate der Behandlung eine akute Erkrankung zu entwickeln. Es wird vielleicht einer jahrelangen homöopathischen Behandlung bedürfen, bevor eine Ebene der Gesundheit erreicht wird, auf der mit einem hohen Fieber reagiert werden kann. Wenn dies jedoch zu irgendeinem Zeitpunkt doch passiert, so deutet es darauf hin, dass der Fall eigentlich zu Gruppe C gehörte. Der Heilungsprozess wird nichtsdestotrotz die Unterstützung durch eine sorgfältige und korrekte Verschreibung einer ganzen Reihe von homöopathischen Arzneimitteln erfordern.

3.3.6 Akute Erkrankung: sechs Monate nach Einnahme des Arzneimittels

Gruppe A (Ebenen 1 bis 3)

Die Wirkung des Arzneimittels sollte nicht erschöpft sein, sofern die Potenz hoch genug war. Ob die Potenz hoch genug war oder nicht, hängt von verschieden Faktoren ab, die wir in dem Abschnitt über die Auswahl der Potenz behandelt haben (▶ 3.2.1).

- Verläuft die akute Erkrankung mild, ist nichts zu unternehmen, denn der Organismus ist immer noch stark und widerstandsfähig. Sie wird normalerweise von selbst abklingen.
- Ist die akute Erkrankung tatsächlich schwer, aber das Arzneimittelbild nicht eindeutig, kann das Arzneimittel eingesetzt werden, das dem Patienten ursprünglich bei dem chronischen Zustand geholfen hatte. In Fällen, in denen die Akutkrankheit zu stark ist und behandelt werden muss, hat wahrscheinlich

irgendeine Beeinträchtigung (Stress) den Organismus geschwächt. Wird die akute Krankheit nicht oder schlecht behandelt und stellt sich ein Rückfall ein, so muss das ursprüngliche Arzneimittel in einer höheren Potenz gegeben werden.

Gruppe B (Ebenen 4 bis 6)

Dem Patienten ist es über einige Monate hinweg gut gegangen, deshalb wird wahrscheinlich sowohl mit als auch ohne Antidot ein Rückfall eintreten.

- Wenn die akute Erkrankung kein klares Arzneimittelbild zeigt, können wir das ursprüngliche Arzneimittel wiederholen. Andernfalls ist die akute Krankheit separat zu behandeln; es sollte danach überprüft werden, welches Arzneimittelbild erscheint. Im Falle einer Antidotierung müssen wir normalerweise dasselbe Arzneimittel in derselben Potenz geben. Gab es keine Antidotierung und sind die Schlüsselsymptome oder Charakteristiken verschwunden, auf die das erste Arzneimittel zielte, müssen wir in der Regel nach einem anderen Arzneimittel forschen.
- Ist das nächste Arzneimittel nicht eindeutig, dann sollte dem Organismus genug Zeit gegeben werden, um sich zu reorganisieren und ein klareres Arzneimittelbild hervorzubringen. In der Zwischenzeit kann ein Placebo gegeben werden.

Gruppe C (Ebenen 7 bis 9)

Je länger es in dieser Gruppe dauert, bis ein Organismus eine akute Krankheit entwickelt, desto schwerer und möglicherweise gefährlicher war der chronische Zustand des Patienten. Obwohl das Abwehrgefüge genügend Kraft zurückgewonnen hat, um eine akute Krankheit zu entwickeln, hat er normalerweise noch nicht die Fähigkeit, ihren Einfluss auf den Organismus alleine zu bewältigen. Das Immunsystem arbeitet noch nicht hinreichend, was diese Patienten dafür anfällig macht, ernste akute Krankheiten zu erleiden, die behandelt werden müssen.

In Gruppe C ist es normalerweise notwendig, mehr als zwei oder drei Arzneimittel in der richtigen Reihenfolge zu verabreichen, bevor der Organismus eine akute Krankheit hervorbringen kann. Diese ist gewöhnlich sehr schwer ausgeprägt und muss unbedingt behandelt werden.

- In diesen Fällen ist es möglich, dass verschiedene Arzneimittel gegen die akute Erkrankung eingesetzt werden müssen. An diesem Punkt werden die meisten Fehler gemacht, weil die akute Erkrankung schwer und gefährlich ist, und der Homöopath den Mut verliert. Weil er den Zustand schnell lindern will, wartet er nicht, bis sich ein klares Arzneimittelbild entwickelt, und er gibt das falsche. Dann probiert er verschiedene Arzneimittel aus, die die akute Erkrankung zwar irgendwann stoppen, jedoch auch einen teilweisen Rückfall des chronischen Zustands bewirken.
- Oftmals greifen der Patient und der Homöopath während dieser nicht zu bewältigenden Situationen auf allopathische Behandlungen mit Kortikosteroiden und Antibiotika zurück, um den Krankheitsschub zu kontrollieren. Dann wird für gewöhnlich ein vollständiger Rückfall die Folge sein. Eine Wiederholung des ursprünglichen chronischen Arzneimittels wird seinen Zweck oftmals zwar erfüllen, davon kann aber nicht immer ausgegangen werden.
- Das Eingreifen mit Antibiotika oder anderen allopathischen Medikamenten kann das Bild eines Falls ändern und ein anderes Arzneimittel notwendig machen.

Gruppe D (Ebenen 10 bis 12)

Diese Organismen haben nicht die Kraft, selbst innerhalb von Monaten einer Behandlung eine akute Erkrankung mit Fieber zu entwickeln. Es wird vielleicht einer jahrelangen homöopathischen Behandlung bedürfen, bevor eine Ebene der Gesundheit erreicht wird, die es erlaubt, mit einem hohen Fieber zu reagieren. Wenn dies jedoch zu irgendeinem Zeitpunkt passiert, so deutet es darauf hin, dass der Fall in Wirklichkeit zu Gruppe C gehörte und heilbar ist. Der Heilungsprozess wird nach wie vor die Unterstützung durch eine sorgfältige und korrekte Verschreibung einer ganzen Reihe von homöopathischen Arzneimitteln erfordern.

3.3.7 Fazit

- Sofern die Gruppen A und B betroffen sind, ist das Auftreten einer akuten Erkrankung kurz nach Einnahme eines Arzneimittels für den chronischen Zustand kein gutes Zeichen und deutet darauf hin, dass das Mittel höchstwahrscheinlich falsch war. Es sei denn, es gab starke antidotierende Einflüsse.
- In den Gruppen C und D ist das Auftreten akuter Erkrankungen, kurz nach der Einnahme des Arzneimittels für den chronischen Zustand, ein Hinweis auf die Richtigkeit der Verschreibung. Solange die akute Erkrankung – die schwer und sehr schwer sein kann – korrekt behandelt wird, ist die Prognose des Falls trotz einer tiefen Pathologie sehr positiv.
- Die Entwicklung einer akuten Erkrankung lange nach Einnahme des Arzneimittels ist als guter Vorgang zu werten in den Gruppen A und B, solange die Erkrankung von geringerer Intensität als die vorangegangen ist.
- Die Manifestation von akuten Erkrankungen in den Gruppen C und D, lange Zeit nach der Einnahme der verschriebenen Arzneimittel, ist ebenfalls ein gutes Zeichen. Es deutet jedoch darauf hin, dass der zu behandelnde chronische Zustand sehr ernst war. Die Akutkrankheit tritt zudem nur dann auf, wenn zuvor die korrekten Arzneimittel verordnet wurden.

Die Informationen über akute Krankheiten sollen einen Eindruck darüber vermitteln, ob der Organismus sich in einem tiefen pathologischen Zustand befindet oder nicht und ob die Behandlung einfach oder schwierig sein wird. Wenn ein Patient, der über viele Jahre hinweg nur sporadisch milde akute Krankheiten mit niedrigem Fieber hatte, nach Einnahme des Arzneimittels eine ernste akute Erkrankung mit hohem Fieber erleidet, ist dies ein gutes Zeichen. Es zeigt jedoch auch, dass die Pathologie ziemlich tief war. Wenn eine Person das Stadium einer tiefen chronischen Krankheit erreicht, entwickeln sich keine akuten Krankheiten mehr und werden von subakuten Entzündungen des chronischen Zustands ersetzt. Das Wiedererscheinen einer starken akuten Erkrankung mit hohem Fieber während einer Behandlung zeigt also, dass das Immunsystem des Patienten dabei ist, sich zu erholen. Und das ist ein sehr gutes Zeichen.

Merke

Eine allgemeine Regel für das Erscheinen einer akuten Krankheit ist: Wenn das Leben des Patienten in Gefahr ist, muss immer behandelt werden. Egal, ob homöopathisch oder allopathisch. Deshalb ist die Kenntnis der klinischen Medizin unerlässlich, damit gefährliche Situationen erkannt werden können.

3.4 Antidote einer homöopathischen Behandlung

Mit einem homöopathischen Arzneimittel versuchen wir, das Abwehrgefüge in eine heilende Richtung zu aktivieren, damit es die natürliche Balance – die Homöostase – im menschlichen Organismus wiederherstellt. Ein Antidot ist die falsche Art von Stimulus, weil es den Organismus durcheinanderbringt, worauf er seine Balance wieder verliert und erneut Symptome produziert, die nach der Erstwirkung des homöopathischen Arzneimittels verschwunden waren.

Eines der Merkmale von Organismen in den oberen Ebenen ist, dass sie einen guten allgemeinen Gesundheitszustand haben, der trotz einiger peripherer Beschwerden wie milder Hautprobleme, einem Lumbago, Ischialgie oder gewöhnlichen Erkältungen durchaus stabil ist. Deshalb können sie nicht leicht aus dem Gleichgewicht gebracht werden. Ihr Abwehrgefüge arbeitet effizient und ist dazu in der Lage, sogar unter Stressbedingungen die Homöostase aufrecht zu erhalten. Deshalb wird ein Antidot einen starken Organismus nicht leicht beeinträchtigen. Kaffee, der ein Antidot zu einer homöopathischen Behandlung ist, wird in geheilten Organismen, die zu den obersten Ebenen gehören, nicht so leicht einen Rückfall verursachen, jedoch in den unteren Ebenen der Gesundheit zu einem Rückfall führen. Dabei gilt: Je schwächer der Organismus, desto schneller tritt der Rückfall auf. Denn bei den unteren Ebenen der Gesundheit abfällt wird das Abwehrgefüge dafür anfälliger, unter Stress leicht aus dem Gleichgewicht zu kommen. Je empfindsamer ein Organismus darüber hinaus ist, desto leichter wird er von einer chemischen Substanz beeinträchtigt, die das homöopathische Arzneimittel antidotieren kann. Solche Organismen werden durch mentalen oder emotionalen Stress ebenfalls leichter beeinträchtigt.

Merke
Organismen mit einem geschwächten Abwehrgefüge werden durch Antidote leichter beeinträchtigt.

Im Allgemeinen können wir sagen, dass jeder Organismus seinen eigenen spezifischen Schwachpunkt hat und deshalb für den Einfluss spezifischer Antidote empfänglich ist. Wir können z. B. sehen, dass eine Person besonders empfindlich gegenüber dem Duft bestimmter Chemikalien oder einem bestimmten emotionalen Stress reagiert, was Symptome auslösen kann. Dies sind individuelle Empfindlichkeiten, die für jeden individuell untersucht und während der Behandlung vermieden werden müssen. Es gibt jedoch antidotierende Faktoren, die auf die meisten unserer Patienten Auswirkungen haben und die bei der Mittelwahl berücksichtigt werden müssen. Diese Faktoren sind:

3.4.1 Allopathische Medikamente

Die Einnahme allopathischer Medikamente wie z. B. Kortison, Prednison, Beruhigungsmittel, starker Schmerzmittel wird die Wirkung eines homöopathischen Arzneimittels aufgrund ihres starken Einflusses auf die Physiologie des Organismus mit großer Wahrscheinlichkeit stören. Antibiotika können in bestimmten Fällen ebenfalls einen Rückfall bewirken. Ein einfaches allopathisches Medikament wie Aspirin hingegen wird die Wirkung des homöopathischen Arzneimittels selten beeinträchtigen. Außer in *Calcium-carbonicum*-Fällen, die gegen Aspirin oft allergisch sind.

3.4.2 Drogen

Drogen wie z. B. Marihuana, Kokain, Heroin müssen unter allen Umständen vermieden werden, da sie mit ziemlicher Sicherheit die Wirkung des homöopathischen Arzneimittels stören oder antidotieren werden. Zwar wird oft behauptet, dass Marihuana eine Softdroge und daher eher harmlos sei. Wir wissen aus Erfahrung, dass das nicht stimmt. Der Einfluss auf den menschlichen Geist kann sehr tief sein und hinterlässt lebenslang Spuren. Im Gegensatz dazu wurde ein moderater Genuss von Tabak bisher nicht als störend für das homöopathische Arzneimittel identifiziert. Dasselbe gilt für Alkohol.

3.4.3 Kaffee

Kaffee und andere Produkte, die eine große Menge an Koffein enthalten, sollten sparsam konsumiert werden. Meiner Erfahrung nach wird der tägliche Gebrauch von Kaffee die Wirkung eines homöopathischen Arzneimittels in 95 % der Fälle antidotieren. Koffein hat einen großen Einfluss auf das Nervensystem und reizt den Organismus deshalb bei täglichem Konsum in einem Maß, dass er seinen antidotierenden Effekt, entsprechend der Sensibilität des Organismus, früher oder später zeigen wird. Die allgemeine Regel ist, dass eine Überstimulierung des Nervensystems vermieden werden muss. Kleine Mengen Koffein wie in Kuchen oder Eiscreme werden für gewöhnlich keinen Schaden anrichten, wiederum abhängig von der individuellen Empfindlichkeit. Entkoffeinierter Kaffee kann moderat getrunken werden, da die enthaltene Menge an Koffein viel geringer ist. Man sollte jedoch darauf achten, dass der Kaffee ohne den Einsatz chemischer Substanzen entkoffeiniert wurde, da andernfalls die Rückstände dieser Prozesse ebenfalls schädlich sein können. Auch schwarzer Tee darf in moderaten Mengen konsumiert werden.

3.4.4 Schwerer mentaler oder emotionaler Stress

Bereits Hahnemann schrieb, dass kontinuierlicher emotionaler Stress eine homöopathische Behandlung unterminiert ([42]). Wir werden in der Tat häufig beobachten, dass ein Mensch, der kontinuierlich emotionalem Stress ausgesetzt ist, schwieriger zu behandeln sein wird, weil das Gleichgewicht im Organismus andauernd gestört ist. Da homöopathische Arzneimittel auch die emotionale und mentale Stärke eines Patienten verbessern, sollten Patienten diesen Stressoren gegenüber insgesamt weniger empfänglich werden. Dieser Effekt kann jedoch nicht immer kurzfristig erreicht werden und wird oftmals erst nach längerer Zeit bemerkt. In den Fällen, in denen das emotionale oder mentale Gleichgewicht instabil ist, kann es lange Zeit dauern, bis dieser Effekt sich einstellt. Davor wird eine lange Zeitspanne nötig sein, in der große Bemühungen seitens des Patienten und des Homöopathen notwendig sind. Aber sogar in recht gesunden Menschen kann starker mentaler oder emotionaler Stress wie der Verlust eines Kindes oder eine Insolvenz einen solchen Schock verursachen, dass ein Rückfall eintritt.

3.4.5 Zahnbehandlungen

Während verschiedener Arten von Zahnbehandlungen kann eine Kombination einiger der zuvor beschriebenen antidotierenden Umstände auftreten. Neben dem Einfluss einer Narkose sehen wir, dass viele Menschen bei einem Zahnarztbesuch starken emotionalen Stress durchleben. Das physische Nervensystem ist wegen der

Behandlung der Zähne, die eng mit dem Nervensystem verbunden sind, starkem Stress ausgesetzt. Jeder dieser Faktoren alleine oder eine Kombination dieser Faktoren kann den Organismus aus dem Gleichgewicht bringen und einen Rückfall verursachen.

3.4.6 Falsche Mittelwiederholung

Ein teilweiser Rückfall kann stattfinden, wenn das homöopathische Arzneimittel zu früh wiederholt wird. Insbesondere wenn das Abwehrgefüge schwach ist, könnte eine zu frühzeitige Wiederholung des homöopathischen Arzneimittels die Wirkung der vorherigen Mittelgabe stören. Diese Wiederholung wird gewöhnlich nur einen teilweisen Rückfall produzieren, und der Homöopath wird vielleicht unsicher sein, was nun zu tun ist. Hier empfiehlt es sich zu warten, bis sich ein vollständiger Rückfall einstellt.

3.4.7 Andere therapeutische Maßnahmen

Jede therapeutische Maßnahme, die die energetischen oder physiologischen Aktionen und Funktionen des Organismus ändert, kann die Wirkung eines Arzneimittels behindern und sollte deshalb möglichst vermieden werden. Bestenfalls stimmen sich die Patienten mit ihrem Homöopathen vor einer anderen Behandlung ab.

3.4.8 Starke Gerüche

Eine antidotierende Wirkung, die aus starken Gerüchen wie z. B. Parfüms, Farbe, Kampfer, Menthol resultieren, sind nach der Einnahme eines homöopathischen Arzneimittels eher ungewöhnlich, auch wenn sie in der Literatur beschrieben sind. Sie werden für gewöhnlich nur bei sehr empfindsamen Menschen auftreten. Die antidotierende Wirkung von Menthol wird hauptsächlich bei Patienten, die *Natrium muriaticum* benötigen, gesehen.

3.4.9 Faktoren, die die Qualität des Arzneimittels beeinträchtigen

Neben den antidotierenden Faktoren, die es nach der Einnahme eines Arzneimittels geben kann, gibt es auch Umstände, die die Qualität des Arzneimittels vor der Einnahme mindern können. Einige Beispiele sind.

- Das homöopathische Arzneimittel wird direktem Sonnenlicht ausgesetzt.
- Es wird übermäßiger Hitze oder Kälte ausgesetzt.
- Es wird Feuchtigkeit ausgesetzt.
- Es wird starken Gerüchen ausgesetzt (z. B. Kampfer, Parfüms, Farbe).

Diese Punkte sollten bei der Lagerung der homöopathischen Arzneimittel sorgfältiger beachtet werden. Arzneimittel, die (durch falsche Lagerung) ihre Wirksamkeit verloren haben, irritieren den Homöopathen möglicherweise. Zum Beispiel während der Folgeanamnese mit einem Patienten, der bei einem gut gewählten Arzneimittel angibt, keine Wirkung gespürt zu haben. Es könnte eine Menge Zeit verloren gehen, bis der Homöopath erkennt, dass das Problem an der Verlässlichkeit des Arzneimittels selbst liegt. In der Zwischenzeit hat er dem Patienten vielleicht andere Arzneimittel verordnet, die den Fall noch mehr durcheinander gebracht haben. Hierbei handelt es sich um Probleme, die leicht vermieden werden können und müssen.

3.5 Impfungen

Impfungen können auf den allgemeinen Gesundheitszustand eines Patienten einen sehr störenden Einfluss haben ([43], [44], [45], [46], [47], [48], [49]). Mehr Informationen finden sich in Kapitel 1.8.3 meines Buches *Die Praxis homöopathischen Heilens* [50], in dem ich den Effekt von Impfungen auf verschiedene Gruppen von Patienten ausführlich beschrieben habe.

Literatur

[1] Weijer de E. De miasma leer van Masi Elisalde, NTKH jaargang 3, Nr. 1.
[2] Kent JT. Some patients prove every remedy they get. In: Kent JT. Lectures on Philosophy, reprint. New Delhi: Jain Publishers; 1989. S. 274 (Dt. Übersetzung: Kent JT. Manche Patienten prüfen jedes Mittel, das sie bekommen. In: Kent JT. Prinzipien der Homöopathie. Berg: Barthel & Barthel; 2000. S. 367).
[3] Vithoulkas G. Preparation of Medicines. In: Vithoulkas G. The Science of Homeopathy. 5th ed. Alonissos: International Academy of Classical Homeopathy; 2009. S. 143–154. (Dt. Übersetzung: Vithoulkas G. Herstellung eines homöopathischen Mittels. In: Vithoulkas G. Die Praxis homöopathischen Heilens. 6. A. München: Elsevier Urban & Fischer; 2005. S. 126–137).
[4] Kluger MJ, Kozak W, Conn CA, Leon LR, Soszynski D. Role of fever in disease. Ann N Y Acad Sci 1998; 856:224–33.
[5] Cunha BA. Symposium on infections in the compromised host. Significance of fever in the compromised host. Nurs Clin North Am 1985; 20(1): 163–9.
[6] Soszynski D. The pathogenesis and the adaptive value of fever. Postepy Hig Med Dosw 2003; 57(5): 531–54.
[7] Hasday JD, Fairchild KD, Shanholtz C. The role of fever in the infected host. Microbes Infect 2000; 2(15): 1,891–904.
[8] Miki Y, Swensen J, Shattuck-Eidens D, et al. A strong candidate for the breast and ovarian cancer susceptibility gene BRCA1. Science 1994; 266(5182): 66–71.
[9] Hugot JP, Chamaillard M, Zouali H. et al. Association of NOD2 leucine-rich repeat variants with susceptibility to Crohn's disease. Nature 2001 31; 411(6837): 599–603.
[10] Tanaka S, Kobayashi T, Nakanishi K. et al. Association of HLA-DQ genotype in autoantibody-negative and rapid-onset type 1 diabetes. Diabetes Care 2002; 25(12): 2,302–7.
[11] Sumnik Z, Cinek O, Bratanic N. et al. Risk of celiac disease in children with type 1 diabetes is modified by positivity for HLA-DQB1*02-DQA1*05 and TNF 308A. Diabetes Care 2006; 29(4): 858–863.
[12] Li PY, Chang YC, Tzang BS, Chen CC, Liu YC. Antibiotic amoxicillin induces DNA lesions in mammalian cells possibly via the reactive oxygen species. Mutat Res 2007; 629(2): 133–139.
[13] Fortini P, Pascucci B, Parlanti E, D'Errico M, Simonelli V, Dogliotti E. The base excision repair: mechanisms and its relevance for cancer susceptibility. Biochimie 2003; 85(11): 1,053–1,071.
[14] University of California, Berkeley Wellness Letter The newsletter of nutrition, fitness, and self-care. 2008; 24:4 From the School of Public Health – WellnessLetter.com 10.2.2009.
[15] Zeremski M, Petrovic LM, Talal AH. The role of chemokines as inflammatory mediators in chronic hepatitis C virus infection. J Viral Hepat 2007; 14(10): 675–687.
[16] Driscoll KE. Macrophage inflammatory proteins: biology and role in pulmonary inflammation. Exp Lung Res 1994; 20(6): 473–490.
[17] Hachicha M, Naccache PH, McColl SR. Inflammatory microcrystals differentially regulate the secretion of macrophage inflammatory protein 1 and interleukin 8 by

human neutrophils: a possible mechanism of neutrophil recruitment to sites of inflammation in synovitis. J Exp Med 1995; 182(6): 2,019–2,025.
[18] Smith RE, Strieter RM, Zhang K, Phan et al. A role for C-C chemokines in fibrotic lung disease. J Leukoc Biol 1995; 57(5): 782–787.
[19] Zoccali C, Mallamaci F, Tripepi G. Inflammatory proteins as predictors of cardiovascular disease in patients with end-stage renal disease. Nephrol Dial Transplant 2004; 19 Suppl. 5: V67–72.
[20] Chait A, Han CY, Oram JF, Heinecke JW. Thematic review series: The immune system and atherogenesis. Lipoprotein-associated inflammatory proteins: markers or mediators of cardiovascular disease? J Lipid Res 2005; 46(3): 389–403.
[21] O'Brien KD, Chait A. Serum amyloid A: the „other" inflammatory protein. Curr Atheroscler Rep 2006; 8(1): 62–68.
[22] Meinl E, Krumbholz M, Derfuss T, Junker A, Hohlfeld R. Compartmentalization of inflammation in the CNS: A major mechanism driving progressive multiple sclerosis. J Neurol Sci 2008; 274: 42–44.
[23] Alstadhaug K, Salvesen R, Bekkelund S. Insomnia and circadian variation of attacks in episodic migraine. Headache 2007; 47(8): 1,184–1,188.
[24] Tomioka R, Tani K, Sato K, et al. Observations on the occurrence of exacerbations in clinical course of systemic lupus erythematosus. J Med Invest 2008; 55(1–2): 112–119.
[25] Dunand M, Lalive PH, Vokatch N, Kuntzer T. Myasthenia gravis: treatments and remissions. Rev Med Suisse 2007; 3(110): 1185–6, 1,188–1,190.
[26] El-Shanti HI, Ferguson PJ. Chronic recurrent multifocal osteomyelitis: a concise review and genetic update. Clin Orthop Relat Res 2007; 462: 11–19.
[27] Hahnemann S. Chronic diseases, reprint. New Dehli: Jain Publishers; 1992. S. 17–31. (Dt. Übersetzung: Die Theorie der chronischen Krankheiten. 3. A. Berg: Barthel & Barthel; 1999).
[28] Koutroubakis IE, Vlachonikolis IG, Kapsoritaet al. Appendectomy, tonsillectomy, and risk of inflammatory bowel disease: case-controlled study in Crete. Dis Colon Rectum 1999; 42(2): 225–30.
[29] Maté-Jimenez J, Correa-Estañ JA, Perez-Miranda M, Gomez-Cedenilla A, Pajares JM, Moreno-Otero R. Tonsillectomy and inflammatory bowel disease location. Eur J Gastroenterol Hepatol 1996; 8(12): 1,185–8.
[30] Vithoulkas G. Direction of disorder. In: Vithoulkas G. A New Model for Health and Disease, expanded edition. Alonissos: International Academy of Classical Homeopathy, 2008.
[31] Romanovsky AA, Székely M. Fever and hypothermia: two adaptive thermoregulatory responses to systemic inflammation. Med Hypotheses 1998; 50(3): 219–226.
[32] Meira LB, Bugni JM, Green SL, et al. DNA damage induced by chronic inflammation contributes to colon carcinogenesis in mice. J Clin Invest 2008; 118(7): 2516–225.
[33] Ernst P. Review article: the role of inflammation in the pathogenesis of gastric cancer. Aliment Pharmacol Ther 1999; 13 Suppl 1: 13–18.
[34] Chavarria A, Alcocer-Varela J. Is damage in central nervous system due to inflammation? Autoimmun Rev 2004; 3(4): 251–260.
[35] Butterfield TA, Best TM, Merrick MA. The dual roles of neutrophils and macrophages in inflammation: a critical balance between tissue damage and repair. J Athl Train 2006; 41(4): 457–465.
[36] Fujita N, Sugimoto R, Ma N, et al. Comparison of hepatic oxidative DNA damage in patients with chronic hepatitis B and C. J Viral Hepat 2008; 15(7): 498–507.
[37] McKay CJ, Glen P, McMillan DC. Chronic inflammation and pancreatic cancer. Best Pract Res Clin Gastroenterol 2008; 22(1): 65–73.
[38] Farinati F, Cardin R, Bortolami M et al. Hepatitis C virus: from oxygen free radicals to hepatocellular carcinoma. J Viral Hepat 2007; 14(12): 821–829.
[39] Hobohm U. Fever therapy revisited. Br J Cancer 2005; 92(3): 421–5.

[40] Hobohm U. Fever and cancer in perspective. Cancer Immunol Immunother 2001; 50(8): 391–396.
[41] Kluger MJ. Fever. Pediatrics 1980; 66(5): 720–4.
[42] Hahnemann S. Chronic diseases, reprint. New Delhi: Jain Publishers; 1992. S. 113–114. (Dt. Übersetzung: Hahnemann S. Die Theorie der chronischen Krankheiten. 3. A. Berg: Barthel & Barthel; 1999).
[43] Burnett J. C. Vaccinosis. London: Homepathic Publishiing Company, 1884.
[44] Coulter H. L. Vaccination social violence and criminality. Berkeley: North Atlantic Books, 1990.
[45] Vithoulkas G. Factors promoting the degeneration of the human body. In: Vithoulkas G. A New Model for Health and Disease, expanded edition. Alonissos: International Academy of Classical Homeopathy; 2008. S. 161.
[46] Papadopoulos J. Can the BCG-Vaccination Cause Polyarthritis and Osteodystrophy. Experimental study on hamsters. Athen: Laboratory of Experimental Pharmacology. University of Athens.
[47] Miller N. Z, Vaccine Safety Manual for Concerned Families and Health Practitioners: Guide to Immunization Risks and Protection. Santa Fe: New Atlantean Press, 2008.
[48] Hirte M. Impfen – Pro und Contra. München: Droemer Knaur, 2005.
[49] Buchwald G. Vaccination a business based on fear. Norderstedt: Books on Demand, 2003. (Dt. Ausgabe: Impfen – das Geschäft mit der Angst: München: Droemer Knaur; 2008).
[50] Vithoulkas G. The Science of Homeopathy. 5th ed. Alonissos: International Academy of Classical Homeopathy; 2009. S. 110–113. (Dt. Übersetzung: Vithoulkas G. Die Praxis homöopathischen Heilens. 6. A. München: Elsevier Urban & Fischer; 2005. S. 87–91).

3

4 Homöopathische Praxis II: Bewertung des Behandlungsverlaufs

4.1 Homöopathische Prognose

Praktizierende Homöopathen müssen die Reaktionen des Organismus auf ein verabreichtes Arzneimittel deuten können. Sie müssen vollumfänglich verstehen, ob ein Patient nach einer Mittelgabe Fortschritte in die richtige Richtung macht – hin zu einer möglichen Heilung – oder in die entgegengesetzte Richtung. Versteht der Homöopath nicht exakt, was gerade vor sich geht, könnte er geneigt sein, ein anderes Arzneimittel zu geben oder dasselbe Arzneimittel zu einem falschen Zeitpunkt zu wiederholen oder eine höhere Potenz zu verabreichen. Ist sich der Homöopath nicht sicher, was zu tun ist, ist Abwarten sicherlich die beste Strategie. Denn auf einem Fehlurteil basierende Interventionen können die Entwicklung eines Falls ernsthaft stören, den Fortschritt in Richtung Heilung verzögern und die darauffolgende Behandlung verlängern. Allerdings darf niemals abgewartet werden, wenn das Leben des Patienten in Gefahr ist.

Bevor der Effekt des verschriebenen Arzneimittels sichtbar ist, können wir niemals mit Sicherheit wissen, ob die anfangs gestellte Prognose überhaupt richtig war. Eine bessere Beurteilung des gesamten Gesundheitszustands des Patienten kann erst gemacht werden, nachdem wir die Reaktion auf das richtige Arzneimittel gesehen haben. Bilden wir uns vorab ein Urteil über die Immunantwort des Patienten und haben eine bestimmte Erwartungshaltung hinsichtlich des Resultats unserer Behandlung – positiv oder negativ –, werden wir manchmal überrascht sein sehen zu müssen, dass unsere Beurteilung falsch war.

4.1.1 Prognostische Parameter

Praxistipp

Die Bewertung folgender Parameter sollte eine bessere Prognose ermöglichen:

- sorgfältiges Studium des klinischen Bildes
- Berücksichtigung der Laborergebnisse
- Erstreaktion auf das verabreichte Arzneimittel, sofern wir sicher sind, dass das Arzneimittel richtig war

Erst nach der Betrachtung und Bewertung dieser drei Parameter können wir den tatsächlichen Gesundheitszustand des Patienten beurteilen.

Viele Informationen hinsichtlich der Ebene der Gesundheit eines Patienten können aus der Beobachtung der Erstreaktion auf das passende Arzneimittel abgeleitet werden. Mit dieser Reaktion offenbart der Organismus dem Homöopathen seine wahre Pathologie und die Ebene der Gesundheit. Die Wirkung des Arzneimittels, ob sie nun korrekt, falsch, einfach nur nahe am Fall (ein Simile) oder gänzlich falsch war, kann durch dessen Einfluss auf die Gesamtheit des Organismus bewertet werden. Insbesondere auf den Energiestatus, den mental-emotionalen Zustand und auf die Hauptsymptome des Patienten. Das Arzneimittel kann die Symptome des Patienten zunehmen oder abnehmen lassen, sie verändern oder verschieben. Symptome können auch verschwinden, oder es können neue auftauchen etc.

Ein gut ausgebildeter Homöopath kann aus der Natur der Reaktion auf ein Arzneimittel schließen, ob ein Fall sich in Richtung Heilung bewegt. Unabhängig davon, wie der Patient selbst die Situation einschätzt, denn diesem fehlt nicht nur das Fachwissen, er kann von seinem Standpunkt aus häufig nicht die Situation seines eigenen Organismus überblicken. Oft wird ein Patient berichten, dass er sich besser fühlt, weil ein oder zwei Symptome schwächer geworden seien. Der Homöopath weiß jedoch, dass er ein Simile gegeben hat, nicht jedoch das richtige Arzneimittel (Simillimum). Die Bewertung der Reaktionen auf Mittelgaben ist einer der Bausteine, die die Homöopathie zu einer Wissenschaft machen, da sie auf soliden, genau beschriebenen und in der Praxis bestätigten Prinzipien basieren, die die Basis jeder wissenschaftlichen Disziplin sind.

James T. Kent war der Erste, der die auf eine Mittelgabe folgenden Reaktionen von Patienten kategorisierte ([1]). Um allerdings sicher analysieren zu können, ob das verabreichte Arzneimittel seine Wirkung entfaltet hat oder nicht, müssen wir wissen, welcher Ebene der Gesundheitszustand des Patienten zugeordnet werden kann.

Obere Ebenen der Gesundheit

Auf den höheren Ebenen der Gesundheit, den Ebenen 1 bis 3, finden wir gewöhnlich funktionelle Probleme vor, die leicht zu behandeln und deren Reaktionen auf Mittelgaben leichter zu beurteilen sind. Das Arzneimittel bewirkt oft eine kurze Erstverschlimmerung, gefolgt von einer vollständigen und klaren Besserung. Auch wenn wir auf diesen Ebenen tiefe Pathologien haben, ist deren Heilung möglich und schnell. Zum Beispiel kann ein Organismus auf diesen obersten Ebenen unter außerordentlichem Stress zusammenbrechen und eine tiefe Pathologie innerhalb einer kurzen Zeitspanne ausbilden. Dies könnte als ein schwerer Hautausschlag beginnen und sich zu einem epileptischen Anfall, Chorea oder sogar Krebs weiterentwickeln. Befindet der Organismus sich aber innerhalb dieser hohen Ebenen, wird das Arzneimittel klar, die Reaktion stark sein, und die Genesung wird sich einstellen.

Das ist der Grund, warum viele Homöopathen, die Erfahrungen mit solchen Fällen gemacht haben, dem Eindruck unterliegen, dass wir mit der Homöopathie alles heilen können. In Wirklichkeit verhält es sich anders, wie bereits zur Wichtigkeit und Bedeutung eines „klaren" Symptommusters ausgeführt wurde (▶ 3.1).

Untere Ebenen der Gesundheit

Diese Art von Reaktion kann bei einer tiefen Pathologie innerhalb der Ebenen 8 bis 12 nicht eintreten. Fälle mit schwachem Immunsystem und einer tiefen Pathologie folgen anderen Regeln. Sie sprechen auf das erste Arzneimittel nicht genauso gut an und werden nicht einfach so geheilt, wie die zuvor beschriebenen Fälle der höheren Ebenen.

Es sind exakt diese Regeln, die wir mit den folgenden Beobachtungen zu definieren versuchen. Jemand hatte z. B. als Kind eine Otitis und zeigt im Alter von 20 Jahren eine rheumatoide Arthritis. Wird diese unterdrückt, entwickelt sich im Alter von 42 eine Depression, und mit 65 Jahren wird Krebs bei ihm diagnostiziert. Kommt diese Person nun in eine Behandlung und erhält die korrekten Verschreibungen, so wird als Erstes die Depression zurückkehren. Ist auch die weitere Behandlung passend, so wird er in den Zustand der rheumatoiden Arthritis zurückkehren. Schließlich wird durch die Gabe von weiteren passenden Arzneimitteln der Gesundheitszustand erreicht werden, der der Ebene entspricht, auf der sein Problem mit der Otitis begann. Und auch diese Erkrankung wird sich wiederholen. Diese Abfolge medizinischer Vorgänge – nämlich zum Ursprung des Problems zurückzukehren –, wird die Heilung des Falls in Gänze abschließen. Eine solche Serie von Vorgängen ist natürlich sehr selten, da es einer sehr guten homöopathischen Behandlung bedarf und eines Organismus, der noch nicht völlig durch übermäßige Anwendung allopathischer Medikamente gestört ist.

Junge Homöopathen sollen an diesem Beispiel lernen, dass die Störung des physischen Körpers, in diesem Fall Krebs – obschon das Leben des Patienten gefährdend –, sich nach der korrekten Behandlung als Depression manifestieren wird und dass dies eine gute Reaktion in Bezug auf die „Richtungen der Heilung" sein wird. Diese Aussage scheint gegensätzlich zu dem, was Schüler normalerweise lernen. Dass sich Symptome nämlich von der mentalen auf die körperliche Ebene verlagern sollten, wenn es in die richtige Richtung gehen soll. Nun verlagert sich in diesem Beispiel die Pathologie der körperlichen Ebene als Depression auf die mentale Ebene.

Dies passiert, wenn die mentale Erkrankung gezwungen wurde – durch allopathische Medikamente –, sich als ein ernster, lebensbedrohender Zustand auf der körperlichen Ebene zu manifestieren. Deshalb können wir daraus schließen, dass der Krebs eine schwerere Erkrankung darstellt als die Depression. Diese Aussage könnte im völligen Kontrast dazu stehen, was der homöopathische Anfänger bis jetzt wusste.

Wird die korrekte Behandlung fortgeführt, so wird die Depression neuerlich als rheumatoide Arthritis und schließlich als Otitis auf die körperliche Ebene verlagert, wo die ganze Störungsreihe begann. Hier ist eine gute Einschätzung des Falls erforderlich, um zu verhindern, dass der Prozess zwischen zwei Behandlungsschritten stecken bleibt. Etwa zwischen der Depression und der rheumatoiden Arthritis hin- und herpendelt, weil der Behandelnde nicht versteht, was vor sich geht. Er denkt vielleicht, dass er unterdrückt, weil mentale oder emotionale Symptome auftreten, und wird eiligst versuchen, diese Symptome zu kurieren indem er ein Arzneimittel verabreicht, das diese mentalen und emotionalen Symptome aufweist wie *Phosphor* gegen „Angst um die Gesundheit".

4.1.2 Dreidimensionale Bewertung des Behandlungsverlaufs

Merke

Die Reaktion eines Organismus auf ein Arzneimittel ist nicht eindimensional. Wenn wir eine verlässliche Prognose abgeben wollen, müssen wir verschiedene Parameter in Betracht ziehen:

- die Tiefe der Pathologie
- den energetischen Zustand des Patienten und den Zustand des Abwehrgefüges
- die Klarheit des Arzneimittels

Bevor wir ein Arzneimittel geben, sollten wir diese Parameter bewerten, die uns dann die Reaktion auf das Arzneimittel besser verstehen lassen.

Mithilfe der Bewertung der Parameter könnten wir beispielsweise Folgendes herausfinden:

- Die Prognose kann trotz einer Krebserkrankung positiv sein, solange der energetische Zustand des Patienten und die Reaktion des Abwehrgefüges immer noch gut sind, was in einem klaren Symptommuster resultiert.
- Im Gegensatz dazu kann jemand mit einer milden, lokalen Beschwerde – wie einer allergischen Rhinitis –, eine schlechte Prognose haben, weil der allgemeine energetische Zustand des Patienten schlecht und das Abwehrgefüge geschwächt sind, was in einem undeutlichen Symptommuster resultiert.

Merke

Trotz einer tiefen Pathologie kann die Prognose also gut sein oder umgekehrt. Erscheint die Pathologie nämlich mild und ist der allgemeine Zustand des Abwehrgefüges schlecht, so ist auch die Prognose schlecht.

Von einem oberflächlichen Standpunkt aus gesehen, können wir sagen: Je tiefer die Pathologie, desto schlechter die Prognose. Vergleichen wir dies jedoch mit anderen Parametern und nehmen eine dreidimensionale Einschätzung vor, haben wir eine völlig andere Bewertung, die von den Werten aller drei Parameter abhängt. Je größer die Schwäche des Abwehrgefüges, desto größer ist die Möglichkeit, dass das Arzneimittel schwer zu finden sein wird. Daher werden wir mit jedem nicht passenden Arzneimittel, ob es nun komplett falsch oder nur ein Simile ist, den Fall mehr und mehr durcheinanderbringen. Wenn diesen geschwächten Organismen viele falsche Arzneimittel verabreicht werden, können sie so verwirrt und das Immunsystem so gestört werden, dass dies zur Unterdrückung von Symptomen führt.

Eine weitere Konsequenz aus diesen Parametern ist eine auf die Behandlungsdauer bezogene Prognose. Je schwächer und undeutlicher der zweite und dritte Parameter sind, desto länger wird die Behandlung dauern. Ist auch der erste Parameter ungünstig, so wird es noch länger dauern, einen solchen Fall zu kurieren.

4.2 Beobachtungen zum Behandlungsverlauf

Die Beurteilung der folgenden Fälle fand einen Monat nach der Einnahme des Arzneimittels statt und umfasst die physischen Symptome und die mentalen und emotionalen Reaktionen sowie Veränderungen des energetischen Zustands.

4.2.1 Reaktionen mit vorausgehender Erstverschlimmerung

Lang anhaltende Besserung nach ausgeprägter Erstverschlimmerung

Verlaufsanalyse

- Klare Verschlimmerung der physischen Hauptbeschwerde(n), der mental-emotionalen Symptome und der allgemeinen Energie, gefolgt von einer schnellen, lange anhaltenden Besserung (▶ Abb. 4.1).
- Dies ist die bestmögliche Reaktion, die primär zu den Ebenen 2 und 3 der Gruppe A und zu den Ebenen 4 und 5 der Gruppe B gehört.

4

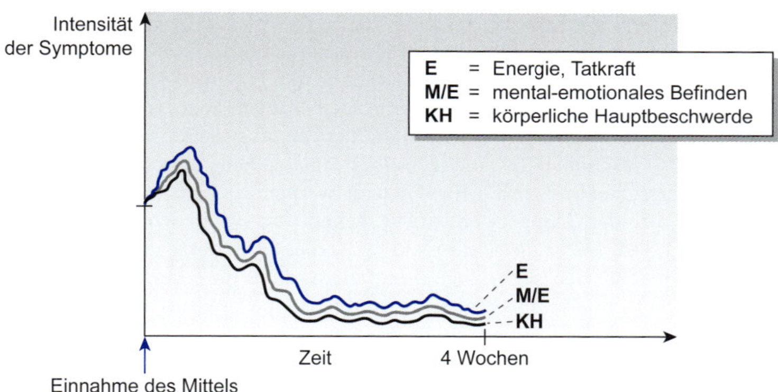

Abb. 4.1 Patientenäußerung: „Es geht mir viel besser – in jeder Hinsicht."

Die Verschlimmerung dauert einige Stunden bis zu wenigen Tagen. Darauf folgt eine schnelle Besserung. Die Verschlimmerung kann durchaus stark sein, nichtsdestotrotz verschwinden die Beschwerden innerhalb von drei bis vier Tagen, und der Patient fühlt sich daraufhin gut. Er erfährt eine Verschlimmerung der Hauptbeschwerde(n), eventuell mit größeren Schmerzen, Schwäche und dem Bedürfnis nach viel Schlaf und emotionalen Reaktionen, wie hoher Anfälligkeit zu weinen. Danach kommt der Organismus wieder ins Gleichgewicht, und dem Patienten geht es über einen längeren Zeitraum gut. Dies kann einige Monate bis zu Jahren andauern, es sei denn, es gibt eine Beeinträchtigung durch ein Antidot.

Wenn ein Homöopath mit der Theorie nicht gut vertraut ist, könnte er dazu tendieren diese gute Reaktion (die Verschlimmerung der ersten Tage) durch falsche Mittelgaben zu antidotieren und dadurch den Fall durcheinanderzubringen oder ihn in seiner Entwicklung zurückzuwerfen. Wir sollten uns daran erinnern, dass diese Erstreaktion auf das Arzneimittel tatsächlich beweist, dass das Arzneimittel richtig war und der Patient eine gute Immunantwort zeigt. Wir werden diese Art von Reaktion für gewöhnlich dann sehen, wenn es sich hauptsächlich um eine funktionelle Pathologie handelt. Manchmal jedoch sehen wir dies auch bei tieferen Pathologien. Auf jeden Fall bedeutet es, dass die Krankheit, die wir gerade behandeln, heilbar ist, weil sich der Patient in einem guten Allgemeinzustand befindet und den obersten Ebenen angehört. Aus diesem Grund sehen wir die Heilung von einigen Krebsfällen, die zu den Ebenen gehören, wo das Abwehrgefüge noch in einem guten Zustand ist. Die Behandlung solcher Fälle und das Erzielen guter Resultate haben viele Homöopathen jedoch dazu verleitet zu glauben, dass die Homöopathie alle Arten von Krebs heilen kann. Diese Annahme ist völlig falsch.

Tiefe der Pathologie

Es ist interessant festzustellen, dass die Art der Reaktion auf ein Arzneimittel uns viel über die Tiefe der Pathologie verraten kann. Die Reaktion liefert uns ebenso Informationen darüber, ob eine Krankheit heilbar ist. Da wir auf allen Gesundheitsebenen alle Arten von pathologischen Zuständen vorfinden können (Krebs auf Ebene 1 mit einer sehr guten Prognose und Krebs auf Ebene 10 mit einer sehr schlechten Prognose), gibt es einen großen Unterschied zwischen der Beurteilung einer Pathologie in der herkömmlichen Medizin und in der Homöopathie. Für diese Beurteilung müssen wir, wie zuvor besprochen, verschiedene Parameter in Betracht ziehen.

Je weiter wir in den Ebenen der Gesundheit nach unten fortschreiten, desto schlechter wird die Prognose für alle Arten von Krankheiten. Folglich können wir über die Heilbarkeit von Krankheiten keine Verallgemeinerungen abgeben, wie es oft von uns verlangt wird. Wir müssen den Zustand des Immunsystems in Verbindung mit dem gesamten Gesundheitszustand jedes individuellen Falls bewerten. Eine Person mit Meningoenzephalitis wird schnell geheilt werden können, wenn ihr Gesundheitszustand dem der Gruppe A entspricht. Befindet sie sich in den Gruppen B oder C, so werden dafür mehr Zeit und mehrere Arzneimittel nötig sein. In Gruppe C wird es bis zu einer Genesung lange Zeit dauern, da es im Laufe der Behandlung wahrscheinlich Komplikationen geben wird. In Gruppe D wird der Patient höchstwahrscheinlich nicht überleben.

Beurteilung des Fallverlaufs

Kann man wissen, ob ein Fall gut verlaufen wird, bevor man ein Arzneimittel verabreicht hat? Nein. Denn wir werden nie ganz sicher sein können, dass das Arzneimittel, das man verschreiben möchte, das richtige ist, das Similimum. Und doch lassen einige Parameter erkennen, ob der Fall leicht oder schwierig zu lösen sein wird. Ein Fall wird schwierig und kompliziert sein, wenn eine physische Pathologie mit starken mentalen und emotionalen Symptomen vergesellschaftet ist.

> Im Fall einer Colitis ulcerosa, verbunden mit tiefen Depressionen oder zwanghaftem Verhalten, können wir z. B. sicher sein, dass die Heilung lange dauern wird. Eine starke physische Pathologie in Verbindung mit ausgeprägten mental-emotionalen Beschwerden hat aus Sicht der Homöopathie meist eine schlechte Prognose, weil in einer homöopathischen Behandlung immer der gesamte Organismus behandelt wird. Wir können den Darm nicht isoliert betrachten oder nur die Neurose behandeln.
>
> Der Organismus wird auf dem Weg zur Heilung einem bestimmten Muster folgen, das auf Heilgesetzen basiert. Der Organismus wird nur dann in Richtung Heilung voranschreiten, wenn er durch das Similimum ordnungsgemäß stimuliert wird und das Ergebnis die völlige Wiederherstellung der Gesundheit ist.
>
> Heilung findet von innen nach außen statt, von den inneren, wichtigeren Organen zu den äußeren, weniger wichtigen. Die mental-emotionale Symptomatik ist im Gehirn angesiedelt, welches der innerste Teil des physischen Körpers ist. Deshalb werden mentale Probleme die ersten sein, die positiv beeinflusst werden. Dann jedoch wird die gesamte Kraft des allgemeinen Ungleichgewichts auf den physischen Körper übertragen werden, und der Darm wird diese ganze Auswirkung verarbeiten müssen. Die Folge

ist eine lange andauernde Verschlimmerung der Colitis ulcerosa. Der Patient wird auf der physischen Ebene sehr stark leiden. Die Anzahl blutiger Stühle wird vielleicht von täglich zehn auf zwanzig ansteigen und der Homöopath muss dazu in der Lage sein, solche Fälle zu begleiten. In diesen Fällen bedarf es etlicher Arzneimittel, bevor eine Heilung herbeigeführt werden kann. Hier wird ein Homöopath die häufigen, blutigen Stühle z. B. gar nicht kontrollieren können. Und er wird sogar auf allopathische Medikamente zurückgreifen müssen. Dies führt zu einem Rückfall des mentalen Zustands, der Homöopath wird wieder von vorne anfangen müssen.

Doch nicht jeder leidet auch an einer mental-emotionalen Pathologie. Menschen mit Polyarthritis, Osteoarthritis, Psoriasis oder rheumatoider Arthritis und jeder Menge anderer Krankheiten leiden häufig nicht an einer mental-emotionalen Pathologie. Leidet ein Patient unter verschiedenen Ängsten und hat darüber hinaus eine Psoriasis, so wird bei ihm die Psoriasis sich verschlimmern, während die Ängste besser werden. Im Fall einer Psoriasis mit Arthritis wird sich zunächst die Psoriasis verschlimmern, während die Arthritis sich bessert. Der Homöopath sollte dem Patienten dies vor Beginn der Behandlung erklären, damit dieser sich darüber bewusst sein kann, was sich ereignen wird.

Besserung nach geringer oder ohne Erstverschlimmerung

Verlaufsanalyse

- Der Patient fühlt sich in jeder Hinsicht wesentlich besser, eingetreten ist aber nur eine geringe oder überhaupt keine Erstverschlimmerung (▶ Abb. 4.2).
- Diese Reaktion gehört zu Patienten der obersten Ebenen, den Ebenen 1 oder 2 der Gruppe A.

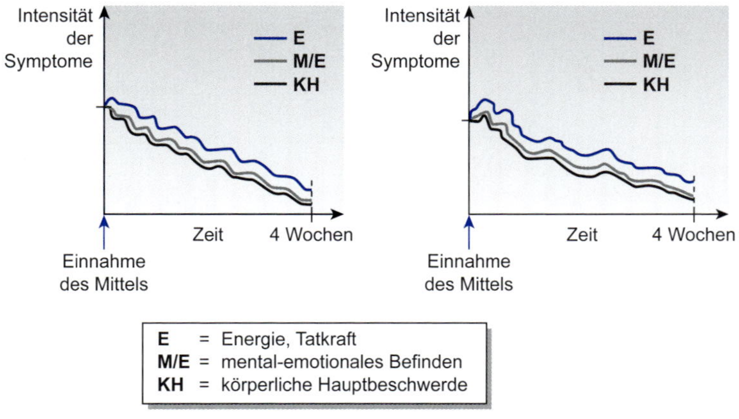

Abb. 4.2 Patientenäußerung: „Es geht mir viel besser."

Es wird hier keine Erstverschlimmerung eintreten, oder sie wird nicht wahrnehmbar sein. Dennoch wird der Patient vollständig genesen. Die Pathologie ist rein funktional und mild, auch wenn das Leiden oder die Schmerzen stark sein können. Die Prognose ist gut, und das Arzneimittel wirkt normalerweise über einen Zeitraum von einigen Monaten bis zu einigen Jahren, sofern keine bedeutenden antidotierenden Faktoren das Gleichgewicht des Organismus stören.

Diese Reaktionen können jedoch mit Reaktionen in der Gruppe D verwechselt werden, wo wir auf das korrekte Arzneimittel hin nur eine palliative Wirkung sehen, die als temporäre Besserung erfahren wird, obwohl der Patient unheilbar krank ist. Ein Rückfall wird bei solch einer tiefen Pathologie zeitnah folgen, und höchstwahrscheinlich wird ein anderes Arzneimittel benötigt, um dem Patienten zumindest für kurze Zeit Linderung zu verschaffen. Wir sehen diese Reaktionen – Ausbleiben der Erstverschlimmerung – auch dann, wenn die Intensität der Symptome zum Zeitpunkt der Mittelgabe sowohl in einem chronischen als auch in einem akuten Fall an ihrem höchsten Punkt ist. Die Erstverschlimmerung wird für den Patienten kaum wahrnehmbar sein.

Besserung nach Erstverschlimmerung – noch bestehende (alte) Symptome

Verlaufsanalyse

- Nach einer Phase der Erstverschlimmerung haben sich die Hauptbeschwerden zusammen mit dem Allgemeinzustand des Patienten sowohl auf mental-emotionaler als auch auf energetischer Ebene gebessert (▶ Abb. 4.3). Es bestehen jedoch noch einige untergeordnete Symptome wie Obstipation, etwas Nachtschweiß, geringe Absonderungen aus der Nase am Morgen.
- Diese Reaktion gehört zu den Ebenen 2 und 3 der Gruppe A und zu den Ebenen 4 und 5 der Gruppe B.

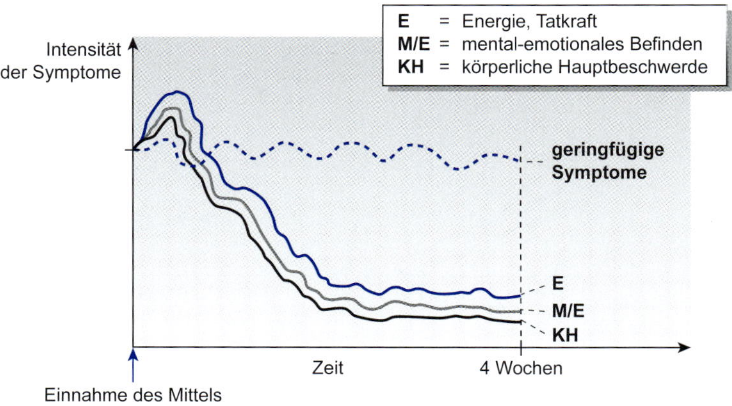

Abb. 4.3 Patientenäußerung: „Ich fühle mich besser, habe aber noch Beschwerden."

Die Erstverschlimmerung, gefolgt von einer allgemeinen und lokalen Besserung, weist auf einen Organismus mit einem gut funktionierenden Abwehrgefüge hin. In diesen Fällen ist es am besten abzuwarten. Untergeordnete Symptome sollten nicht behandelt werden, wenn es dem Patienten hinsichtlich seines Allgemeinzustands deutlich besser geht. Wenn nötig, kann ein Placebo gegeben werden, aber kein Arzneimittel. Denn diese untergeordneten Symptome werden nach einiger Zeit von selbst vergehen oder die Basis für ein darunter liegendes Arzneimittel bilden. In jedem Fall stören die untergeordneten Symptome den Patienten gegenwärtig nicht wesentlich, im Vergleich zu den verbesserten Hauptbeschwerden. Die benötigte Zeitspanne kann von einigen Monaten bis zu einigen Jahren variieren.

Normalerweise braucht der Patient den Homöopathen nicht, wird ihn jedoch nach einiger Zeit wieder aufsuchen, wenn er störende Symptome entwickeln sollte. Diese Symptome könnten durch die Behandlung einer akuten Erkrankung mit Antibiotika oder durch das Antidotieren des homöopathischen Arzneimittels durch Kaffee, eine Zahnbehandlung, allopathische Medikamente oder Drogen etc. verursacht werden.

Es gibt auch einen Patiententypus, der gerne in kürzeren Abständen Kontakt zum Homöopathen pflegt, aber nicht bei jedem Termin ein Arzneimittel braucht. Ein Patient der etwa wegen einer schweren Erkrankung behandelt wurde, leidet von Zeit zu Zeit an milden Kopfschmerzen. Für diesen Zustand ist es besser, anstatt eines homöopathischen Arzneimittels Aspirin einzusetzen. Ein verantwortungsvoller Homöopath wird vor allem versuchen, den Patienten davon zu überzeugen, nichts einzunehmen, solange keine wirklich störenden Symptome auftreten.

Merke

Homöopathen sollten deshalb warten, bis die Symptome den Patienten wirklich beeinträchtigen, und diese Symptome dann dazu nutzen, um das nächste Arzneimittel zu finden. Es ist ein großer Fehler, jedes triviale Symptom mit einem homöopathischen Arzneimittel zu behandeln, selbst wenn der Homöopath von einem Patienten unter Druck gesetzt wird. Für triviale Probleme Arzneimittel zu geben trägt das Risiko in sich, die positive Wirkung der letzten korrekten Verschreibung zu verderben.

Es kann den Homöopathen dazu verführen, das Arzneimittel zu wiederholen, um „die letzten verbliebenen Symptome zu beseitigen“ und dem Patienten wirklich zu helfen, indem man ihn von allen Beschwerden befreit. In diesen Fällen ist jedoch Zurückhaltung geboten. Zuallererst ist das Konzept, dass wir alle Beschwerden auflösen müssen, eine irrige Meinung. Fehler lassen sich nur dann vermeiden, wenn das verstanden wird. Genauso ist das Konzept des einzigen und alleinigen Konstitutionsmittels für jeden Patienten eine irrige Meinung. Mit nur einem Arzneimittel von allen Symptomen frei werden können nur die gesündesten Patienten, deren Zustand der Ebene 1 in Gruppe A zugeordnet werden kann. Andere Patienten benötigen im Laufe ihres Lebens mehr als ein Arzneimittel, und ihr Organismus braucht diese geringfügigen Symptome oft, um im Gleichgewicht zu bleiben. Dennoch kann der Homöopath durch solche trivialen Symptome das nächste Arzneimittel nicht erkennen.

Entscheidet sich ein Homöopath fälschlicherweise doch dazu, ein Arzneimittel zu wiederholen oder ein anderes zu geben, so stellt er seinen Fehler oft fest, nachdem er die negative Auswirkung dieses Arzneimittels gesehen hatte. Wenn die zweite Verabreichung, die den Fall verdorben hat, ein anderes Arzneimittel war, dann sollte der Homöopath entweder mindestens einen Monat abwarten, um zu sehen, ob der Organismus wieder ins Gleichgewicht kommt, oder das erste Arzneimittel in derselben Potenz wiederholen. In Fällen, in denen das ursprüngliche Arzneimittel wiederholt wurde und dies den Fall verdarb, ist es am besten, zwei oder drei Monate zu warten. Wenn in diesen Fällen das Abwehrgefüge gut funktioniert, kann der

Organismus oftmals diese falsche Stimulierung verarbeiten und wieder ins Gleichgewicht gelangen.

Besserung nach Erstverschlimmerung – neue Symptome

Verlaufsanalyse

- Nach einer Erstverschlimmerung tritt eine lokale und allgemeine Besserung ein; es haben sich neue Symptome entwickelt, die zu dem verabreichten Arzneimittel gehören (▶ Abb. 4.4).
- Wie in den Beobachtungen 1 und 3 gehört diese Reaktion zu den obersten Ebenen und ist ein gutes Zeichen.

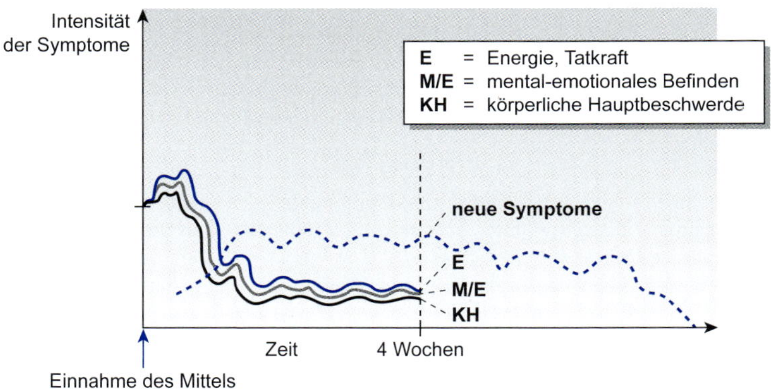

Abb. 4.4 Patientenäußerung: „Es geht mir besser, aber es sind einige neue Symptome aufgetreten."

Wenn wir nach einer Erstverschlimmerung eine allgemeine Besserung, zusammen mit neuen Symptomen sehen, die zu dem verabreichten Arzneimittel gehören, so bestätigt dies, dass die Wahl des Arzneimittels korrekt war. Hierbei gilt der oberste Grundsatz: Abwarten, ob die Symptome ohne weitere Mittelgabe verschwinden.

Es wäre ein großer Fehler, an dieser Stelle ein Arzneimittel zu geben. Der Organismus ist empfänglich für das verabreichte Arzneimittel und reagiert deshalb gut. Wegen dieser Sensibilität entwickelt er jedoch auch Symptome des Arzneimittels selbst. Das Auftreten dieser Symptome, zusammen mit der Erstverschlimmerung und der darauffolgenden lokalen und allgemeinen Besserung, ist eine Rückversicherung, dass das Arzneimittel passend war. Es ist eine Frage der Zeit, wann die Symptome wieder abklingen. Der Homöopath sollte daher ein oder zwei Monate abwarten. Diese Patienten werden sich vielleicht als gute Prüfer für dieses Arzneimittel erweisen, da sie sensibel darauf reagieren.

- Die Erstverschlimmerung, gefolgt von einer Besserung, bedeutet, dass sich Heilung einstellen wird.
- Geht es dem Patienten, ohne dass eine Erstverschlimmerung mit nachfolgender Besserung aufgetreten war, allgemein nicht besser und treten neue Symptome auf, unabhängig davon ob diese nun zu dem Arzneimittel gehören oder nicht, so war das Arzneimittel falsch. Manche, vor allem sensible Patienten, prüfen jedes Arzneimittel, das sie bekommen. Sie können gute Prüfer sein, sofern der Behan-

delnde gut mit ihnen umzugehen weiß. Meist werden diese Fälle durch zu viele Arzneimittel, die zu oft wiederholt werden, durcheinandergebracht. Wenn der Homöopath erkennt, dass der Fall durcheinandergekommen ist, sollte ein Placebo gegeben oder abgewartet werden, bis die Symptome ein klares Bild ergeben. Dann sollte eine Gabe der angezeigten Arznei in einer Potenz nicht höher als C 200 gegeben werden. Der Fall sollte engmaschig verfolgt und falls notwendig, weitere Placebos gegeben werden.

- Wenn die neuen Symptome nach einer allgemeinen Besserung keine Symptome des verabreichten Arzneimittels sind, sondern beim Patienten Symptome von früher wieder auftreten, dann ist dies ein sehr gutes Zeichen. Es bedeutet, dass das Arzneimittel korrekt war. Dies wird dadurch bestätigt, dass es eine Erstverschlimmerung gab, gefolgt von einer Besserung und schließlich dem Wiederauftreten alter Symptome.

Besserung auf der körperlichen Ebene – keine Veränderung der anderen Ebenen

Verlaufsanalyse

Die körperlichen Symptome bessern sich nach ihrer Erstverschlimmerung; es gab jedoch keine Reaktion auf der mental-emotionalen Ebene oder eine Veränderung des energetischen Zustands (▶ Abb. 4.5).

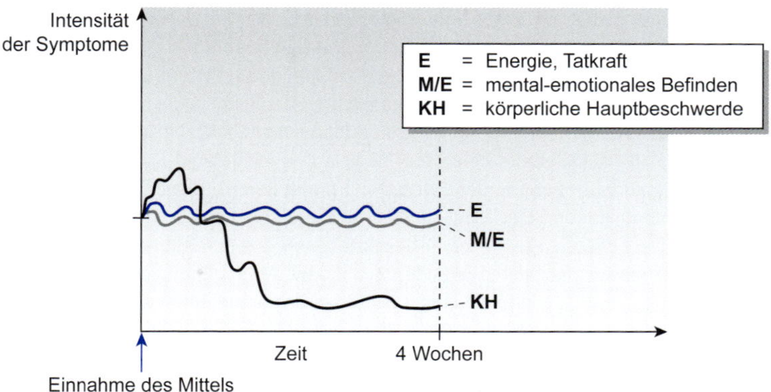

Abb. 4.5 Patientenäußerung: „Meine Hauptbeschwerde hat sich gebessert, aber so ganz gut geht es mir noch nicht."

Dies bedeutet, dass es keine generelle Veränderung gegeben hat und der Patient sich mental-emotional und in Bezug auf die Energie in unverändertem Zustand befindet. Die Reaktion zeigt, dass das Arzneimittel zwar passend war, da es eine Erstverschlimmerung gab, gefolgt von einer Besserung. Die Wirkung des Arzneimittels ist insgesamt jedoch nicht so klar wie gewünscht.

Obere Ebenen der Gesundheit

Diese Art von Reaktion kann in Fällen beobachtet werden, die zu den oberen Ebenen mit einer guten Lebenskraft gehören: Das Abwehrgefüge ist gut genug, um die Störung im körperlichen Bereich zu halten. Da es auf mental-emotionaler Ebene keine Störungen gab und die Energie gut war, wird der Patient über keine Veränderungen in diesen Bereichen berichten.

Untere Ebenen der Gesundheit

Auf weiter unten gelegenen Ebenen der Gesundheit wird diese Reaktion eintreten, wenn mehr als ein Arzneimittel benötigt wird. Diese Reaktion ist ein Hinweis darauf, dass das erste Arzneimittel zwar korrekt war, aber ein weiteres, darunterliegendes Arzneimittel vom Homöopathen gefunden werden muss. Die Situation tritt z.B. im Falle eines Lumbago auf. *Ammonium muriaticum* wird verabreicht, und der Lumbago klingt ab, aber auf einer tieferen Ebene stellt sich keine Veränderung ein. Das Arzneimittel war korrekt, aber es hat die tieferen Schichten nicht berührt. Um ein tiefer wirkendes Arzneimittel zu finden, muss der Homöopath den Fall weiter analysieren und die darunterliegende Schicht entdecken. Obwohl das erste Arzneimittel also korrekt war, wird das zweite Arzneimittel tiefere Veränderungen bewirken. Dieselbe Situation kann bei Spasmen der Rückenmuskulatur nach einer Trauer beobachtet werden, die sich nach *Ignatia amara* bessern, jedoch den Fall nicht weiter berühren. Ein anderes Beispiel könnte die Behandlung einer akuten Erkrankung wie einer Influenza sein.

Diese Fälle sind nicht immer leicht zu behandeln. Wenn eine Person sich nach einer ersten Mittelgabe insgesamt regeneriert fühlt, kann dies als ein leichter Fall betrachtet werden, weil das erste Arzneimittel auch auf einer tieferen Schicht angezeigt war.

Im Fall einer Gastritis mit brennenden Schmerzen besserten sich die Beschwerden nach Robinia pseudocacia. Eine allgemeine Besserung trat jedoch nicht ein. Als nach einer Weile der brennende Schmerz zurückkehrt, spricht der Patient auf das erste Arzneimittel nicht mehr an. An diesem Punkt erleichtert Nux vomica die Magenbeschwerden, aber auch nur temporär. Dann wird ein anderes Arzneimittel gegeben, Antimonium crudum, das die Gastritis heilt, aber nicht auf einer tieferen Ebene wirkt. Dann dringt der Homöopath tiefer in den Fall ein und findet heraus, dass Arsenicum album für die darunterliegende Schicht passend ist. Nach diesem Arzneimittel erfährt der Organismus eine Verjüngung. Alle zuvor beschriebenen Arzneimittel hatten irgendeine Wirkung. Die ersten zwei waren jedoch nur palliativ. Antimonium crudum heilte die Gastritis, aber damit ist erst eine Schicht beseitigt. Das Arzneimittel war korrekt, doch jetzt musste der Homöopath das nächste finden. Antimonium crudum heilte die Gastritis, und darunter war etwas anderes angezeigt, in diesem Beispiel Arsenicum album.

Merke

Es gilt also bestenfalls so lange abzuwarten, bis einige lokale körperliche oder allgemeine Symptome erscheinen, die, wenn möglich zusammen mit den mental-emotionalen Symptomen, das nächste Arzneimittel ergeben werden. Solange das nächste Arzneimittel nicht deutlich zu erkennen ist, muss abgewartet werden, insbesondere um den Heilungsprozess nicht zu stören, der sich nach dem ersten korrekten Arzneimittel eingestellt hatte.

In einer solchen Situation darf man niemals überstürzt vorgehen. Den Fall zu stören, indem man zu früh ein Arzneimittel gibt und dieses dann wieder auszugleichen, erfordert mehr Zeit, als abzuwarten, bis die Symptome klarer sind. Noch einmal muss darauf hingewiesen werden, dass der Homöopath gut ausgebildet sein muss, da er sonst niemals ein klares Arzneimittelbild erkennen wird.

Ein weiterer Grund abzuwarten ist, dass in manchen Fällen erst nach vier oder fünf Monaten der Beginn einer tieferen Veränderung gesehen werden kann, auch wenn sich der allgemeine Zustand gebessert hatte. Dies kommt vor, wenn das Abwehrgefüge bereits geschwächt ist, auf den Ebenen 6 bis 9, sodass die Reaktion auf das Arzneimittel sich langsamer als normal einstellt.

4.2.2 Reaktionen ohne vorausgehende Erstverschlimmerung

Lokale Besserung ohne Erstverschlimmerung

Hier sehen wir, dass sich die chronischen Symptome in einem gewissen Maß gebessert haben – ohne Erstverschlimmerung (▶ Abb. 4.6). Im mental-emotionalen und energetischen Bereich trat jedoch keine Verbesserung ein. Dies passiert oft in der Praxis: Der Patient berichtet, dass es im ein wenig besser gehe, aber nur in Bezug auf lokale Beschwerden.

Die Interpretation der Reaktion unterscheidet sich je nach der Gruppe, in der sich der Patient befindet.

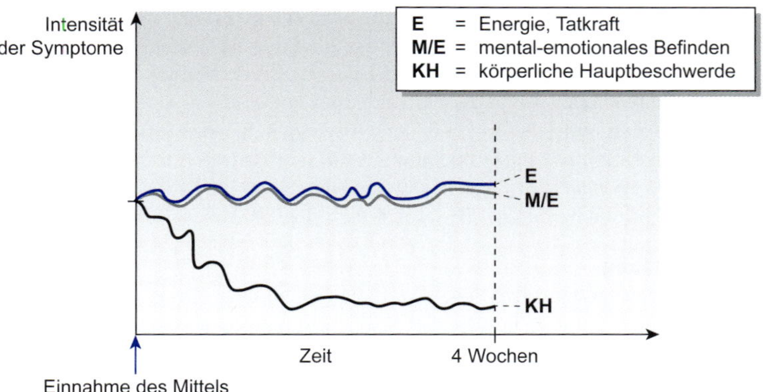

Abb. 4.6 Patientenäußerung: „Es geht mir besser, aber noch nicht wirklich gut."

Obere Ebenen der Gesundheit

Gehört der Patient zu den obersten Ebenen 1 bis 5 und ist die Pathologie oberflächlich, dann bedeutet diese Reaktion, dass das Arzneimittel ein Simile war, nicht aber das richtige. Wenn die Symptome in diesem Moment nicht klar sind, sollte der Homöopath warten, bis er ein deutlicheres Bild erkennt, aus dem das richtige Arzneimittel ersichtlich ist. Versucht er stattdessen überstürzt, die Situation zu korrigieren, könnte er den Fall dadurch nur noch mehr durcheinanderbringen. Auf jeden Fall darf kein Arzneimittel gegeben werden, das auf den Symptomen basiert, die sich nach der falschen Mittelgabe verändert haben. Diese Symptome sind nicht verlässlich, da sie das Ergebnis eines gestörten energetischen Bildes sind, das aus einer naheliegenden, aber falschen Verabreichung resultiert. Das zu gebende Arzneimittel sollte auf den ursprünglichen Symptomen basieren. Die Möglichkeit, ein Arzneimittel zu geben, das naheliegend, aber nicht exakt ist und dennoch eine Reaktion hervorbringt, nimmt zu, je weiter wir in der Skala der Gesundheitsebenen nach unten gehen. Wenn das Abwehrgefüge geschwächt ist, verliert der Organismus zunehmend die Fähigkeit, ein ordentliches Symptommuster zu produzieren. Der Homöopath wird dann zwischen verschiedenen Arzneimitteln unterscheiden müssen, die für den Fall passen könnten.

Untere Ebenen der Gesundheit

Auf den Ebenen 9 bis 12 könnte ein Arzneimittel, das diese Reaktion hervorbringt, richtig sein, aber der Organismus hat nicht genug Energie, um den krankhaften Zustand zu überwinden. Er kann gegenwärtig nicht mehr leisten. An dieser Stelle gilt es wieder, abzuwarten und das Arzneimittel zu wiederholen, wenn es einen Rückfall oder einen Stillstand gibt, bis seine Wirkung in verschiedenen Potenzen ausgeschöpft wurde. Dann kann nach dem nächsten Arzneimittel gesucht werden. In solchen Fällen werden mehr als ein Arzneimittel – in der richtigen Abfolge – nötig sein.

In manchen tiefen Fällen der Ebenen 9 bis 12, wird der Körper erst eine ernste Verschlimmerung entwickeln, nachdem mit großer Umsicht einige Arzneimittel verabreicht worden waren, die immer eine Besserung ohne vorherige Verschlimmerung gebracht hatten, ohne dabei den allgemeinen Zustand des Patienten zu verbessern; der Organismus wird eines Tages jedoch nach dem letzten passenden Arzneimittel in der richtigen Reihenfolge stark genug sein, eine ernste Verschlimmerung mit tiefen Veränderungen hervorbringen. Eine derartige Reaktion nach drei oder mehr Jahren zeigt, dass die Möglichkeit zur Heilung besteht! Solche Verschlimmerungen sind schwer zu kontrollieren. Wenn der Patient jedoch entschlossen und der Homöopath gut ausgebildet ist, wird dieser den Patienten zu einem viel besseren Gesundheitszustand führen. Es könnte sogar notwendig sein, den Patienten mitten in einer Verschlimmerung zu behandeln, weil der Organismus nicht die Kraft hat, die Reaktion aus eigener Kraft zu bewältigen (▶ 4.2.7, ▶ Abb. 4.17, ▶ Abb. 4.18, ▶ Abb. 4.19).

Partielle Wirkung

Eine Reaktion wie oben beschrieben ist außerdem zu sehen, wenn ein Arzneimittel nur auf lokalen Symptomen oder auf Schlüsselsymptomen basierend verabreicht wird und die Wirkung daher nur partiell ist.

Besserung der Hauptbeschwerde – neue Symptome

Verlaufsanalyse

Die Hauptbeschwerde hat sich ohne Erstverschlimmerung gebessert; es tritt jetzt jedoch ein neues Problem auf (▶ Abb. 4.7).

Hier gibt es keine Veränderungen im mental-emotionalen Bereich oder in Bezug auf den energetischen Zustand und keine Erstverschlimmerung. Beides sind ungünstige Zeichen.

Falsche Mittelwahl

Gehört der Patient auf die Ebenen 3 bis hinunter zu 7, dann war das verabreichte Arzneimittel störend oder unterdrückend; das Arzneimittel war ein Simile und daher nicht passend. Es gab eine gewisse Ähnlichkeit mit dem energetischen Bild des Falls, aber nicht auf positive Weise. Dies führte zum Verschwinden einiger Symptome und kreierte ein anderes Symptom. Auf den höheren Ebenen kann eine Unterdrückung nicht so schnell vorkommen, da der Organismus verhältnismäßig stark ist. Hier werden wir also eine Verschiebung der Symptome sehen, aber nicht auf

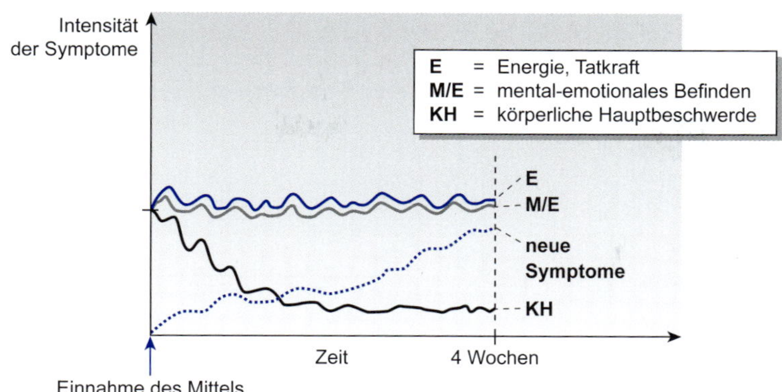

Abb. 4.7 Patientenäußerung: „Meine ursprünglichen Beschwerden haben sich gebessert, aber jetzt hat sich ein neues Problem eingestellt."

eine tiefere Ebene. Beispielsweise verschwanden die Schmerzen in den Fingergelenken, sie entstanden jedoch später in den Handgelenken. Solche Organismen werden nach einiger Zeit von selbst ihr Gleichgewicht wiedererlangen. Danach kann der Homöopath versuchen, ein besseres Arzneimittel zu finden.

In Fällen, die zu den unteren Ebenen der Gesundheit gehören, können wir beobachten, dass eine Unterdrückung leichter geschehen kann, da das Abwehrgefüge schwach ist und auf einfachere Weise beeinträchtigt werden kann. Die Symptome werden dann auf eine tiefere Ebene verlagert, die Schmerzen in den Fingergelenken etwa verschwinden, und eine Zystitis oder Ängstlichkeit tritt auf.

Vorgehensweise bei falscher Mittelwahl

Die beste Strategie in diesen Fällen ist abzuwarten, ob die neue Beschwerde nicht zu belastend für den Patienten ist. Andernfalls sollte der Fall nochmals betrachtet werden. Basierend auf den ursprünglichen Symptomen sollte ein anderes Arzneimittel verabreicht werden. Die neuen Symptome dürfen bei der Auswahl des neuen Arzneimittels nicht berücksichtigt werden, da dies den Fall noch mehr durcheinanderbringen würde. Falls notwendig, muss das Arzneimittel antidotiert werden, aber nicht mit einem homöopathischen Antidot. Jedes homöopathische Arzneimittel, das nicht das korrekte Similimum ist und das als Antidot fungieren kann, ist dem energetischen Muster des Falls ähnlich genug und wird möglicherweise eine noch größere Beeinträchtigung bewirken, indem es das vorliegende energetische Muster verändert. Wenn es allerdings zweifelsfrei möglich ist, das wirkliche Similimum zu finden, dann kann dieses Arzneimittel sofort gegeben werden. Es wird die destruktive Wirkung des falschen Arzneimittels sofort beheben und die Balance im Organismus wiederherstellen.

Arzneimittel war korrekt – Fall ist jedoch unheilbar

Sehen wir diese Reaktion in einem Fall, der zu den untersten Ebenen der Gruppe C oder D gehört, dann ist es eine Bestätigung dafür, dass der Fall unheilbar und das verabreichte Arzneimittel korrekt ist. Wie bereits erwähnt, hat ein Organismus in Gruppe D nicht die Kraft, eine durchgängige Reaktion zu erzeugen. Deshalb werden die tiefer liegenden Bereiche nicht berührt. Darüber hinaus ist das Ziel in solchen Behandlungen rein palliativer Natur, was eine Besserung ohne eine Erstverschlimmerung bedeutet.

Besserung der Hauptbeschwerde – neue Symptome des Symptommusters

Verlaufsanalyse
Die ursprüngliche Beschwerde ist ein wenig besser; neue Symptome treten an die Oberfläche und vervollständigen das Symptommuster (▶ Abb. 4.8).

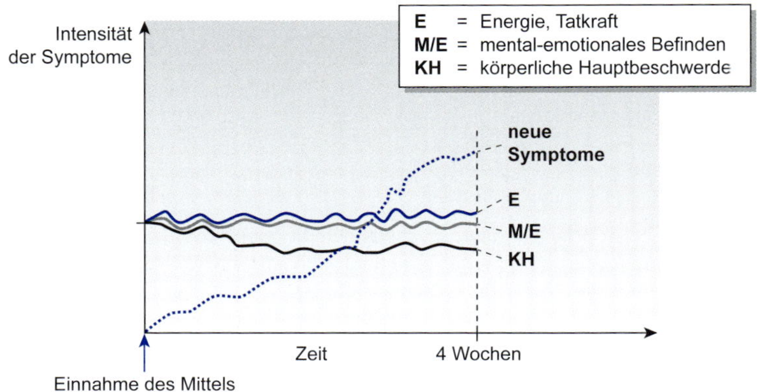

Abb. 4.8 Patientenäußerung: „Mein ursprüngliches Problem hat sich leicht gebessert, aber jetzt sind ein paar neue schwere Symptome aufgetaucht."

Diese Beobachtung ähnelt der vorangehenden Beobachtung. Der Unterschied ist jedoch, dass die neuen Symptome bei der weiteren Behandlung des Falls hilfreich sind.

Das Arzneimittel, das hier verabreicht wurde, war ebenfalls teilweise ähnlich. Der Effekt ist allerdings entgegengesetzt zu der Wirkung, die zuvor beschrieben wurde (▶ Abb. 4.7).

Ein Arzneimittel, das dem Fall zwar nahe liegt, aber nicht genau richtig ist, kann entweder eine negative oder eine positive Wirkung auf den Organismus haben. Bei der zuvor beschriebenen Reaktion (▶ Abb. 4.7) war der Effekt störend. Hier hingegen sehen wir, dass das Arzneimittel dabei hilft, das Abwehrgefüge in einem Ausmaß zu stärken, dass der Organismus dazu in die Lage versetzt wird, Symptome auszuwerfen, die den Homöopathen nun zum korrekten Arzneimittel hinführen werden. Oft gibt man ein Mittel, das überhaupt nicht heilend wirkt. Vielmehr berichtet der Patient von einer Verschlechterung. Und doch bringt dieses teilweise indizierte Arzneimittel Symptome hervor, die den Fall klarer machen; die neu erschienenen Symptome vervollständigen das Bild und es wird einfacher, das besser passende Arzneimittel zu erkennen.

Untere Ebenen der Gesundheit – einseitige Krankheiten

Dies kann in Fällen vorkommen, die zu den Ebenen 6 bis 9 gehören. Die oberen Ebenen zeigen normalerweise klare Symptommuster. Die teilweise Wirkung des ersten Arzneimittels hat folglich dabei geholfen, ein besser passendes Arzneimittel zu finden.

Ein Patient leidet z. B. unter milden Kopfschmerzen und einer Gastritis. Er hat brennende Schmerzen und möchte kaltes Wasser trinken, das er sofort erbricht. Auch Speisen erbricht er sofort nach dem Essen. Wir erkennen diese Symptome als ähnlich zu Phosphor. Während der Anamnese finden wir jedoch weder eine Bestätigung für Phosphor in einem anderen Bereich, noch sehen wir Symptome, die auf ein anderes Arzneimittel hindeuten würden. Wir nehmen an, dass es sich um einen einseitigen Fall handelt, und geben Phosphor auf der Basis von ein oder zwei Schlüsselsymptomen. Nach dem Verabreichen des Arzneimittels verbessern sich die gastrischen Beschwerden, aber die Kopfschmerzen sind schlimmer, während sich ihre Modalitäten verändert haben. Nun wird von Obstipation berichtet, die vorher kein Problem war, und der Patient ist empfindlicher gegen Kälte als zuvor. Er berichtet ebenfalls von Angst um die Gesundheit mit Ruhelosigkeit und von einer Angst, die vom Magen her aufsteigt. Während sein Durst nun geringer ist, möchte er häufig Wasser in kleinen Schlucken trinken. Nun sollte klar sein, dass der Patient die Symptome für Arsenicum album zeigt. Ein Homöopath, der die Theorie und die Materia medica nicht gut kennt, mag denken, dass Phosphor zu einer Unterdrückung geführt hat, weil der Patient jetzt emotionale Symptome präsentiert, die er zuvor nicht hatte. Nach Arsenicum album werden wir jedoch eine allgemeine und lokale Besserung sehen, die zeigt, dass dieses Arzneimittel nun eine tiefere Wirkung hat als Phosphor. Phosphor hat Symptome an die Oberfläche gebracht, die klar Arsenicum album erfordern – und das ist ein sehr gutes Ergebnis. Hätte jemand die Fähigkeit gehabt, von Anfang an Arsenicum album zu sehen, dann wäre Phosphor vielleicht gar nicht notwendig gewesen.

Die Tatsache, dass es keine Erstverschlimmerung und auch keine allgemeine Besserung gab, könnte darauf hindeuten, dass dieser Patient ein ernsthaft geschwächtes Immunsystem hat und zu den Ebenen 9 abwärts gehört.

In Fällen, die zu den unteren Ebenen der Gesundheit gehören, finden wir Reaktionen auf Arzneimittel, wie sie von Samuel Hahnemann in den Paragrafen über die einseitigen Krankheiten beschrieben werden ([2]). Dies sind Fälle, in denen die Symptome nur einen Teil oder eine Seite der gesamten chronischen Krankheit zeigen. Das macht es schwierig oder sogar unmöglich, das wirkliche Arzneimittelbild zu sehen. Hahnemann gibt uns hier den Ratschlag, ein Arzneimittel zu geben, das auf den charakteristischsten Symptomen des Teiles der Krankheit basiert, der gerade sichtbar ist, und die Reaktion des Organismus auf dieses teilweise ähnliche Arzneimittel zu nutzen, um das nächste Arzneimittel zu finden.

Merke
Eine einseitige Krankheit deutet auf ein geschwächtes Abwehrgefüge hin, das die Fähigkeit verloren hat, Symptome in einer geordneten Weise zu zeigen. Das erste korrekte Arzneimittel, das gegeben wird, setzt jedoch genug Energie frei, um den Organismus klarere Symptome ausbilden zu lassen, die dann zum nächsten Arzneimittel führen.

Das heißt aber nicht, dass in diesem Fall nur zwei Arzneimittel notwendig sein werden. Wie Hahnemann bereits hervorgehoben hat, kann es notwendig sein, mehrere aufeinanderfolgende Arzneimittel zu geben, wobei jedes auf den verbliebenen alten Symptomen und auf den neu erschienenen Symptomen basiert ([3]). Seine Angaben stimmen mit meinen Beobachtungen überein, was Patienten in diesen unteren Gesundheitsebenen betrifft. Der Heilende muss zudem die Wichtigkeit der spezifischen Reihenfolge von Arzneimitteln verstehen, da dies der einzige Weg zu vollständiger

Gesundheit ist. Patienten mit Arzneimitteln zu traktieren, ohne die Wirkung eines jeden einzelnen zu bewerten, und ihnen darüber hinaus den Eindruck zu vermitteln, dass dies eine homöopathische Behandlung sei, ist eine verantwortungslose Art, Menschen zu behandeln.

Ein unerfahrener Homöopath sollte solche Fälle nicht weiter behandeln, da nur noch mehr Verwirrung im Organismus erzeugt wird, wenn der Patient die falschen Arzneimittel erhält.

Andere Gründe

Gehört der Patient nicht zu den unteren Ebenen der Gesundheit, aber das Arzneimittel ist dennoch nicht klar sichtbar, so kann dies die verschiedensten Gründe haben. Etwa eine Unterdrückung durch kürzlich eingenommene allopathische Medikamente oder das Wesen des Patienten, der zu zurückhaltend oder zu verlegen ist, um seine volle Symptomatik zu zeigen.

4.2.3 Reaktionen mit Erstverschlimmerung und nachfolgendem Rückfall

Lokale und allgemeine Besserung und teilweiser Rückfall nach einem Monat

Verlaufsanalyse

- Kurze Verschlimmerung, gefolgt von einer lokalen und allgemeinen Besserung und teilweisem Rückfall nach einem Monat (▶ Abb. 4.9).
- Wir wissen in diesem Fall, dass dies ein recht kräftiger Organismus ist, der zu den Ebenen 2 bis 5 gehört.

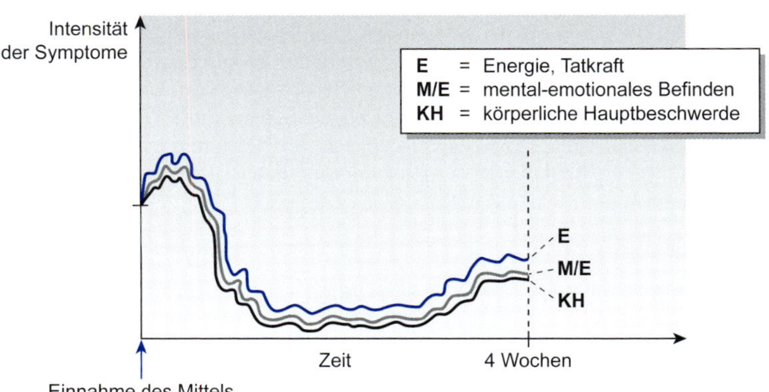

Abb. 4.9 Patientenäußerung: „Ich fühlte mich besser, aber jetzt geht es mir wieder schlechter."

Hier ist eine kurze Erstverschlimmerung zu beobachten, gefolgt von einer Besserung im mental-emotionalen Bereich ebenso wie im energetischen Bereich. In der täglichen Praxis erleben wir oft folgende Situation: Die erste Reaktion ist gut, der Patient fühlt sich einige Tage nach der Verschlimmerung wohl, als ob ein Wunder geschehen wäre, und er erlebt eine Euphorie: „Jetzt habe ich die Lösung gefunden",

„Ich fühle mich frei“, „Ich fühle mich wunderbar!“, „Jetzt bin ich geerdet“ – dies sind die dazugehörigen Reaktionen. Nichtsdestotrotz kann der Patient nach einem oder zwei Monaten mit kleineren Beschwerden wiederkommen. Nach der Phase des Sehr-gut-Fühlens stört die kleinste Beschwerde. Der Behandelnde muss sich hier bewusst machen, dass ein Patient, der bis jetzt ein Sklave seines Leidens war, wie ein Gefangener ist, der nach Einnahme des Arzneimittels das Gefängnis verlassen konnte und sich die ersten paar Tage frei und ekstatisch fühlte. Nach kurzer Zeit im Alltag beginnen ihn nun die Probleme des täglichen Lebens jedoch wieder zu stören. Der Behandelnde muss hier sehr bedacht vorgehen und auf einen vollständigen Rückfall warten, selbst wenn der Patient sich darüber beschwert. In solchen Fällen sollte man ein Placebo geben, um den Patienten vor Ängsten bewahren, wenn er hört, dass er ohne jede Medikation abwarten muss. Diese Patienten haben sich am Anfang der Behandlung sehr krank gefühlt, und es ging ihnen nach dem Arzneimittel so gut, dass sie nun nicht einmal die kleinsten Beschwerden tolerieren können. In ihrer Wahrnehmung verstärken sich diese bis zur Angst vor einem Rückfall. Hier wartet man am besten ab und gibt bei Bedarf ein Placebo.

Würde der Behandelnde in dieser Situation ein weiteres Arzneimittel geben, wird der Fall verdorben. Denn homöopathische Arzneimittel besitzen starke Wirkkräfte und dürfen nicht leichtfertig für geringfügige Probleme eingesetzt werden. Die übergeordnete Vorstellung dabei ist, dass wir den Patienten auf längere Sicht in einem guten Zustand sehen wollen und nicht etwa innerhalb eines Monats.

Wie ist ein echter Rückfall zu erkennen? Da gibt es einige Richtlinien, an die wir uns halten können. Werden wir vom Patienten allerdings unter Druck gesetzt und kennen gleichzeitig die Regeln dieser Wissenschaft nicht, so werden wir dazu neigen, Fehler zu machen.

Merke
Wenn die Schlüsselsymptome, auf denen die Verabreichung basierte, nicht mehr bestehen oder sich gebessert haben, sollten wir eine Wiederholung des Arzneimittels vermeiden.

- Kehren diese Schlüsselsymptome zurück, können wir sicher sein, das Arzneimittel wiederholen zu müssen.
- Tritt jedoch ein Rückfall auf, und die Schlüsselsymptome kommen nicht zurück, müssen wir den Fall sorgfältig analysieren, weil wir höchstwahrscheinlich ein anderes Arzneimittel benötigen. In diesen Situationen müssen wir besonderes Augenmerk auf die komplementären Arzneimittel legen.

Echter Rückfall einen Monat nach zunächst guter Reaktion

Ist eine gute Reaktion im Sinne einer anfänglichen lokalen und allgemeinen Verschlimmerung und im Verlauf eine lokale und allgemeine Besserung zu sehen, so haben wir es mit einem starken Organismus zu tun, der zu den höheren Ebenen gehört, wohl zu den Ebenen 2 bis 5 (▶ Abb. 4.10).

Es ist nicht normal, dass ein Organismus dieser Ebenen nach einer so guten Reaktion ohne schwerwiegenden Grund einen Rückfall erleidet. Wenn sich dies dennoch ereignet, ist dies höchstwahrscheinlich zurückzuführen auf ein Antidot wie allopathische Medikamente, Drogen, Kaffee, schweren mentalen oder emotionalen Stress etc. (▶ 3.4).

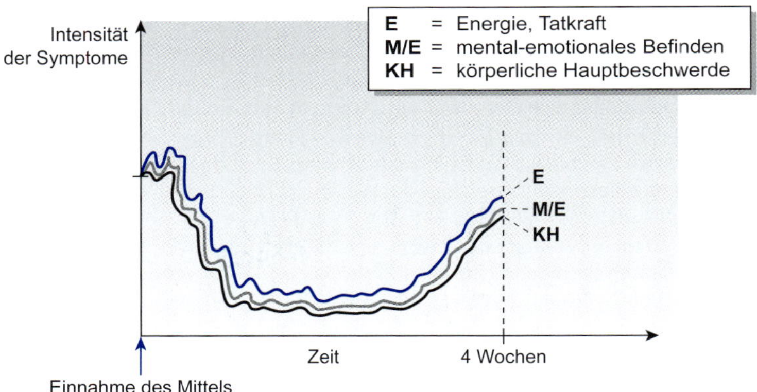

Abb. 4.10 Patientenäußerung: „Es ging mir besser, aber jetzt wieder schlechter."

- Zunächst sollte das Antidot vermieden werden, sofern der Patient es immer noch zu sich nimmt. Dann sollte beobachtet werden, ob der Organismus von selbst und ohne die weitere Hilfe durch ein Arzneimittel wieder ins Gleichgewicht kommt.
- Ist die Wirkung des Arzneimittels tatsächlich antidotiert, so wird der Rückfall von Dauer sein, und wir müssen dasselbe Arzneimittel in derselben Potenz wiederholen – vorausgesetzt natürlich, dass der Organismus in dasselbe Symptommuster mit denselben Schlüsselsymptomen zurückkehrt. Dies wird für gewöhnlich der Fall sein, wenn der Organismus in einem guten energetischen Zustand ist.
- In den Fällen, in denen das Abwehrgefüge bereits geschwächt ist, kann ein starkes Antidot das Energiemuster des Organismus verändern, was in einer veränderten Symptomatik resultiert. In diesen Fällen muss das Arzneimittel entsprechend geändert werden.

Manchmal sehen wir z. B. nach schwerer Trauer, dass statt eines Rückfalles in das vorherige Arzneimittel das Bild von Ignatia amara oder Natrium muriaticum in den Vordergrund tritt. Wenn dies geschieht, muss der Behandelnde zuerst das neue Arzneimittel geben (in diesem Beispiel Ignatia amara oder Natrium muriaticum) und danach, wenn dieses Arzneimittel nicht mehr wirkt und die alten Symptome des Falls zurückkehren, das ursprüngliche Arzneimittel wiederholen.
Ein stärkerer Organismus kann auch unter Stress dazu in der Lage sein, das ursprüngliche Bild beizubehalten, und wird mehr Symptome produzieren, die gleichwohl zu demselben Arzneimittel gehören. Fällt ein Calcium carbonicum-Patient etwa in einen Trauerzustand, so entwickelt er vielleicht keine Ignatia amara- oder Natrium-muriaticum-Symptome, sondern typische Calcium carbonicum-Kopfschmerzen. Dann benötigt dieser Fall zur Behandlung der vorherrschenden Symptome eine Wiederholung von Calcium carbonicum.

Stellt sich ein Rückfall früher als erwartet ein, könnte dafür die Höhe der Potenz verantwortlich sein, da sie vielleicht zu niedrig gewählt wurde, was in einer kürzeren Wirkdauer resultiert. Hätte ein Organismus eine C 50.000 (50M) benötigt, erhielt er aber nur C 200, dann wird eine positive Reaktion folgen, da das Arzneimittel passend war, sie wird jedoch wegen der ungeeigneten Potenz nicht lange anhalten. Dieselbe Reaktion kann auch beobachtet werden, wenn das Arzneimittel nicht ordnungsgemäß potenziert wurde. In solchen Situationen kann das Arzneimittel in einer höheren Potenz wiederholt werden.

4.2.4 Reaktionen ohne Erstverschlimmerung mit nachfolgendem Rückfall

Vorübergehende Besserung, vollständiger Rückfall nach einem Monat

Verlaufsanalyse
Bei einem vollständigen Rückfall müssen wir besonders gut unterscheiden, auf welcher Ebene der Gesundheit wir behandeln. Die Tatsache, dass es keine Erstverschlimmerung gab, ist kein gutes Zeichen (▶ Abb. 4.11).

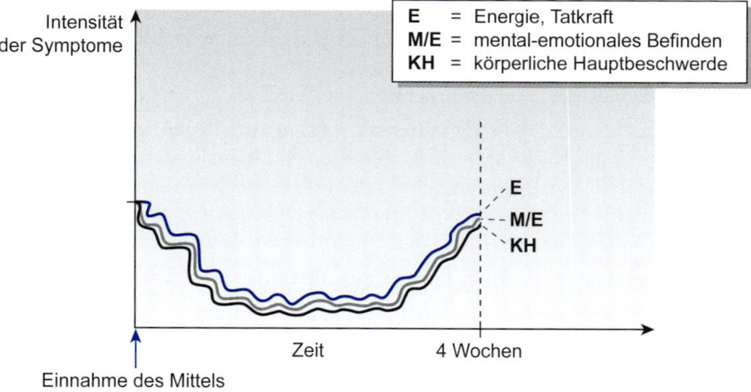

Abb. 4.11 Patientenäußerung: „Es ging mir besser, aber jetzt wieder genau so wie vorher."

In der unter ▶ 4.2.1 beschrieben Reaktion (▶ Abb. 4.2) haben wir gesehen, dass es auf den Ebenen 1 und 2 kurative Reaktionen auf die Einnahme eines Arzneimittels geben kann, denen keine Erstverschlimmerung voranging. Dann würden wir jedoch eine lange anhaltende Besserung erwarten. In der vorliegenden Beobachtung ist dem nicht so. Die Zeitdauer der Besserung zeigt klar, dass etwas nicht in Ordnung ist.

Falsche Mittelwahl

Wenn wir es mit einem Organismus zu tun haben, der zu den Gesundheitsebenen gehört, auf denen Heilung möglich ist, dann war das Arzneimittel falsch. Es könnte nahe genug gewesen sein, um eine partielle Reaktion hervorzurufen, hat jedoch keine Fortschritte bewirken können.

Jeder von uns reagiert z. B. in irgendeiner Weise auf Natrium muriaticum, da wir alle im Laufe unseres Lebens Schwierigkeiten durchlebt haben. Ist es für einen Fall jedoch nicht wirklich passend, bleibt eine tiefe Reaktion aus, und der krankhafte Zustand wird nicht geheilt. Der Patient fühlt sich für eine Weile besser, wird jedoch wieder kommen, wenn die Besserung abgeklungen ist. Der Homöopath wird nun einsehen müssen, dass

keine Heilung im homöopathischen Sinne stattgefunden hat. Bestenfalls geht man den Fall während der Konsultation noch einmal durch und analysiert die Symptome in der Tiefe, um ein besseres Arzneimittel zu finden.
Im Fall von Ängsten verschreiben wir z. B. Phosphor, Arsenicum album und Nitricum acidum. Schlussendlich verschreiben wir Agaricus muscarius, das den Fall heilt. Die ersten drei Arzneimittel waren Simile, konnten den Fall aber nicht heilen. Wohingegen das letzte Arzneimittel korrekt war und den Fall bereits von Anfang an geheilt hätte.

Unheilbare Fälle

Eine völlig unterschiedliche Situation finden wir vor, wenn wir einen Patienten der Gruppe D behandeln. Da diese Fälle unheilbar sind, zeigen sie nicht die Reaktionen, die wir von Fällen der höheren Ebenen kennen. Als Homöopathen neigen wir dazu, nach diesen vitaleren Reaktionen Ausschau zu halten, die mit einer Erstverschlimmerung beginnen. Wir müssen uns aber bewusst sein, dass ein zu schwaches Abwehrgefüge nicht mehr in der Lage ist, eine solche Anstrengung zu unternehmen. Er wird nur eine temporäre Besserung bewirken können und einen Rückfall erleiden, wenn die restliche Energie verbraucht ist. Fälle in diesen unteren Ebenen ändern sehr oft ihre Symptome, was ein Erkennungsmerkmal ist.

Der Homöopath wird das Arzneimittel sehr oft ändern müssen, und jedes Arzneimittel wird dieselbe Reaktion hervorrufen: Eine anfängliche Besserung und einen schnellen Rückfall. Spätestens dann wird der Homöopath verstehen, dass er es mit einem unheilbaren Fall zu tun hat. Solche Patienten leiden z. B. an Krebs mit Metastasen, progressiver Bulbärparalyse und amyotropher Lateralsklerose.

Manchmal hat sich zur Zeit der Behandlung allerdings noch keine tiefe physische Pathologie entwickelt. Wenn die Reaktion auf verabreichte Arzneimittel jedoch immer und immer wieder so ist, wie oben beschrieben, dann haben wir es wohl mit einem Organismus zu tun, dessen Abwehrgefüge bereits geschwächt ist und der im Inneren mit der Entwicklung eines ernsten Zustands kämpft. In diesen Fällen wird der Organismus niemals die Gruppe D verlassen können. Der Patient fühlt sich schwach und ausgelaugt mit allgemeinen Symptomen wie Konzentrationsmangel, Abgestumpftheit, körperlicher Schwäche, einer Gleichgültigkeit allem gegenüber und anderen vagen und nicht näher bestimmbaren Symptomen. In solchen Fällen kann der Homöopath manchmal jahrelang erfolglos versuchen, das System zu revitalisieren. Diese Fälle erfahren für einige Zeit eine Besserung und fallen dann wieder in den ursprünglichen Zustand zurück, um über Jahre hinweg auf derselben Ebene der Gesundheit zu verweilen. Obwohl sie keine nachweisbare Pathologie aufweisen, ist es sehr schwierig mit diesen Fällen umzugehen.

Placebo-Effekt

Abschließend sei bemerkt, dass wir dieses Muster oftmals in Zusammenhang mit dem Placebo-Effekt sehen. Zunächst tritt eine Besserung auf allen Ebenen ein; sie wird jedoch nicht von Dauer sein, und es wird keine tiefer gehende Wirkung geben. Dieser Effekt wird einfach abklingen. Wie bei jeder anderen Therapieform, werden auch wir viele Placebo-Effekte in unserer Praxis sehen. Es gibt jedoch einige klare Richtlinien, um sie von der korrekten Arzneimittelwirkung zu unterscheiden. Einige dieser Regeln sind die Erstverschlimmerung, die Verlagerung der Symptome in die Peripherie und das Wiederauftreten alter Symptome. All diese Reaktionen sind gekennzeichnet durch eine allgemeine Besserung und ein Abklingen der Symptome, auf denen unsere Verabreichung basiert.

Kurzzeitige partielle Besserung, nach einigen Wochen massive Verschlechterung

Verlaufsanalyse

- Es ist eine Besserung in bestimmten Bereichen aufgetreten, ohne eine vorausgehende Verschlimmerung. Nach einigen Wochen geht es dem Patienten jedoch schlechter als zuvor (mit oder ohne Veränderung der Symptome, ▶ Abb. 4.12).
- Diese Reaktion ist kein gutes Zeichen, und ein solcher Fall wird dem Behandelnden vermutlich viele Probleme bereiten.

4

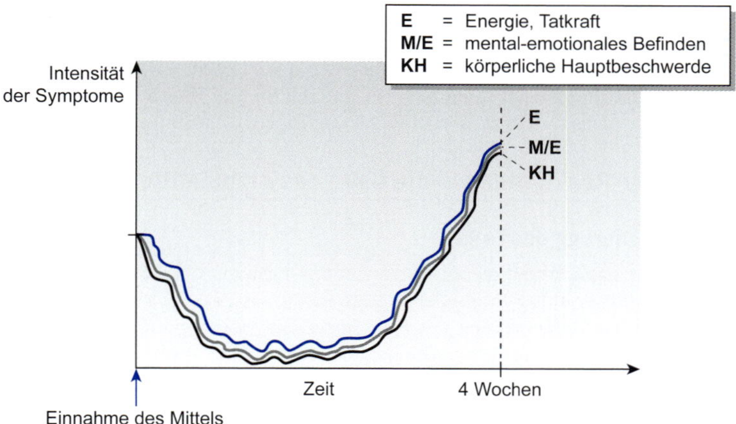

Abb. 4.12 Patientenäußerung: „Es ging mir besser, aber jetzt fühle ich mich sogar noch schlechter als vorher."

Für einige Wochen stellt sich eine unmittelbare Besserung ein, bald danach geht es dem Patienten jedoch schlechter als zuvor. Die Tatsache, dass es keine Erstverschlimmerung gab und die Symptome schlechter als vor der Einnahme des Arzneimittels sind, zeigt, dass wir es mit einem schwierigen Problem zu tun haben. Die Reaktion bedeutet, dass der von uns behandelte Organismus auf einer der unteren Ebenen der Gesundheit steht. Hier stehen wir entweder einem Fall mit einer tiefen, unheilbaren Pathologie gegenüber oder wir haben ein Arzneimittel gegeben, das lediglich ein Simile war und für eine gewisse Zeit unterdrückend wirkte.

Tiefe unheilbare Pathologie

Ist die Pathologie tief und unheilbar, so gehört der Patient zur Gruppe D. Der Fall lässt sich folglich nur palliativ behandeln. Was nach einem Monat passiert, ist keine homöopathische Verschlimmerung der Symptome, die vor der Mittelgabe existierten, sondern ein Verfall des gesamten Organismus. Das Arzneimittel konnte die Krankheitsentwicklung nicht stoppen, und der Prozess ist weiter fortgeschritten – den Organismus dorthin führend, wohin er bereits auf dem Weg war. Der Homöopath muss nun herausfinden, ob das ursprüngliche Arzneimittel noch passend ist. Diese Fälle tendieren dazu, sehr oft die Symptome zu wechseln. Manchmal zeigen die neuen Symptome, die dem Behandelnden als eine Verschlimmerung mitgeteilt werden, das nächste Arzneimittel, das dann gegeben werden kann.

4

Simile und kein Similimum

War das Arzneimittel lediglich ein Simile, so wissen wir, dass der Gesundheitszustand des Patienten der untersten Ebene der Gruppe B oder Gruppe C zuzuordnen ist. Der Organismus ist bereits in einem Ausmaß geschwächt, dass er leicht unterdrückt werden kann. Das Arzneimittel war nahe am Fall, aber nicht passend. Diese Situation ähnelt der unter ▶ 4.2.2 beschriebenen Reaktion (▶ Abb. 4.7): Hier wurde gezeigt, dass ein Simile eine nachteilige Wirkung haben kann, wenn der Organismus nicht stark genug ist. Ein kräftigerer Organismus wird nicht so einfach zu unterdrücken sein. Die Energie im Organismus, die durch das Arzneimittel blockiert war, wird dann mit aller übrig gebliebenen Kraft wieder freigesetzt und eine Zunahme der ursprünglichen Symptome bewirken. Bestenfalls sucht nun der Behandelnde nach einem besser passenden Arzneimittel. Es wäre auch vernünftig, bei der Wahl der Potenz vorsichtig vorzugehen, da der Organismus offensichtlich leicht aus dem Gleichgewicht gebracht werden kann. Wenn wir sehen, dass ein Organismus geschwächt ist und deshalb empfänglich auf die Stimuli durch homöopathische Arzneimittel reagiert, ist es besser, mit einer niedrigeren Potenz zu beginnen.

4.2.5 Keine Reaktionen auf die Gabe des Arzneimittels

Keine Veränderung des Falls

Einen Monat nach Einnahme des Arzneimittels behauptet der Patient, der nicht schüchtern und verschlossen, sondern kommunikativ ist, dass es keine Veränderungen gab. Bei der Untersuchung des Falls findet der Homöopath heraus, dass die Hauptbeschwerde, der mental-emotionale Bereich und der allgemeine energetische Zustand nicht von dem Arzneimittel beeinflusst wurden (▶ Abb. 4.13).

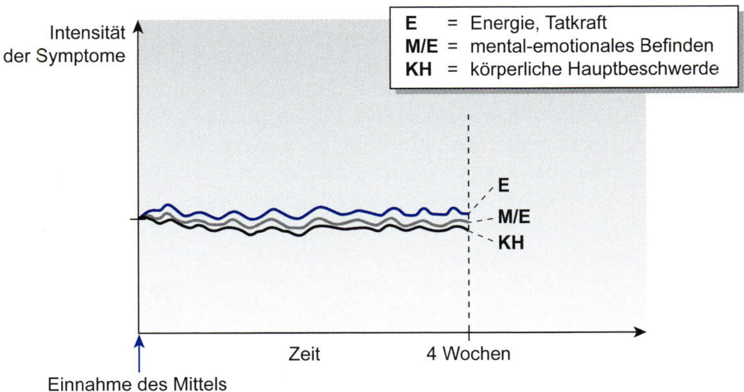

Abb. 4.13 Patientenäußerung: „Mir geht es nach wie vor unverändert."

Wieder können wir die Informationen über die Ebenen der Gesundheit dazu nutzen, um mehr Sicherheit darüber zu gewinnen, was hier vor sich geht.

Obere Ebenen der Gesundheit

Gehört der Patient zu den höheren Gesundheitsebenen, und war der Homöopath sich aufgrund der Klarheit des vom Organismus erzeugten Symptommusters sicher, dass dieses Arzneimittel zu geben ist, dann müssen wir die folgenden Möglichkeiten untersuchen:

- Der wahrscheinlichste Grund ist, dass das Arzneimittel nicht ordnungsgemäß potenziert oder verdorben war. In solchen Fällen sollte man dem Patienten empfehlen, zu einer anderen Apotheke zu gehen.
- Die Potenz war falsch – entweder zu niedrig oder zu hoch: Das passiert jedoch sehr selten. Wenn das Arzneimittel klar ist, kann versucht werden, dies herauszufinden, indem eine viel höhere oder viele niedrigere Potenz verabreicht wird.
- Die dritte, sehr seltene Möglichkeit ist, dass es die ganze Zeit über ein störendes Antidot gab, das der Patient zuvor nicht erwähnt hatte, z. B. nahm er Kortison, Kaffee oder einen anderen chemischen Stoff die ganze Zeit über zu sich.
- Oder die Verabreichung war falsch, obwohl das Arzneimittel eindeutig gewesen zu sein schien.

Stehen die ersten drei Möglichkeiten außer Frage, so ist der Punkt 4 die einzige Möglichkeit. Nämlich, dass trotz scheinbarer Klarheit des Falls das falsche Arzneimittel gegeben wurde. Folglich müssen wir den Fall im Detail nochmals analysieren. Vielleicht haben wir es mit einem kleinen Arzneimittel zu tun, das nicht oft angezeigt ist, und wir wurden von dem Umstand irritiert, dass seine Symptome denen eines Polychrests sehr ähnlich sind.

Wir behandeln z. B. den Fall einer Gastritis mit großem Durst auf kaltes Wasser, das erbrochen wird, sobald es den Magen erreicht, wobei der Patient Angst zu sterben und großes Bedürfnis nach Gesellschaft hat. Der Homöopath denkt augenblicklich an Phosphor, aber das weniger bekannte Arzneimittel Bismuthum weist ähnliche Symptome auf könnte deshalb das passendere für diesen Fall sein.

Untere Ebenen der Gesundheit

Auf den unteren Ebenen besteht zudem die Möglichkeit einer verspäteten Reaktion. Entdecken wir nach einer sorgfältigen Untersuchung des Falls auch nur geringfügige Veränderungen, besonders eines emotionalen Symptoms, das man selbst in der Erstanamnese nicht mit dem Patienten in Verbindung gebracht hat, etwa eine geringere Reizbarkeit, so müssen wir abwarten (▶ 4.2.6, ▶ Abb. 4.15).

Allerdings ist diese Möglichkeit, dass eine verspätete Reaktion auftritt, auf den unteren Ebenen der Gesundheit eher gering, da die Arzneimittelbilder in diesen Gruppen normalerweise nicht klar zu sehen sind. Es ist also eher unwahrscheinlich, dass die Verabreichung richtig war, obwohl es natürlich möglich ist, dass man zufällig das korrekte Arzneimittel gefunden hat.

Keine Veränderung laut Aussagen eines introvertierten Patienten

Manchmal geben zurückhaltende, schüchterne, unkommunikative Patienten in den ersten Monaten ihrer Behandlung nicht zu, dass sich eine Veränderung ihres Zustands eingestellt hat (▶ Abb. 4.14). Kleinere Veränderungen bedeuten für sie nichts. Daher erwähnen sie diese Veränderungen nicht, selbst wenn sie sie wahrgenommen haben.

Der Homöopath muss sichergehen, dass sich während der ersten Monate der Behandlung wirklich nichts verändert hat. Das muss sehr sorgfältig überprüft werden, indem man selbst subtilen Reaktionen des Patienten gebührende Aufmerksamkeit schenkt, während er die Fragen beantwortet. Möglicherweise zögert er, bevor er antwortet, oder sein Tonfall ändert sich, wenn er Beispiele für Situationen nennt.

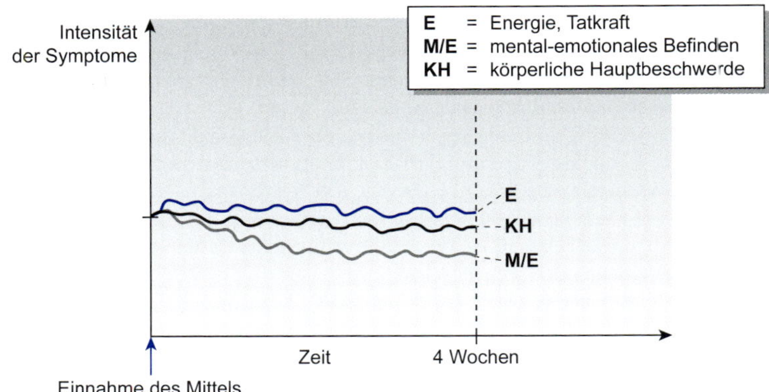

Abb. 4.14 Patientenäußerung: „Es geht mir unverändert."

Merke
Wenn man kleine mental-emotionale Veränderungen feststellen kann, ist es am besten, zu warten oder ein Placebo zu geben.

Es ist wichtig, dass sich Homöopathen dieses Patiententypus bewusst sind, da sie sich nicht leicht auf einen persönlichen Kontakt einlassen werden. Sie können den Homöopathen auch in die Irre führen. Manchmal kann es für die Zusammenarbeit hilfreich sein, wenn der Homöopath ihnen erklärt, dass sie die richtigen Informationen geben müssen, da er ihnen sonst nicht helfen kann.

Dies kann bei bestimmten Arzneimitteln der Fall sein, wie bei Thuja occidentalis, Ignatia amara, Natrium muriaticum und anderen, die zu den zurückhaltenden oder scheuen Charakteren gehören.
Es gibt aber auch Fälle, bei denen diese argwöhnische, verschlossene und unehrliche Haltung zu einem Teil der Krankheit geworden ist. Diese Patienten sind viel schwieriger zu behandeln. Es gibt z. B. Patienten, die es unterbewusst mögen, krank zu sein, um von Mitmenschen Aufmerksamkeit zu bekommen. James T. Kent beschreibt in seiner Materia medica einen Fall über Plumbum metallicum, bei dem eine Frau in einer Art Hysterie vorgibt, krank zu sein, wenn sie sich in Gesellschaft befindet ([4]). Patienten mit solchen mental-emotionalen Symptomen gehören bereits zu den weiter unten gelegenen Ebenen der Gesundheit. Der Organismus hat Kraft verloren, sodass die Störung nun tiefere Ebenen erreicht und eine mentale oder emotionale Pathologie bewirkt.

Patienten mit einer verschlossenen Persönlichkeit können auf allen Gesundheitsebenen gefunden werden, weil alle Arten von Charaktereigenschaften durch alle Ebenen hindurch auftreten. Dies hat nichts mit den von uns behandelten pathologischen Zuständen zu tun, sondern mit dem „emotionalen Wesen" des Patienten. Nichtsdestotrotz werden mental-emotionale Züge dann zu einem Teil der Störung, die wir behandeln müssen, wenn sie die Fähigkeit untergraben, harmonisch zu funktionieren. Allgemein gesprochen haben Patienten mit einem guten Allgemeinzustand eine größere Chance, mental-emotional im Gleichgewicht zu sein – und das hat nichts mit ihrem Charakter zu tun, der immer noch zurückhaltend sein kann. In dem Maße, wie das Abwehrgefüge jedoch schwächer wird, können mehr Störungen auf tiefere Ebenen vordringen und alle Arten von mentalen oder emotionalen Problemen bewirken.

Sogar ein Patient der Gruppe D kann mental und emotional völlig gesund sein, da eine Erkrankung gänzlich auf der physischen Ebene angesiedelt sein kann. Vor dem Hintergrund, dass Patienten der Gruppe D unheilbar krank sind und geringe bis keine psychologischen Probleme haben, messen wir kleineren mental-emotionalen Veränderungen nicht so viel Bedeutung bei, wie wir es bei Patienten der höheren Ebenen der Gesundheit mit emotionalen Problemen tun.

- In den oberen Gruppen können Veränderungen der mental-emotionalen Schicht erste Zeichen eines Fortschrittes sein, die einer Besserung der körperlichen Symptome vorangehen.
- Aber bei Patienten der untersten Ebenen, mit schwerer körperlicher Pathologie, müssen wir eine Besserung der krankhaften Symptome erkennen können, sonst können wir daraus schließen, dass das Arzneimittel falsch war – und zwar auch dann, wenn der Patient über geringe Veränderungen auf der mental-emotionalen Ebene berichtet. Solche Veränderungen können auftreten, ohne dass man sie dem Arzneimittel zuschreiben könnte, wie der Effekt eines guten Kontaktes zum Homöopathen. Dies hat mit der Mittelwirkung nichts zu tun (Placebo-Effekt), da der krankhafte Prozess zugleich ungehindert voranschreitet.

4.2.6 Partielle Veränderungen

Partielle Veränderungen laut Aussagen eines introvertierten Patienten

Verlaufsanalyse
Verbesserung einiger untergeordneter körperlicher Symptome bei einem zurückhaltenden oder intellektuellen Patienten ohne andere Veränderungen (▶ Abb. 4.15).

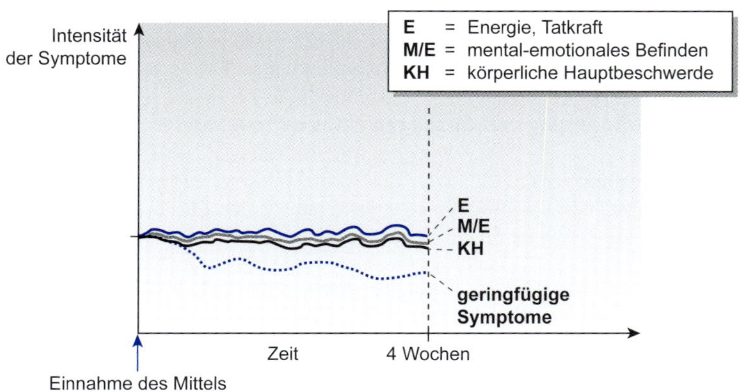

Abb. 4.15 Patientenäußerung: „Es geht mir unverändert."

Hier stellen wir in der Folgeanamnese fest, dass ein verschlossener Patient, der zunächst keine wirkliche Veränderung irgendeiner Beschwerde einräumte, schließlich berichtet, dass ein kleines Symptom, wie das Jucken des Gehörganges, das über mehrere Jahre bestand und das bei der Erstanamnese nicht hervorgehoben wurde, nun nicht mehr da ist.

- Obwohl dies auf den höheren Ebenen der Gesundheit fast mit Sicherheit die Wirkung eines teilweise passenden Arzneimittels ist, können wir diese kleine Veränderung nicht ignorieren, besonders da ein introvertierter oder intellektueller Patient sie eingeräumt hat. Organismen mit einem gut funktionierenden Abwehrgefüge neigen dazu, deutlich auf Arzneimittel zu reagieren. Es sei denn, die Wirkung wird gestört, wie in der unter ▶ 4.2.3 beschriebenen Reaktion (▶ Abb. 4.10).
- Haben wir es mit einem Organismus auf einer der unteren Ebenen der Gesundheit zu tun, dann könnte das Arzneimittel auch korrekt sein und das unbefriedigende Ergebnis, das wir nach einem Monat sehen, könnte der langsamen Reaktion des Organismus geschuldet sein. Diese Organismen sind unter Umständen nicht dazu in der Lage, eine starke Erstreaktion zu produzieren. Die Rückmeldung an den Homöopathen nach einem Monat scheint deshalb unklar zu sein.

In beiden Gruppen ist es das Beste, abzuwarten (und falls nötig ein Placebo zu geben). Wenn es wie der Beginn einer Besserung aussieht, sollte das Bild in einem Monat deutlicher hervortreten. Kehrt das Symptom nach einem Monat der Besserung jedoch wieder zurück und ist keine andere Reaktion erkennbar, so hat das Arzneimittel nur teilweise gewirkt und war deshalb falsch. Allgemein können wir sagen, dass eine temporäre Besserung eines chronischen körperlichen Symptoms ohne eine generelle Besserung auf der mental-emotionalen Ebene oder des energetischen Zustands kein gutes Zeichen ist. Es deutet entweder auf ein schwaches Immunsystem hin oder darauf, dass das falsche Arzneimittel verabreicht wurde.

Bei Patienten der Gruppe D bedeutet diese Beobachtung mit großer Sicherheit, dass das verschriebene Arzneimittel falsch war. Da es unser Ziel ist, die Hauptbeschwerde des Patienten zu lindern, ist diese kleine Reaktion nicht von Bedeutung, und wir werden ein besseres Arzneimittel finden müssen. Auf eine möglicherweise nachfolgende positive Entwicklung zu warten, ist nicht zu empfehlen. Es ist äußerst unwahrscheinlich, dass Organismen mit so schlechten Möglichkeiten des Immunsystems nach einer längeren Zeit des Abwartens eine heilende Reaktion zeigen können.

Partielle Veränderung laut Aussagen eines extrovertierten Patienten

Verlaufsanalyse

Verbesserung einiger untergeordneter körperlicher Symptome bei einem extrovertierten Patienten ohne andere Veränderungen (▶ Abb. 4.16).

Diese Situation kann auf allen Gesundheitsebenen beobachtet werden und ähnelt der Reaktion der vorangehenden Beschreibung (▶ Abb. 4.15). Nur haben wir es hier mit einem extrovertierten Patienten zu tun, der ein großes Bedürfnis hat, seinen Behandelnden zufrieden zu stellen, indem er von Besserung berichtet. Oder wir haben es aber mit einem Patienten zu tun, der eine Bestätigung dafür braucht, dass es ihm wirklich besser geht. Auf Nachfrage berichtet er lediglich über Fortschritte in bestimmten Bereichen wie „sich vielleicht besser zu fühlen“ oder von Besserung bei einigen kleineren Symptomen. Es gibt aber weder Veränderungen in Bezug auf die Hauptbeschwerde noch des allgemeinen energetischen Zustands noch hinsichtlich

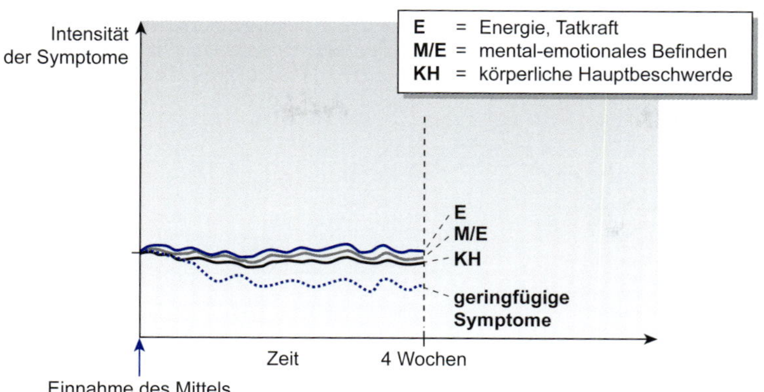

Abb. 4.16 Patientenäußerung: „Insgesamt geht es mir unverändert, aber einige Symptome haben sich gebessert."

seiner Phobien oder anderer mental-emotionaler Symptome. In diesen Fällen kann der Homöopath also sicher sein, dass er das falsche Arzneimittel verabreicht hat und es nur ein Placebo-Effekt war. Obwohl der Patient enthusiastisch ist und eine positive Rückmeldung gibt, gibt es keine wirklichen Veränderungen. Weder Verschlimmerung noch wirkliche Besserung. Deshalb muss der Fall nochmals durchgegangen werden.

Wenn sich in solchen Fällen anstatt einer Besserung eines untergeordneten lokalen Symptoms die Veränderung eines allgemeinen Symptoms eingestellt hat, etwa im Bereich „Verlangen oder Abneigung von Speisen", ohne dass dies jedoch mit einer Besserung auf der mental-emotionalen Ebene oder des energetischen Zustands einher gegangen ist, so wäre dies noch ungünstiger. Es würde zeigen, dass wir das falsche Arzneimittel gegeben haben, weil trotz dessen starken Einflusses auf den Organismus des Patienten der Effekt nur partiell war. An dieser Stelle müssen wir den Fall ebenfalls aufs Neue überprüfen, ohne dabei jedoch die veränderten Symptome zu berücksichtigen.

4.2.7 Verschlimmerung der Symptome

Verschlimmerung mit Besserung in den letzten Tagen

Verlaufsanalyse

- Der Patient berichtet von einer anfänglichen Verschlimmerung, die fast einen Monat angehalten hat und der in den letzten Tagen eine Besserung gefolgt ist. (▶ Abb. 4.17)
- Diese Art von Reaktion finden wir auf den Gesundheitsebenen 5 bis 7.

Solche Patienten hatten ernste wiederkehrende Infektionen und haben im Laufe der Jahre unter einem allgemeinen Krankheitsgefühl und einem Energiemangel gelitten. Ihr Organismus ist geschwächt und kann keine schnelle Veränderung hervorrufen, die zu einer Besserung führen würde. Aus diesem Grund hielt die Verschlimmerung

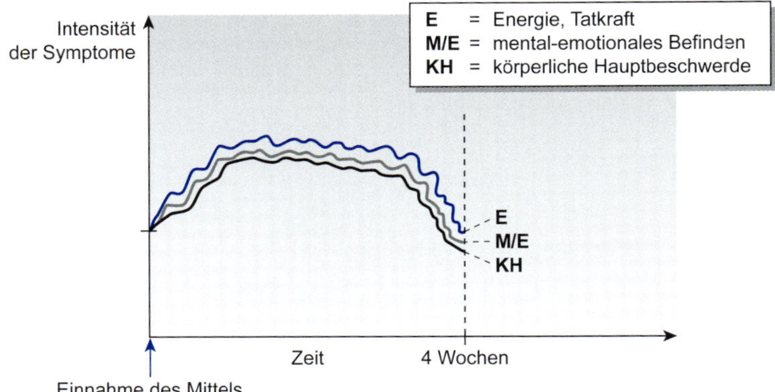

Abb. 4.17 Patientenäußerung: „Es geht mir schlechter."

der Symptome, bis auf die letzten Tage, fast einen Monat an. Höchstwahrscheinlich handelt es sich um eine langwierige Erstverschlimmerung.

Greift der Behandelnde jetzt ein, würde das Fortschreiten des Prozesses nur gestört werden. Hier müssen wir demnach abwarten. Es können an diesem Punkt viele Fehler gemacht werden, weil der Patient darüber berichtet, was sich während des ganzen Monats ereignet hat, wobei er die Besserung der letzten Tage ignoriert, weil er diese als zufällig betrachtet. Er ist verzweifelt und verlangt ein anderes Arzneimittel.

Um diese Situation richtig beurteilen zu können, ist es sehr wichtig, dass der Homöopath einen guten Überblick über den Fall hat. Die Frage, die er sich hier stellen muss, lautet: „Kann ich die Verschlimmerung unbehandelt lassen, ohne das Leben des Patienten zu gefährden?" Diese Fälle benötigen oft ein zweites oder drittes Arzneimittel, aber das erste wird letztlich zu einer substanziellen Besserung führen. Schließlich wird der Organismus klarere Symptome des nächsten Arzneimittels produzieren, vorausgesetzt man wartet lange genug. Wird dieser Sachverhalt nicht verstanden und werden Arzneimittel eingesetzt, um die Verschlimmerung zu stoppen, so wird der Effekt des ersten Arzneimittels aufgehoben.

Haben wir es mit einem Patienten aus einer der unteren Ebenen der Gesundheit zu tun, kann die Situation sogar noch schwieriger sein, wie wir im Folgenden sehen werden.

Fortschreitende Verschlimmerung aller Symptome

Verschlechtern sich alle Symptome, haben wir es mit Patienten zu tun, deren Gesundheitszustand dem der Ebenen 8 und 9 aus der Gruppe C und möglicherweise der Ebene 10 aus der Gruppe D entspricht (▶ Abb. 4.18).

Die eindeutig verlängerte Erstverschlimmerung lässt laut James T. Kent darauf schließen, dass es sich um einen unheilbaren Fall handelt. Der Verschlimmerung muss unverzüglich entgegengewirkt werden, da der Patient sonst stirbt ([5]). Nach meiner Erfahrung kann diese verlängerte Phase der Erstverschlimmerung verschiedene Gründe haben:

- falsches Arzneimittel, das es der Krankheit erlaubt, ihren natürlichen Verlauf zu nehmen

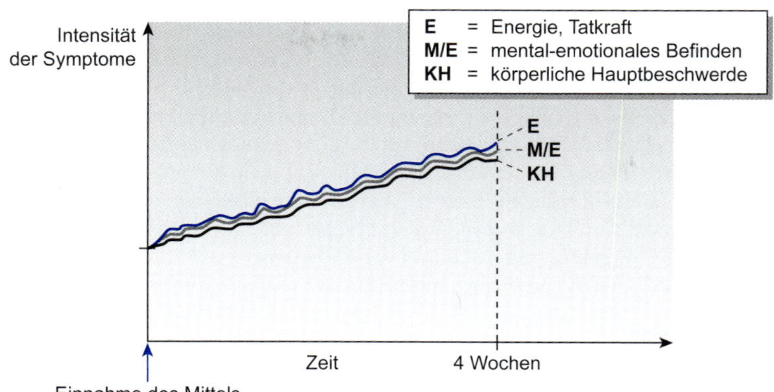

Abb. 4.18 Patientenäußerung: „Es geht mir in jeder Hinsicht noch viel schlechter."

- Absetzen allopathischer Medikamente
- falsch gewählte Potenz
- ein Fall, der, soweit es die homöopathische Behandlung betrifft, tatsächlich unheilbar zu sein scheint

Falsches Arzneimittel

War das Arzneimittel falsch, muss möglichst schnell ein besseres Arzneimittel gefunden werden.

- Wenn sich auf ein anderes Arzneimittel immer noch keine Wirkung einstellt, ist es besser, zunächst abzuwarten, vorausgesetzt die Pathologie erlaubt es.
- Man kann auch ein Placebo geben und den Fall nach einem Monat neu aufnehmen. Danach sollte so lange gewartet werden, bis sich ein deutlicheres Symptommuster zeigt. Ist es nicht möglich abzuwarten und ist ein besser passendes Arzneimittel nicht klar erkennbar, so behandelt man den Zustand vorübergehend am besten palliativ, mit allopathischen Medikamenten, bis die Situation sich stabilisiert hat.

Besteht der Patient danach immer noch auf einer homöopathischen Behandlung, zeigt sich erstaunlicherweise das homöopathische Arzneimittel nach solch einer Prozedur oftmals viel klarer. Manchmal ist der Einsatz allopathischer Medikamente unvermeidlich. Das führt dazu, dass der ursprüngliche, krankhafte Zustand immer wieder zurückkehrt. Wie bei schwerem Asthma, wo man immer wieder auf Bronchodilatatoren zurückgreifen muss. Möglicherweise ist erst nach mehrerer Anläufe ein gesundheitlicher Status erreicht, der tolerierbar ist und in dem man die allopathischen Medikamente in der Phase der Verschlimmerung nicht mehr benötigt. Durch diese wiederholten Behandlungen scheint das Immunsystem sich langsam wieder aufzubauen und kann schließlich ohne Kortison auskommen.

- Wurde das allopathische Medikament abgesetzt, muss herausgefunden werden, ob die verbliebenen Symptome dieselben sind wie zuvor, jedoch schwerer. Dann ist dasselbe homöopathische Arzneimittel angezeigt.
- Haben sich die Symptome verändert, muss der Fall neu bewertet und ein neues Arzneimittel gesucht werden.

Falsche Potenz

Dauert die Verschlimmerung zu lange an, könnte dasselbe Arzneimittel in einer höheren Potenz wiederholt werden müssen. Eine höhere Potenz kann die Situation entscheidend verbessern, weil der Organismus mehr Energie benötigt, um den krankhaften Zustand zu überwinden. Die anhaltende Verschlimmerung ist der Tatsache geschuldet, dass die verabreichte Potenz zwar genug Energie freisetzen konnte, um eine Immunreaktion zu bewirken, aber nicht genug, um den Prozess in der richtigen Richtung aufrecht zu erhalten. Deshalb kann eine höhere Potenz, die mehr Energie freisetzt, Ordnung in den Zustand bringen. Bringt dieses Vorgehen nicht das notwendige Ergebnis, müssen wir in der Zwischenzeit auf allopathische Medikamente zurückgreifen und die Behandlung später wieder aufnehmen.

Unheilbarer Fall

Bei einer tiefen Pathologie, bei der gewöhnlich starke allopathische Medikamente eingenommen werden, beweist die Tatsache, dass der Organismus aufgrund der Mittelwirkung eine Verschlimmerung hervorbringen kann, dass noch kein unheilbares Stadium erreicht wurde. Sobald der Organismus die Kraft hat, eine Reaktion hervorzubringen, wird der Homöopath diesen behandeln können und ihn langsam stabilisieren. Vorausgesetzt, er ist in der Lage, den Fall richtig zu beurteilen, und findet nach der Erstverschreibung die korrekte Abfolge von Arzneimitteln.

In den Fällen, die zu dieser Beobachtung gehören, ist oftmals während einer Phase der Verschlimmerung eine Behandlung angezeigt. Dies ist jedoch schwierig, da das Abwehrgefüge schwach ist und deshalb unklare Symptome produziert. Falls der Homöopath während der Verschlimmerung nicht das richtige Arzneimittel zu erkennen vermag, wird der Fall sich weiter verschlechtern, und man wird auf allopathische Medikamente zurückgreifen müssen, um diesem Prozess Einhalt zu gebieten. Um solche Fälle zu einem positiven Ergebnis zu bringen, braucht der Homöopath eine Menge Wissen und Erfahrung.

> Angenommen, der Gesundheitszustand eines Patienten kann der Ebene 7 oder 8 der Gruppe C zugeordnet werden – der Patient leidet an Colitis ulcerosa. Einen Monat nach Einnahme des Arzneimittels berichtet er, dass sich die Anzahl der Stühle am Tag von fünfzehn auf fünfundzwanzig erhöht hat. Seine Energie ist stark abgesunken, psychisch fühlt er sich schlechter, und sein allgemeiner Zustand ist ebenso wie seine Anämie schlechter. An diesem Punkt müssen wir sehr vorsichtig sein. Während dieser Verschlimmerung besteht die Möglichkeit, dass ein neues Symptommuster auftaucht, für das wir sofort ein zweites Arzneimittel verabreichen müssen. Das erste Arzneimittel war korrekt. Finden wir jedoch das zweite Arzneimittel nicht, so ist das Leben des Patienten in Gefahr. Leidet ein Patient mit Colitis ulcerosa jedoch zusätzlich an schweren psychischen Symptomen wie einer Zwangsneurose, so wird dieser Fall viel schwieriger zu behandeln sein als ein einfacher Fall von Colitis ulcerosa.

Homöopathen müssen deshalb beobachten, wie eine Krankheit sich entwickelt hat und wohin eine Reaktion führen wird. Gab es in der Vergangenheit z. B. mentale Symptome, die nicht sehr ernst waren, aber mit schweren Psychopharmaka unterdrückt wurden? Und entwickelt sich statt ihrer nun ein Darmgeschwür? Dann ist im Laufe einer erfolgreichen Behandlung ein Wiedererscheinen der mental-emotionalen Symptome zu erwarten. Eine solche Abfolge von Ereignissen ist eine gute Entwicklung und heilend. Hier sollte der Homöopath nicht denken, dass er den Fall unterdrückend behandelt hat, indem er alte mental-emotionale Symptome wieder sichtbar werden ließ. Es ist wichtig zu verstehen, dass jede Pathologie einen „Marker" oder einen „Grad an zugrunde liegender Schwere" hat und dass ein mentales Symptom nicht immer schlimmer ist als ein körperliches (▶ 3.2).

Verschlimmerung gefolgt von kurzer Besserung mit nachfolgender Verschlechterung

Verlaufsanalyse

Klare Verschlimmerung über einen längeren Zeitraum, gefolgt von einer 70-prozentigen Besserung für vier bis fünf Tage und einer erneuten Verschlechterung (▶ Abb. 4.19).

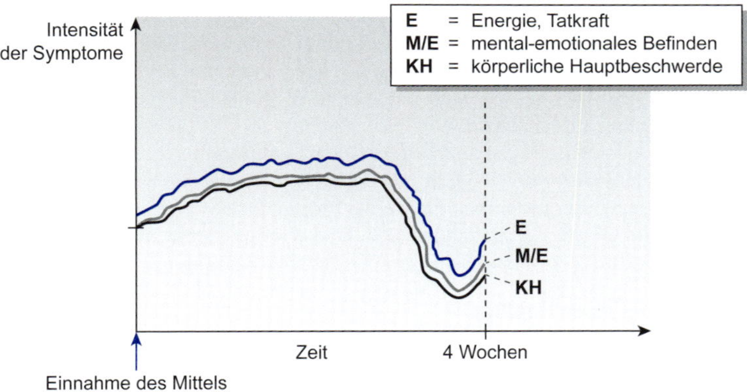

Abb. 4.19 Patientenäußerung: „Es ging mir schlechter, abgesehen von einer kurzen Besserungsphase."

Diese Beobachtung gehört zu den Ebenen 7 und 8 der Gruppe C. Hier finden wir Organismen mit einem zu einem gewissen Grad geschwächten Immunsystem vor, die noch heilbar sind. Denn die Tatsache, dass es eine Verschlimmerung gab, zeigt, dass es für diesen Organismus noch möglich ist, wieder gesund zu werden. Die kurze Phase der Besserung ist jedoch sowohl ein Zeichen für einen Mangel an verfügbarer Energie, die ein stabiles Gleichgewicht aufrecht erhalten könnte, als auch für den Bedarf einer weiterführenden Behandlung, um eine Besserung zu erzielen, die einer höheren Ebene der Gesundheit entspricht.

Da es eine Erstverschlimmerung gab, gefolgt von einer Besserung der Hauptsymptome, der mental-emotionalen Symptome und der Energie, können wir sicher sein, dass das Arzneimittel korrekt war. Selbst wenn die Besserung nur von kurzer Dauer war. Darüber hinaus gibt es allerdings einige Fakten, die der Homöopath sorgfältig prüfen muss, um den Fall richtig bewerten zu können.

Störung durch Antidote

Beispiel sei ein Patient mit Bronchialasthma. Nach der Einnahme des homöopathischen Arzneimittels hatte der Patient eine lokale und eine allgemeine Verschlimmerung über rund zwanzig Tage. Dann folgte eine lokale und eine allgemeine Besserung für fünf oder sechs Tage. Danach wurde seine Dyspnoe mit jedem Tag zunehmend schlechter. Als Erstes muss der Homöopath folgendes in Erfahrung bringen:

- Gab es zwischenzeitlich ein Antidot zu dem homöopathischen Arzneimittel? Vielleicht hat der Patient allopathische Medikamente oder Kaffee zu sich genommen (oder ein anderes Getränk, das größere Mengen Koffein enthält)? Oder er hat etwas anderes gemacht, was die Wirkung des Arzneimittels gestört hat. Falls ja, dann muss das Antidot gemieden werden; nun sollte sich die Besserung normalerweise einstellen, vorausgesetzt wir verzichten auf weitere Stimulation.
- Ist das Abwehrgefüge allerdings zu schwach, so besteht die Möglichkeit, dass der Organismus sich nicht selbst reorganisieren kann. In dieser Situation muss man dasselbe Arzneimittel in derselben Potenz wiederholen, solange die Symptome und der grundlegende Zustand, auf denen wir unsere ursprüngliche Verabreichung begründet haben, zurückkehren und bleiben.
- Ist der Organismus durch ein geschwächtes Immunsystem sehr anfällig, so ist es möglich, dass er dasselbe Symptommuster nicht aufrecht erhalten kann. Wenn die Schlüsselsymptome unserer ersten Verabreichung nicht mehr unter den pathologischen Symptomen auftauchen und es dem Patienten doch zunehmend schlechter geht, müssen wir nach einem anderen Arzneimittel suchen, indem wir den Fall erneut aufnehmen.
- Gibt es jedoch den geringsten Zweifel an dem Symptommuster, so muss das ursprüngliche Arzneimittel wiederholt werden. Es dürfen keine durch das Antidot veränderten Symptome verwendet werden, wenn noch Symptome des ursprünglichen Krankheitsbildes vorhanden sind. Dies würde zu einer weiteren Verwirrung des Falls und zu einem Scheitern der Behandlung führen.

Geschwächtes Abwehrgefüge

Ist das Abwehrgefüge geschwächt, werden die Symptome nicht klar erkennbar sein. Dann ist eine sorgfältige Untersuchung notwendig, bevor der nächste Schritt eingeleitet werden kann. Dieser Prozess kann umso schwieriger sein, wenn wir den verletzlichen Zustand in Betracht ziehen, in dem sich diese Organismen befinden können. Es fehlt ihnen nicht nur die Kraft, um ein klares Symptommuster zu präsentieren. Sie werden auch leicht durch das falsche Arzneimittel negativ beeinflusst. Dies demonstriert die Wichtigkeit von äußerster Vorsicht durch den Homöopathen.

Allgemeine Anmerkungen

Zur abschließenden Prognose eines Falls müssen wir auch die Sensibilität eines Organismus gegenüber homöopathischen Potenzen betrachten.

Organismen mit einer tiefen Pathologie können sehr sensibel auf Stimuli, homöopathische Potenzen eingeschlossen, reagieren und überschießende Reaktionen produzieren. Deshalb ist es in diesen Fällen nicht ratsam, mit Potenzen höher als C 200 zu beginnen.

Aus der lange andauernden Verschlimmerung können wir schließen, dass der Organismus sich schwer tut, sich der verabreichten homöopathischen Potenz anzupassen. Es hängt von der Stabilität des Organismus nach der ersten Mittelgabe ab, ob wir die Potenz erhöhen können oder nicht. Gibt es hierzu den geringsten Zweifel, dann sollte immer zuerst die zuvor verabreichte Potenz wiederholt werden; nur wenn diese Dosis nicht ausreicht, sollte zu einer höheren Potenz übergegangen werden. Wir werden es oft am Anfang einer Behandlung sehen, dass geschwächte Organismen Schwierigkeiten haben, sich dem Stimulus durch eine homöopathische Potenz anzupassen. Kommen sie jedoch wieder zu Kräften, geht dies vorüber, und das Gegenteil kann beobachtet werden. Da der Organismus eine Menge Energie benötigt, um den fortschreitenden Prozess der chronischen Krankheit aufzuhalten, wird viel Energie zur vollständigen Befreiung von dieser benötigt. In den Fällen, in denen der Organismus nicht genug Energie hat, selbstständig durch einen therapeutischen Prozess zu gehen, kann es notwendig sein, das Arzneimittel häufig zu wiederholen und die Potenz sukzessive zu erhöhen. Manchmal bleibt der erwartete Effekt auf ein Arzneimittel aus. Dann kann es sein, dass der Effekt bei einer höheren Potenz dramatisch und extrem zufriedenstellend ist.

Einen Monat anhaltende Verschlimmerung

Dass es dem Patienten einen ganzen Monat lang schlechter ging, ist eine typische Situation für Patienten der Gruppe C, die allopathische Medikamente eingenommen haben. Dem homöopathischen Arzneimittel folgend, versucht der Organismus die Unterdrückung zu überwinden, und die Symptome, die durch die allopathischen Mittel kontrolliert wurden, verschlimmern sich. Die lokalen Beschwerden verschlimmern sich ständig, wobei der Patient die allgemeine Besserung, die sich parallel zu der Verschlimmerung vollzieht, nicht wahrnimmt. Dies kann für den Homöopathen irreführend sein.

Der Patient berichtet von einer allgemeinen Verschlimmerung, da er sich wegen der Zunahme der lokalen Beschweren miserabel fühlt. Bei genauerem Hinsehen ergibt sich jedoch eine Besserung der mental-emotionalen Symptome und des allgemeinen energetischen Zustands (▶ Abb. 4.20). Dies zeigt, dass das Arzneimittel korrekt ist. Obwohl die verspätete Besserung der lokalen Symptome den Patienten stört, sollte der Homöopath mit dem Ergebnis zufrieden sein. Das ist der Grund, warum wir immer den ganzen Fall betrachten sollten, indem mögliche Veränderungen der lokalen Symptome, des energetischen Zustands und der mental-emotionalen Ebene berücksichtigt werden.

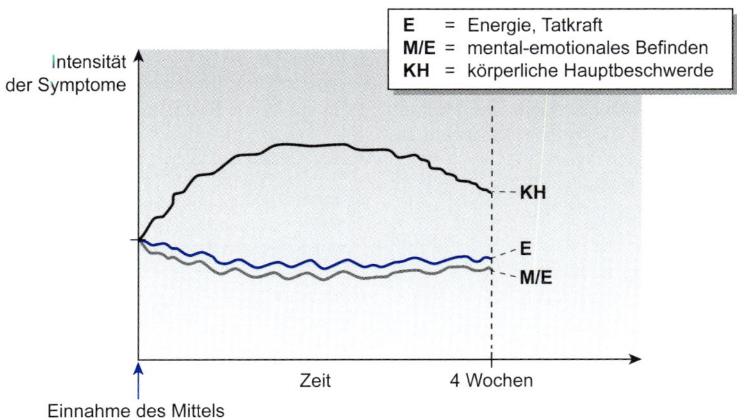

Abb. 4.20 Patientenäußerung: „Es ging mir die ganze Zeit schlechter."

> **Merke**
> Fälle mit einer lange anhaltenden Verschlimmerung der körperlichen Symptome zeugen von einer tiefen Pathologie, was bedeutet, dass dem Organismus Zeit gegeben werden muss, um die volle Wirkung des Arzneimittels zeigen zu können. Wir sollten

deshalb mindestens zwei oder drei Monate warten, bis wir eine Veränderung der zentralen Pathologie feststellen können. In solchen Fällen werden viele Fehler gemacht, und sie können dadurch völlig durcheinander gebracht werden.

Wenn wir einen Patienten haben aus der Gruppe D, der uns einen Monat nach Einnahme des Arzneimittels sagt, dass es ihm schlechter gehe, dann können wir sicher sein, dass das Arzneimittel falsch war – trotz kleiner Änderungen in der allgemeinen Symptomatik. Diese Fälle sind unheilbar. Unser Hauptziel sollte sein, die pathologischen Symptome palliativ zu behandeln. Das Arzneimittel war also weit daneben und hat nicht gewirkt, sodass die Krankheit ihren natürlichen Verlauf genommen hat. Oder es hatte einen partiellen, aber störenden Effekt, der die Pathologie verschlimmerte. In beiden Fällen ist es notwendig, ein besser passendes Arzneimittel zu finden.

Haben wir einen Patienten aus der Gruppe D jedoch über zwei oder drei Jahre hinweg korrekt behandelt und haben sich seine lokalen Symptome gebessert, so kann es sein, dass wir eines Tages eine Verschlimmerung sehen, die im Rahmen einer Heilung stattfindet und ein Ergebnis der Mittelwirkung ist. Das würde bedeuten, dass sich der Gesundheitszustand gebessert und in Richtung einer höheren Ebene der Gesundheit entwickelt hat, auf Ebene 9 der Gruppe C.

Einen Monat anhaltende Verschlimmerung der Hauptbeschwerde, Besserung der anderen Symptome

Der Unterschied zwischen dieser und der vorausgehenden Reaktion liegt in der Prognose. Hier gibt es eine klare Verbesserung des Allgemeinzustands des Patienten, bezogen auf die mental-emotionale Ebene und den energetischen Zustand. Diese Reaktion auf eine Mittelgabe können wir bei Patienten der Ebenen 5 und 6 der Gruppe B beobachten. Der Organismus ist viel kräftiger als der Organismus der zuvor beschriebenen Reaktion. Deshalb gibt es eine klare Reaktion (▶ Abb. 4.21).

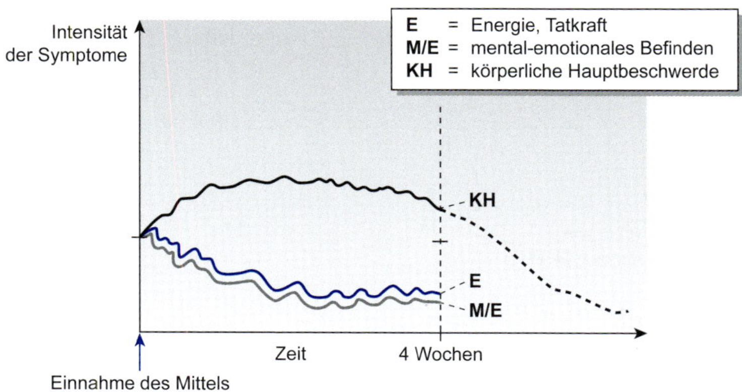

Abb. 4.21 Patientenäußerung: „Es ging mir die ganze Zeit schlechter."

Das Abwehrgefüge ist aber dennoch nicht so stark wie auf den höheren Ebenen, wo wir eine schnellere Entwicklung des Falls vorfinden würden. Hier sehen wir, dass der Organismus lediglich dazu in der Lage ist, seine Reaktion in Phasen aufzuteilen, indem er erst die tiefer liegenden Bereiche bessert und die Beschwerde auf die lokale Ebene verlagert, die sich deshalb zeitweilig verschlimmert. Er hat nicht die Kraft, zwei Probleme auf einmal zu bewältigen, nämlich die Beschwerde in die Peripherie zu verschieben und gleichzeitig ihre Intensität zu mindern. Je schwächer das Abwehrgefüge und je tiefer die Pathologie, desto länger wird es dauern, bis sich die Intensität der Krankheit, bezogen auf die peripheren Symptome, vermindert. Diese Entwicklung zeigt aber, dass das Arzneimittel passend ist. Daher gilt es abzuwarten, um zu sehen, inwieweit der Zustand sich beruhigen wird.

Eine sehr missliche Lage wird entstehen, wenn diese lokale Reaktion, die dazu notwendig ist, tiefer liegende Veränderungen im Organismus zu unterstützen, durch das verfrühte Eingreifen mit einem homöopathischen Arzneimittel oder einem allopathischen Medikament behindert oder unterdrückt wird.

Abhängig von der Stärke des Organismus können verschiedene Reaktionen auf ein Eingreifen auftreten:

- Die Erstreaktion wird unterbrochen, und der Organismus fällt in seinen ursprünglichen Zustand zurück.
- Die Erstreaktion wird unterbrochen, und der Organismus erleidet einen partiellen Rückfall.
- Der Organismus wird vollständig unterdrückt und zeigt vorübergehend keine Symptome.

Rückfall in ursprünglichen Zustand

Der Organismus fällt durch verfrühtes Eingreifen in seinen ursprünglichen Zustand zurück, wenn er verhältnismäßig stark ist. Dann kann dasselbe Arzneimittel in derselben Potenz wiederholt werden. Danach wird der ganze Prozess von vorne beginnen. Der Homöopath muss dem Patienten aber erklären, dass er die Symptome nicht wieder unterdrücken darf, weil diese wiederholten Unterdrückungen zu großen Schwierigkeiten führen können. Manche Organismen mit fragiler Balance verlieren nach wiederholten Unterdrückungen die Fähigkeit, diese mittels des korrekten homöopathischen Arzneimittels wiederherzustellen, was in einer Art Konfusion resultiert, in der das Arzneimittel nicht mehr klar erkennbar ist. Dies passiert z. B. in Fällen, in denen der Patient damit fortfährt, Kaffee (mit Koffein) zu trinken.

Partieller Rückfall

Ein partieller Rückfall ereignet sich bei einem Organismus der Gruppe B, der bereits stärker geschwächt ist. Die Unterdrückung ist tief, und der Organismus erleidet einen partiellen Rückfall, ohne dabei die ursprünglichen Schlüsselsymptome aufzuweisen. Das ist eine ungünstige Situation, da wir auf die Rückkehr der Schlüsselsymptome warten müssen, auf denen die ursprüngliche Verschreibung basierte (▶ 3.3.5).

Keine Symptome

Bleiben Symptome aus, haben wir es mit einer sehr bedauerlichen Entwicklung zu tun. Sie tritt bei Organismen der untersten Ebene der Gruppe B auf. Diese werden um eine oder mehrere Ebenen absinken und haben nicht die Kraft, sich schnell von der Unterdrückung zu erholen. Der Organismus wird, abgesehen von einem allgemeinen Unwohlsein des Patienten, vorübergehend einen Mangel an Symptomen aufweisen und erst dann wieder welche ausbilden, wenn er zu Kräften gekommen ist. Wie lange das dauert, hängt vom Zustand des Organismus vor der Unterdrückung ab und von der Stärke der Unterdrückung selbst. Ob dasselbe Arzneimittel wieder notwendig ist, wird durch das danach entstehende Symptommuster sichtbar. In diesen Fällen fällt der Organismus möglicherweise um eine Ebene ab und geht von Gruppe B in Gruppe C über, wo die Fähigkeit des Immunsystems, auf akute Krankheiten zu reagieren, bereits geschwächt ist.

4

Verschlimmerung auf der mental-emotionalen Ebene

Manche Fälle, insbesondere die, die ihren Schwerpunkt auf der mental-emotionalen Ebene haben, können eine lange anhaltende Verschlimmerung auf dieser Ebene zeigen, wobei einige kleinere Symptome und der energetische Zustand sich gleichzeitig bessern (▶ Abb. 4.22). Der Patient berichtet, dass es ihm aufgrund der Verschlimmerung schlechter geht. Werden ihm aber die richtigen Fragen gestellt und hat der Homöopath ein gutes Verständnis für die Situation, so wird er sich nicht in die Irre führen und dazu verleiteten lassen, ein anderes Arzneimittel zu verabreichen. Diese Reaktion zeigt, dass das Arzneimittel korrekt ist und man deshalb abwarten sollte.

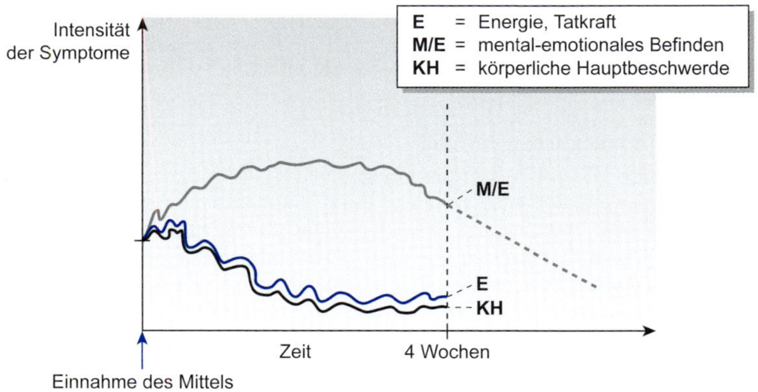

Abb. 4.22 Patientenäußerung: „Es ging mir die ganze Zeit schlechter."

Tiefe mental-emotionale Fälle tendieren zu Verschlimmerungen, die mehr als zwei Monate andauern können. Danach wird der Fall sich jedoch in Richtung einer Heilung verändern. Diese Fälle gehören normalerweise zu den Ebenen 7 bis 9 der Gruppe C. Sie sind noch in der Lage zu reagieren, werden aber lange brauchen, um zu genesen und mehrere Arzneimittel dazu benötigen.

Diese Situation ähnelt der vorangehenden, oben beschriebenen, Reaktion. Samuel Hahnemann schreibt im Organon in § 215 ([6]), dass fast alle mentalen und emotionalen Krankheiten in Wirklichkeit körperliche Krankheiten sind, die sich im Gehirn als mentale oder emotionale Symptome festgesetzt haben. Während diese Symptome sich weiter im Gehirn verfestigen, nehmen die körperlichen Symptome im

Rest des Körpers ab, und die mental-emotionalen Symptome werden zu dem, was Hahnemann einseitige Krankheiten nennt.

4.3 Zusammenfassende Betrachtung der Reaktionsmuster

Mit zunehmender Einsicht in die Ebenen der Gesundheit erhalten wir Informationen über die mögliche Entwicklung und die Prognose des von uns zu behandelnden Falls, die Strategie für die Wahl des Arzneimittels, die einzusetzende Potenz und über die Interpretation der Reaktion auf das Arzneimittel.

Nahezu alle chronischen Krankheiten können auf allen Ebenen erscheinen, aber die Prognose unterscheidet sich in Bezug auf die Ebene der Gesundheit, dem der Gesundheitszustand des Patienten zugeordnet werden kann.

Von dem Moment an, in dem ein Organismus damit aufhört, akute Krankheiten zu entwickeln, befindet er sich auf einer Ebene, die unterhalb der Ebene 6 liegt und seine Pathologie ist tief. An diesem Punkt hat sich eine chronische, degenerative Krankheit zu entwickeln begonnen, selbst dann, wenn in den Laborergebnissen keine Spuren einer derartigen Krankheit nachweisbar sind.

Die Gruppen A und B sind für Bakterien, Viren und Pilze empfänglich und entwickeln hohes Fieber, wenn sie affiziert werden. Diese Mikroorganismen bewirken bei Patienten der Gruppen C und D keine Reaktionen. Die höheren Ebenen werden von Bakterien wie Streptokokken und Staphylokokken befallen und haben eine gute Prognose. Je weiter unten sich die Ebene der Gesundheit befindet, desto virulenter und resistenter sind die Mikroorganismen (Proteus, Pseudomonas etc.) gegen allopathische Medikamente. Diese entzündlichen Prozesse können nur bis zur Ebene 6 auftreten. Wenn der Patient im Falle einer chronischen Infektion mit Staphylokokken z. B. wiederholt Antibiotika einnimmt, wird er auf den Gesundheitsebenen absinken und für andere Bakterien wie Proteus oder Pseudomonas empfänglich. Infektionen mit Pilzen sind noch schwerer zu behandeln, besonders wenn sie tief im Organismus verwurzelt sind.

Auf der Ebene 4 (Gruppe B) treten Infektionen häufiger auf, und auf der Ebene 6 entwickelt sich in rascher Folge eine Infektion nach der anderen. Ab einem bestimmten Punkt (auf Ebene 7) hört der Patient jedoch aufgrund suppressiver Therapien mit Antibiotika, Kortison etc. auf, akute Infektionen zu entwickeln, und ein chronischer Zustand beginnt.

Kommt ein Patient, der sehr häufige Infektionen hatte, die nun jedoch nicht mehr auftreten, z. B. mit hohem Blutdruck zum Homöopathen, dann ist die Prognose für diesen Patienten viel schlechter als für einen Patienten mit hohem Blutdruck, dessen Organismus auf bakterielle oder virale Infektionen noch mit hohem Fieber reagiert. Der erste Patient in diesem Beispiel wird ein Fall von malignem Bluthochdruck sein, der viel Zeit und verschiedene Arzneimittel braucht, um geheilt werden zu können; der zweite Patient wird auf das erste passende Arzneimittel sofort reagieren.

Entwickelt sich der Gesundheitszustand eines Patienten von der Gruppe A aufgrund einer ungesunden Lebensweise oder Behandlung mit allopathischen Medikamenten zur Gruppe C und leidet er z. B. an einer Leberzirrhose, dann ist es möglich, diesen Patienten mit einer korrekten homöopathischen Behandlung zu heilen und seinen Zustand so zu bessern, dass er der ursprünglichen Ebene der Gesundheit entspricht. Im Gegensatz dazu wird es bei einem Patienten mit Leberzirrhose, die auf einer Organschwäche aufgrund einer angeborenen genetischen Prädisposition basiert, nicht so einfach sein. Den Zustand eines solchen Patienten um eine Ebene zu bessern, wird eine viele schwierigere Aufgabe für den Homöopathen sein.

Präsentiert ein Patient ein klares Symptommuster, so wird er leichter zu heilen sein als jemand mit einem undeutlichen Symptommuster. Wenn letzterer gegen seine schwere Pathologie zusätzlich allopathische Medikamente erhält, wird er auf den Ebenen der Gesundheit absinken und eine Behandlung mit vielen Arzneimitteln und einer viel längeren Zeit zur Genesung benötigen. Je weiter unten gelegen die Ebene der Gesundheit, auf der der Gesundheitszustand des Patienten abgebildet wird, desto mehr Arzneimittel werden benötigt, um das Immunsystem wiederherzustellen und seinen Energiehaushalt zu stärken. Zudem muss die Abfolge der Arzneimittel korrekt sein. Wenn die richtige Abfolge z. B. folgendermaßen ist: *1. Natrium muriaticum, 2. Sepia officinalis, 3. Sulfur, 4. Calcium carbonicum* und *5. Silicea terra*, diese Arzneimittel aber in der falschen Reihenfolge verabreicht wurden, etwa zuerst *Calcium carbonicum*, dann *Sepia officinalis*, dann *Natrium muriaticum* etc., wird ein Patienten auf diesen Gesundheitsebenen niemals geheilt werden können.

Merke

Während man den Fall des Patienten aufnimmt, sollte größte Aufmerksamkeit auf die chronologische Entwicklung der verschiedenen Beschwerden gelegt werden, um durch die Abfolge der Erkrankungen die entsprechende Ebene der Gesundheit bestimmen zu können.

Das bedeutet, dass der Homöopath den Patienten fragen muss, wann er zuletzt eine akute Krankheit mit Fieber hatte. Wenn das z. B. vor fünfzehn Jahren war, sollte klar sein, dass wir es mit einem chronischen Fall zu tun haben, der mindestens vor fünfzehn Jahren seinen Verlauf nahm. Je länger es her ist, dass der Patient akute Symptome präsentierte, desto ernster und schwieriger wird der Fall sein.

4.3.1 Reaktionsmuster der Gruppe A (Ebenen 1 bis 3)

In Gruppe A sind die Erkrankungen zumeist durch funktionale, unkomplizierte Störungen wie leichte, unregelmäßige Kopfschmerzen, Hautausschläge wie Ekzeme, prämenstruelles Syndrom (ohne Endometriose), Ischialgie, leichte Formen von Muskel- und Gelenkschmerzen etc. charakterisiert.

- Auf Ebene 1, also der höchsten Ebene der Gesundheit, können wir sehen, dass diese Menschen von akuten Erkrankungen nicht beeinträchtigt werden.
- Erst ab Ebene 2 abwärts erscheinen akute Krankheiten, wie unregelmäßig auftretende und oberflächliche Infektionen mit Fieber. Diese akuten Krankheiten beeinträchtigen den allgemeinen Gesundheitszustand des Patienten für gewöhnlich jedoch nicht und hinterlassen keine Spuren, nachdem sie ihren normalen Verlauf genommen haben. Wir finden in dieser Kategorie insbesondere mikrobielle Infektionen (Staphylokokken, Streptokokken), die nicht antibiotikaresistent sind.

Bei der Behandlung dieser Patienten werden wir sehen, dass die Symptome des Falls deutlich in Richtung eines Arzneimittels zeigen. Das verabreichte Arzneimittel wird für viele Monate oder sogar über Jahre hinweg wirken. Auf der Ebene 1 und 2 muss es nicht notwendigerweise eine Erstverschlimmerung geben.

4.3.2 Reaktionsmuster der Gruppe B (Ebenen 4 bis 6)

Diese Gruppe ist dadurch charakterisiert, dass das Immunsystem geschwächt wurde und folglich leichter und häufiger für akute Infektionen anfällig ist. Je weiter man auf den Ebenen nach unten geht, desto häufiger treten Infektionen auf und desto ernster sind sie. Es entwickeln sich Krankheiten wie Pneumonien und Pyelonephritis. Die Mikroorganismen, die diese Patienten befallen, werden zunehmend aggressiver und resistenter gegen Antibiotika, je weiter wir auf der Skala nach unten gehen, wie wir es bei Proteus- und Pseudomonas-Infektionen sehen. Im Verlauf der Behandlung werden die akuten Krankheiten weniger schwer und weniger häufig.

Die Symptome können immer noch deutlich auf ein Arzneimittel hinweisen. Für eine erfolgreiche Behandlung werden wir jedoch eine Bandbreite von zwei bis fünf Arzneimitteln benötigen. Die Erstverschlimmerung nach Einnahme des Arzneimittels kann sehr stark sein.

4.3.3 Reaktionsmuster der Gruppe C (Ebenen 7 bis 9)

In dieser Gruppe sind die auftretenden Krankheiten schwerer. Wir finden organische Erkrankungen wie Morbus Crohn, Colitis ulcerosa, Bronchialasthma, Erkrankungen des Bindegewebes, Epilepsie, Autoimmunkrankheiten, Morbus Menière, Morbus Parkinson, psychische Krankheiten wie Angstzustände, Phobien, Depressionen etc. Auf Ebene 7 können einige wenige akute Krankheiten auftreten, diese verlaufen jedoch mild und ohne Fieber und klingen ohne Mittelgabe ab. Auf den Ebenen 8 und 9 sehen wir keine Empfänglichkeit für akute Krankheiten mehr.

Während der Behandlung des chronischen Zustands können wieder akute Krankheiten auftreten, die, abhängig vom Zustand des Abwehrgefüges, oftmals mit einem oder mehreren Arzneimitteln behandelt werden müssen. Die für die chronische Erkrankung benötigten Arzneimittel werden nicht klar erkennbar sein, da solche Organismen mehrere zu behandelnde Schichten aufweisen. Nach Gabe des korrekten Arzneimittels oder nach der korrekten Behandlung folgt eine starke, lange anhaltende Erstverschlimmerung.

4.3.4 Reaktionsmuster der Gruppe D (Ebenen 10 bis 12)

Die zur Gruppe D gehörenden Krankheiten sind um ein Vielfaches schwerer; sie alle präsentieren eine große Bandbreite an organischen Veränderungen, wie wir es bei Krebserkrankungen mit Metastasen, Zirrhosen der Leber und schweren Herzkrankheiten sehen können. Andere Beispiele für zu dieser Gruppe gehörende Krankheiten sind AIDS, juveniler Diabetes, Endstadien von chronischen Krankheiten, neuromuskuläre Erkrankungen wie amyotrophe Lateralsklerose, schwere epileptische Zustände, Schizophrenie, Morbus Alzheimer etc. Akute Krankheiten erscheinen hier nicht mehr, und wenn sie es tun, können sie zum Tode führen. Die Symptome sind völlig unklar und verändern sich schnell von einem Arzneimittel zum anderen.

Auf den untersten Gesundheitsebenen kann die Homöopathie nur noch palliativ eingesetzt werden. Es gibt keine Erstverschlimmerung, sondern eine Besserung, die lediglich eine Linderung darstellt.

Literatur

[1] Kent JT. Lectures on Homeopathic Materia medica, reprint. New Dehli: Jain Publishers; 1984. S. 264. (Dt. Übersetzung: Kent JT. Homöopathische Arzneimittelbilder. Stuttgart: Haug; 1998. S. 353).

[2] Hahnemann S. §§; 172–175. In: Hahnemann S. Organon of Medicine, 6th ed. (Dt. Übersetzung: Hahnemann S. Organon der Heilkunst, 6. A. Stuttgart: Haug; 1999).

[3] Hahnemann S. §§; 177–172. In: Hahnemann S. Organon of Medicine, 6th ed. (Dt. Übersetzung: Hahnemann S. Organon der Heilkunst, 6. A. Stuttgart: Haug; 1999).

[4] Kent JT. Lectures on Homeopathic Materia medica, reprint. New Dehli: Jain Publishers; 1984. S. 846. (Dt. Übersetzung: Kent JT. Homöopathische Arzneimittelbilder. Stuttgart: Haug, 1998).

[5] Kent JT. A prolonged aggravation and final decline of the patient. In: Kent JT. Lectures on Homeopathic Materia medica, reprint. New Dehli: Jain Publishers; 1984. S. 267. (Dt. Übersetzung: Kent JT. Homöopathische Arzneimittelbilder. Stuttgart: Haug; 1998. S. 358).

[6] Hahnemann S. §; 215. In: Hahnemann S. Organon of Medicine, 6th ed. (Dt. Übersetzung: Hahnemann S. Organon der Heilkunst, 6. A. Stuttgart: Haug; 1999).

5 Kasuistiken

5.1 Vorbemerkungen

Die folgenden Fälle dienen als Beispiele für die praktische Anwendung der Beobachtungen von Georgos Vithoulkas über die Ebenen der Gesundheit. Sie wurden so gewählt, dass die Behandlung von Patienten auf verschiedenen Gesundheitsebenen, über einen Zeitraum von mehreren Jahren, nachvollzogen werden kann. Gleichzeitig zeigen die Fälle die Anwendung von verschiedenen Strategien zur Fallanalyse ([1], [2]) und wie man Arzneimittel, die bei der Repertorisation erscheinen, voneinander differenzieren kann.

Die Fälle können im Ganzen gelesen werden. Die verschiedenen Konsultationen können aber auch als Übungsaufgabe ausgearbeitet und die Ergebnisse mit den Auswertungen und Erläuterungen im Buch verglichen werden. Logischerweise werden bei der Benutzung anderer Repertorien auch andere Arzneimittel in der Repertorisation erscheinen. Sinn und Zweck der Ausarbeitung der Fälle ist es aber, eine korrekte Bewertung der Symptome vorzunehmen. Es geht nicht darum, eine exakte Kopie der in diesem Buch dargestellten Repertorisation und der entsprechenden Liste der Arzneimittel zu erhalten. Wenn der Homöopath dazu in der Lage ist die Symptome korrekt zu bewerten, wird er normalerweise so oder so zur korrekten Verschreibung kommen.

5.2 Repertorium und Repertorisationen

Alle Repertorisationen wurden mit der Software „Radar 10.0“ vorgenommen. Dabei wurde im Repertorium „Synthesis Treasure Edition“ der Filter *Vithoulkas-Variante 2006* gesetzt. Denen, die nicht mit einem Computer arbeiten, empfehle ich das Buch „The Essential Synthesis“ ([3]).

Die Ergebnisse der Analysen, in Bezug auf die Gesamtheit der Symptome, werden mit der Einstellung „Summe der Symptome und Grade“ dargestellt. Sofern eine andere Methode angewendet wurde, ist dies im Text erläutert. In den „Analyse-Einstellungen“ wurde allen Parametern unter dem Punkt „Wahl der Parameter kombinierte Analyse“ der Wert „Null“ zugeordnet.

In der Repertorisation wurde jedes Symptom zunächst einmal unterstrichen. Wo ein Symptom dennoch anders gewichtet werden muss, folgt die Erklärung später im Analysetext zur Repertorisation.

In den Fallbeispielen wurden die Symptome hingegen in drei Wertigkeitsebenen unterstrichen, um deren Bedeutung besser beurteilen zu können. Die Wertigkeit von 1–3 ist durch die Angaben in runden Klammern ausgewiesen ([4]).

Wurde die Unterstreichung im Text nach dem Punkt am Satzende platziert, so bezieht sie sich auf alle in diesem Satz genannten Symptome. Andernfalls wurde die Unterstreichung direkt nach dem spezifischen Symptom eingefügt.

5.3 Fall 1: Herpes zoster

Erstanamnese

Eine eher korpulente Frau im Alter von 63 Jahren litt während der letzten acht Wochen unter Herpes zoster (3). Er beginnt unter ihrer linken Brust und erstreckt sich bis zum Rücken (3). Anfangs war der Hautausschlag feuerrot mit vielen Bläschen, jetzt trocknet er ab. Es juckt nicht sehr stark, aber es brennt und sticht schrecklich (3) Tag und Nacht. Die Schmerzen sind schlimmer, wenn die Patientin auf der betroffenen Seite liegt (2), beim Tragen von Wollkleidung (3), bei Wärme (3), und beim Duschen (1). Kälte und kalte Anwendung führen zu einer Besserung (2). Der Hausarzt verschrieb allopathische Medikamente und sie wurde von einem Physiotherapeuten behandelt – beide Behandlungen blieben erfolglos.

Die Patientin hat, außer den aktuellen, keine weiteren Beschwerden und ist nie krank. Ihre medizinische Vergangenheit weist nichts ungewöhnliches auf. Seit vierzehn Jahren ist sie Witwe. Ihr Ehemann wurde von hinten von einem Auto überfahren, während sie miteinander spazieren gingen. Zu der Zeit haben noch fünf ihrer Kinder zuhause gewohnt, wobei das jüngste erst zwölf Jahre alt war. Das war eine sehr harte Zeit für sie. Der Tod ihres Ehemannes war ein schlimmer Schock, sie denkt aber, dass sie in der Zwischenzeit darüber hinweg gekommen ist. Sie trauert ihm nicht nach und träumt auch nicht von ihm. Sie hat immer sehr hart gearbeitet. Manchmal geht sie ins Dorf, fühlt sich aber auch zuhause sehr wohl. Anstatt fern zu sehen ist sie lieber aktiv. Sie ist nicht leicht gereizt und wird nur ärgerlich, wenn sie es wirklich muss. Es fällt ihr schwer, mit ihren Enkelkindern zornig zu werden. Sie räumt das Haus auf und setzt sich nicht hin um zu stricken, wenn noch Unordnung herrscht. Sie kann mit dem Abspülen jedoch warten, wenn sie es möchte.

Ihr ist niemals kalt. Sie verträgt Sonne nicht gut und setzt sich der Sonne nie direkt aus (2).

Normalerweise schläft sie gut, wacht nun jedoch 4- bis 5-mal pro Nacht wegen der Schmerzen auf. Deshalb ist sie so müde.

Zuletzt hatte sie morgens beim Erwachen Stirnkopfschmerzen, die jedoch im Laufe des Vormittags verschwinden (2).

Sie sagt, sie sei nicht sonderlich durstig und trinke ca. 10 Gläser Flüssigkeit pro Tag. Sie hat keine Abneigung gegen bestimmte Lebensmittel, außer Wildbraten.

Die Menopause brachte keine Beschwerden mit sich und ihre Menstruation war immer regelmäßig und unproblematisch.

In letzter Zeit ist ihr aufgefallen, dass ihre Augen morgens beim Erwachen gereizt (2) und verklebt (2) sind.

Prognose der Erstanamnese

Tiefe der Störung

Herpes zoster ist eine Erkrankung des Nervensystems, obwohl sie sich auf der Haut manifestiert. Deshalb müssen wir uns darüber im Klaren sein, dass wir eine Erkrankung des Nervensystems und nicht eine Hauterkrankung behandeln. Es kann länger dauern eine derartige Erkrankung zu heilen, weil die Störung tiefer wurzelt, als eine einfache Hauterkrankung. Unsere Einschätzung der Mittelwirkung muss dem angepasst werden. Herpes zoster alleine ist keine unheilbare Krankheit und reagiert darüber hinaus gut auf homöopathische Arzneimittel. Dies begünstigt die Prognose.

Medizinische Vorgeschichte des Patienten

Der allgemeine Gesundheitszustand des Patienten scheint gut zu sein. Sie hat keine medizinisch relevante Vorgeschichte und hat nicht viele Medikamente eingenommen. Emotional zeigt sie genug Widerstandskraft, um mit dem plötzlichen Tod ihres Ehemannes umgehen zu können. Zum jetzigen Zeitpunkt zeigen sich keine mentalen oder emotionalen Symptome.

Familiäre medizinische Vorgeschichte und erbliche Prädisposition

Es gibt keine Anzeichen einer angeborenen genetischen Prädisposition durch miasmatische Symptome. Das bedeutet, dass ihre Beschwerden höchstwahrscheinlich von einem psorischen Hintergrund herrühren, da die Psora gemäß Samuel Hahnemann die primäre Prädisposition für Krankheiten darstellt.

Schlussfolgerung

Die Prognose sollte gut sein. Die Hauptbeschwerde ist nicht sehr ernst und die allgemeine Verfassung der Patientin ist gut. Nie krank zu sein, bedeutet im Fall der Patientin, dass sie auch keine akuten Krankheiten entwickelt. Wie im Kapitel über die Ebenen der Gesundheit beschrieben, sehen wir das Nichtauftreten von akuten Erkrankungen bei sehr gesunden Menschen (Ebene 1) und bei sehr kranken (Ebenen 9 bis 12). Da alle anderen Elemente für ihre gute Allgemeinverfassung sprechen, nehme ich an dieser Stelle an, dass der Gesundheitszustand der Patientin zur höchsten Ebene der Gesundheit zugeordnet werden kann. Die Deutlichkeit des Arzneimittels und ihre Reaktion darauf werden uns genauer zeigen, welcher Gesundheitsebene ihr Zustand zugeordnet werden kann.

Auswahl der Symptome

Charakteristische Symptome

- Herpes zoster unter der linken Brust erstreckt sich bis zum Rücken
- Aufenthalt in der Sonne verträgt sie nicht sehr gut
- Stirnkopfschmerzen am Morgen beim Erwachen
- gereizte Augen mit verklebten Augenlidern morgens beim Erwachen

Das letzte Symptom ist ein Begleitsymptom und in dem Sinne ist es eigentümlich und wichtig.

Ausgeprägte Symptome

- brennende und stechende Schmerzen mit Verschlimmerung beim Liegen auf der betroffenen Seite, durch Wolle und Wärme
- Besserung durch Kälte und kalte Anwendungen

Die Art des Hautausschlags ist für Herpes zoster normal. Ich berücksichtige zum jetzigen Zeitpunkt den Verlust ihres Ehemannes nicht, da es keine Anzeichen dafür gibt, dass sein Verlust sie noch beeinträchtigt. Die anderen Beschreibungen ihres Charakters sind weder Symptome noch Besonderheiten. Wenn man sich ansieht, wie viel sie täglich trinkt, kann man ihren Durst als normal bezeichnen.

Repertorisation und Auswahl des Arzneimittels

- Die Rubrik für gereizte Augen beim Erwachen gibt es nicht im Repertorium, deshalb benutze ich die Rubrik für Schmerzen. Reizung ist eine Phase, die dem Schmerz vorausgeht.
- Die verklebten Augen sind nur unter der Modalität „morgens" zu finden. Die Rubrik „morgens beim Erwachen" existiert nicht. Es bestünde die Möglichkeit, dass die Augen von jemandem im Laufe des Vormittags verkleben. Das ist jedoch ein derart eigentümliches Symptom, dass es niemals in einer so großen Gruppe von Arzneimitteln auftreten würde. Die bestehende Rubrik ist deshalb wahrscheinlich falsch bezeichnet und bezieht sich in Wirklichkeit auf die Modalität „morgens beim Erwachen".
- Für die Modalität „Verschlimmerung beim Liegen auf der erkrankten Seite" kombiniere ich die Hauptrubrik mit der Rubrik, die die Art des Schmerzes beschreibt, da die Mittel für dieselbe Modalität sonst doppelt erscheinen würden.
- In der Rubrik für Herpes zoster finde ich entweder die Modalitäten für die Hautbeschwerden nicht oder sie sind schlecht vertreten. Ich finde sie auch nicht unter „Haut – Hautausschläge – schmerzhaft". Es gibt eine ganze Reihe von Rubriken für Modalitäten, die sich auf die Haut im Allgemeinen beziehen. Sie sind jedoch klein und unvollständig. Die einzigen guten Rubriken, die für diese Modalitäten passen, finden sich unter „Haut – Jucken". Streng genommen ist es nicht korrekt diese Rubriken zu verwenden. Wenn wir es jedoch nicht tun, müssen wir ins Kapitel „Allgemeines" gehen. Es ist besser, die Modalität mit der Verbindung zu den Hautproblemen zu wählen, um näher an dem tatsächlichen Symptom zu bleiben. Es ist etwas störend, dass es eine ganze Reihe kleiner Rubriken für diese Modalitäten gibt und jede Rubrik eine andere Arznei beinhaltet, das in der vorherigen Rubrik nicht aufgeführt war. Aus diesem Grund müssen so viele Rubriken ausgewählt werden. Die Repertorisation sieht daher auch ein wenig seltsam aus. Wir brauchen dringend eine Rubrik, in der alle diese Arzneimittel zusammengefasst sind.

Repertorisation mit dem Filter *Vithoulkas-Variante 2006*

1	1	**Brust – Hautausschläge** – Herpes – zoster	8
2	1	**Brust – Hautausschläge** – Herpes – zoster – linke Seite	1
3	1	**Allgemeines – Sonne** – Aufenthalt in der Sonne	81
4	1	**Kopf – Schmerz** – Stirn – morgens – Erwachen, beim	74
5	1	**Auge – Schmerz** – morgens – Erwachen, beim	11
6	1	**Auge – Verklebt** – morgens	107
7	1a	**Brust – Schmerz** – Liegen, beim – Seite; auf der – erkrankten Seite; auf der – agg.	9
8	1a	**Brust – Schmerz** – Liegen, beim – Seite; auf der – erkrankten Seite; auf der – agg. – stechend	3

9	1	**Haut – Hautausschläge** – stechend; fein	82
10	1	**Haut – Hautausschläge** – brennend	122
11	1b	**Haut – Hautausschläge** – Herpes zoster – kalte Anwendungen – amel.	1
12	1b	**Haut – Hautausschläge** – kalte Anwendungen – amel.	1
13	1b	**Haut – Hautausschläge** – kalt – Luft; kalte – amel.	3
14	1b	**Haut – Hautausschläge** – kalt – Baden; kaltes – amel.	1
15	1b	**Haut – Jucken** – kalt – amel.; Kälte	5
16	1b	**Haut – Jucken** – kalt – Baden; kaltes – amel.	3
17	1b	**Haut – Jucken** – kalt – Luft; kalte – amel.	6
18	1c	**Haut – Jucken** – Warmwerden – agg.	35
19	1c	**Haut – Jucken** – Wärme – agg.	9
20	1d	**Haut – Wolle** – agg.	1
21	1d	**Haut – Jucken** – Wolle agg.	8

	Sulph.	Nux-v.	Graph.	Puls.	Bell.	Calc.	Rhus-t.	Bry.	Hep.	Merc.
	24	22	19	19	18	18	18	16	16	16
1	-	-	2	-	-	-	2	-	-	-
2	-	-	-	-	-	-	-	-	-	-
3	1	2	1	3	3	1	1	2	-	1
4	2	3	1	-	1	1	1	2	1	-
5	1	3	-	-	-	-	-	1	-	-
6	3	1	3	2	2	3	3	1	2	2
7	-	1	-	-	2	2	-	-	-	-
8	-	-	-	-	-	2	-	-	-	-
9	3	1	1	3	2	1	2	2	2	2
10	2	2	3	2	2	2	3	2	2	3
11	-	-	-	-	-	-	-	-	-	-
12	-	-	-	-	-	-	-	-	-	-
13	-	-	-	-	-	1	-	-	1	-
14	-	-	-	-	-	-	-	-	-	-
15	-	-	1	-	-	-	-	-	-	-
16	-	-	-	-	-	-	-	-	-	-
17	-	-	-	-	-	-	-	-	-	-
18	3	-	-	2	-	-	-	-	-	3
19	-	1	-	1	-	-	-	-	-	-
20	-	-	-	-	-	-	-	-	-	-
21	1	-	-	1	-	-	-	-	2	-

Differenzialanalyse der Arzneimittel

- Leitsymptome von *Sulfur* und zugleich Symptome dieses Falls sind Beschwerden der Haut mit Verschlimmerung durch Wolle und Wärme und Besserung durch Kälte, brennende Schmerzen, Linksseitigkeit, allgemeine Verschlimmerung durch Wärme (z. B. Sonnenhitze) und verklebte Augen am Morgen.
- Für *Nux vomica, Calcium carbonicum, Belladonna* und *Mercurius solubilis* (vivus) liegen in diesem Fall weder Leitsymptome vor, noch lässt sich eine (psychische) Essenz beobachten.
- *Graphites* ist, wie *Sulfur,* eines der Hauptmittel für verschieden Arten von Hautbeschwerden. Dieser Fall weist jedoch keine weiteren Leitsymptome für *Graphites* auf und die psychische Essenz kann nicht bestätigt werden.
- Leitsymptome von *Pulsatilla pratensis,* die in diesem Fall vorliegen, sind Verschlimmerung durch Wärme (die Sonne), Besserung durch Kälte und Beschwerden der Augen wie Konjunktivitis. Die Art und Weise, wie diese Frau mit dem Verlust ihres Ehemannes umgehen konnte, steht allerdings im Widerspruch zur psychischen Essenz des Arzneimittels.
- *Rhus toxicodendron* ist eines der Hauptmittel für Herpes zoster und hat alle Formen von bläschenartigen Hautausschlägen als Leitsymptom, ebenso wie ein allgemeines Verlangen nach Aktivität. Letzteres ist ein Merkmal der Essenz des Arzneimittels. Die Besserung durch kalte Anwendungen spricht gegen das Arzneimittel.
- *Bryonia alba* zeigt Verschlimmerung durch Wärme, Besserung durch Kälte und Druck als Leitsymptome.
- Für *Hepar sulfuris calcareum* liegen in diesem Fall keine Leitsymptome oder Merkmale der Essenz des Mittels vor. Die Besserung durch Kälte spricht gegen das Arzneimittel.

Sulfur erzielt das beste Ergebnis in Bezug auf die Gesamtheit der Symptome und hat die meisten Leitsymptome für diesen Fall. Über die psychische Essenz der Patientin ist nichts Genaueres bekannt. Zu beachten ist jedoch, dass diese Frau emotional ausgeglichen ist und man für einen wohlausgewogenen Bereich keine Differenzierung vornehmen kann. Das ähnelt der Situation, wenn ein Patient problemlos Kälte und Wärme aushalten kann oder keine Essensmodalitäten aufweist. Diese Allgemeinsymptome können für eine Differenzierung nicht herangezogen werden, weil der Teil des Organismus im Gleichgewicht ist. Dasselbe gilt für die mentale und emotionale Ebene.

Nach Berücksichtigung all dieser Parameter passt *Sulfur* am besten für diesen Fall. Die Hauptbeschwerde ist überdies ein Leitsymptom von *Sulfur,* was auch durch eine pathologieorientierte Analyse bestätigt wird. Zudem spricht das Begleitsymptom (morgens gereizte und verklebte Augen) für diese Arznei. Eine Arznei, die dieses Symptom abdeckt oder als Leitsymptom aufweist, erhält immer den Vorzug.

Man kann in diesem Fall auf die Gesamtheit der Symptome, auf die Leitsymptome sowie pathologieorientiert und hinsichtlich des Begleitsymptoms verschreiben. Dies bestätigt, dass der allgemeine Gesundheitszustand des Patienten und der Zustand des Abwehrgefüges gut ist. In der Prognose wurde bereits erwähnt, dass lediglich eine psorische Prädisposition vorliegt. Sulfur, als ein Hauptmittel für dieses Miasma ([5]), passt auch aus diesem Blickwinkel gut zu dem Fall.

Wahl der Potenz

Ich beginne mit einer Potenz nicht höher als C 200. Erstens, weil Hautbeschwerden leicht zu Verschlimmerungen neigen. Da dies zweitens ein wohlausgewogener

Organismus ist, erwarte ich, dass das Gleichgewicht bereits durch einen kleinen Stimulus wiederhergestellt werden kann.

Reaktion auf das Arzneimittel

Nach der Verabreichung einer Gabe *Sulfur* C 200 hatte die Patientin zuerst eine Reaktion der Augen, an denen eine vorübergehende Verschlimmerung zu beobachten war. Die Beschwerden durch den Herpes zoster verschwanden innerhalb weniger Tage und kehrten nicht wieder zurück. Sie hatte auch in den folgenden 19 Jahren keine Beschwerden, die mit Herpes zoster in Zusammenhang standen und blieb eine gesunde Frau, die immer noch alleine lebt und das Leben in vollen Zügen genießt.

Bewertung des Falls

Dies ist ein typisches Beispiel für Patienten, deren Gesundheitszustand der oberen Ebenen von Gruppe A zugeordnet werden kann. Der Zustand des Abwehrgefüges ist so gut, dass die Störung auf der physischen Ebene bleibt und auf die Haut und die Schleimhäute verlagert wird. Die Tatsache, dass sie nur ein Arzneimittel in einer Potenz benötigt hat, beweist, dass ihr allgemeiner Gesundheitszustand gut sein muss. Diese Fälle sind normalerweise einfach, da die Symptome klar sind und das Arzneimittel schnell wirkt.

Wie in solchen Fällen zu erwarten, gab es nach der Einnahme des Arzneimittels eine kurze Erstverschlimmerung, der eine lange anhaltenden Besserung folgte (▶ 4.2.1, ▶ Abb. 4.1). Die Reaktion auf das Arzneimittel beweist, dass der Gesundheitszustand der Patientin der Gruppe A zugeordnet werden kann und nicht der Gruppe D. Ihre Erstverschlimmerung deutet auf Ebene 2 hin. Für Ebene 1 würde jedoch sprechen, dass sie keine akuten Krankheiten bekommt. Wahrscheinlich liegt sie irgendwo zwischen diesen beiden Ebenen.

Wie in der Einführung zum theoretischen Teil dieses Buches bereits erwähnt, ist das Konzept von den zwölf Ebenen der Gesundheit lediglich ein Anhaltspunkt. Der vorliegende Fall mag ein Beispiel für eine feinere Differenzierung zwischen den Ebenen sein, die in Zukunft, durch sorgfältige Fallanalysen, noch herausgearbeitet werden müssen.

Für Homöopathen, die es gewohnt sind, ihre Verschreibungen auf die Merkmale der psychischen Essenzen eines Falls zu stützen, kann ein Fall wie dieser verwirrend sein. Die mentale und emotionale Ebene sind hier nicht betroffen und bieten deshalb auch keine Symptome, die zur Wahl des korrekten Arzneimittels herangezogen werden könnten. Würde man auf dieser Basis versuchen, Arzneimittel zu differenzieren, so würde das zur Verwirrung und letztendlich zu einer fehlerhaften Behandlung führen. Da sich im Gleichgewicht befindende Organismen in der Lage sind, Störungen auf der körperlichen Ebene zu halten, liefern die mentale und emotionale Ebene keine Informationen, die für das Auffinden des korrekten Arzneimittels dienlich wären.

5.4 Fall 2: Osteoarthritis

Erstanamnese

Ein 65-jähriger Mann hat Knie- und Hüftschmerzen aufgrund einer Arthrose (3). Die Schmerzen sind schlechter auf der rechten Seite (2). Die Schmerzen verschlimmern sich, wenn der Patient müde ist und beim Treppensteigen (2). Sie bessern sich bei Ruhe. Manchmal knickt sein Knie ein, wie von einer Schwäche (2). Seine rechte Hüfte schmerzt bei feuchtem Wetter (2). Der Schmerz strahlt zum Abdomen und zum Rücken aus (2), was dazu führt, dass er gebückt gehen muss (2).

Abgesehen von dieser Beschwerde ist der Patient gesund. Einmal im Jahr bekommt er eine Grippe mit Fieber oder starken Schnupfen mit reichlichen milden Absonderungen. Als er 14 Jahre alt war, hatte er akutes Rheuma, was zu einer Herzschwäche führte. Dies klang im Laufe der Zeit von selbst ab. Etwa vor 20 Jahren traten Leberbeschwerden auf, die verschwanden, nachdem der Patient für einige Zeit einer fettfreien Diät folgte. Ein Lipom am Nacken wurde operativ entfernt.

Der Vater des Patienten starb im Alter von 81 Jahren an Herzstillstand. Seine Mutter verstarb mit 86 Jahren an Altersschwäche und sein Großvater aus demselben Grund mit 92. Sie alle waren gesund. Außer seiner Schwester, die vor ihrem 50. Lebensjahr an Brustkrebs verstarb, waren auch seine Geschwister gesund.

Der Patient ist sehr pünktlich (2). Er spricht nicht gerne über seine Gefühle (2). Er hat eine starke Abneigung gegen Auseinandersetzungen und hält sein Gefühle deshalb unter Kontrolle. Manchmal gelingt ihm das nicht, dann bricht starker Ärger aus ihm heraus.

Er schläft nicht gut und wacht gegen 4:00 Uhr morgens auf (2). Er liegt eine Weile im Bett und denkt nach. Dann schläft er wieder ein und träumt von Menschen, die vor langer Zeit verstorben sind (2). Dennoch erwacht er morgens erholt. Er schläft am liebsten auf der rechten Seite (2).

Der Patient liebt Fisch, Shrimps und Muscheln (2). Er bevorzugt herzhafte Speisen (2); für Süßigkeiten zeigt er kein besonderes Interesse. Er hat auch eine Vorliebe für saure Soßen und Essig (2), Senf (2) und bitteres (1). Er hat ein starke Abneigung gegen Bohnen (2). Sein Durst ist normal; er trinkt jeden Tag Rotwein (2).

Windiges Wetter kann er nur schlecht ertragen (2), auch dann, wenn er im Haus ist und der Wind draußen bläst. Obwohl er davon keine spezifischen Beschwerden bekommt, führt es doch zu einem allgemeinen Unwohlsein.

Er ist Rechtshänder.

Bewertung der Erstanamnese

Tiefe der Störung

Die Pathologie in diesem Fall ist rein körperlich und betrifft eine oberflächliche Ebene – nämlich den Bewegungsapparat. Es ist jedoch schwierig, die Schwere des Falls zu beurteilen.

Osteoarthritis ist eine Erkrankung, die nur dann erfolgreich behandelt werden kann, wenn der Schaden an den Gelenken noch nicht zu tief greifend ist. Bei der Prognose müssen wir berücksichtigen, dass die Behandlung möglicherweise nicht erfolgreich sein wird, weil der Schaden irreversibel ist.

Die emotionale und mentale Ebene scheinen in diesem Fall nicht allzu stark betroffen zu sein. Die reservierte Natur des Patienten erzeugt keine Pathologie und obwohl er geringfügige Schlafstörungen hat, wacht er morgens erholt auf.

Medizinische Vorgeschichte des Patienten

Die Krankheiten, die der Patient in der Vergangenheit hatte, verschwanden ohne medizinische Intervention (mit Ausnahme des Lipoms, das operativ entfernt wurde).

Während seines ganzen Lebens blieb der Patient für akute Krankheiten empfänglich. Diese traten in unregelmäßigen Abständen auf. Das Immunsystem zeigt dabei eine hinreichende Reaktionsfähigkeit.

Familiäre medizinische Vorgeschichte und erbliche Prädisposition

Viele Symptome, wie Gelenksbeschwerden, die das Herz in Mitleidenschaft ziehen, Lipome und Verschlimmerung durch Feuchtigkeit, deuten auf eine sykotische Prädisposition hin. Die Anfälligkeit für Herzbeschwerden wurde dem Patienten von dessen Vater vererbt, obgleich diese Prädisposition nicht ausgeprägt ist, da sein Vater bis ins hohe Alter gesund war. Die weitere erbliche Prädisposition erscheint minimal. Die Großeltern des Patienten waren gesund und sind an Altersschwäche gestorben. Der Krebs der Schwester mag auch auf den sykotischen Einfluss zurückzuführen sein. Trotz dieser sykotischen Symptome scheint der allgemeine Gesundheitszustand des Patienten gut zu sein.

Schlussfolgerung

Offensichtlich haben wir es mit einem Organismus zu tun, der sich in einem guten Zustand befindet. Die Hauptbeschwerde befindet sich auf einer oberflächlichen Ebene und die tieferen Ebenen scheinen nicht beeinträchtigt zu sein. Der Patient ist für akute Krankheiten, einschließlich Fieber, empfänglich. In der medizinischen Vorgeschichte können wir sehen, dass Organe angegriffen waren, die Probleme jedoch entweder von selbst abheilten oder mit Hilfe einer Diät behoben werden konnten. Dies alles sind positive Zeichen. Es wurden keine signifikanten Medikamente eingesetzt. Einige Beschwerden in der medizinischen Vorgeschichte des Patienten zeigen, dass die erbliche Prädisposition wohl einen störenden Einfluss auf den Organismus hatte, der Organismus jedoch stark genug war, ohne äußerliche Eingriffe wieder ins Gleichgewicht zu kommen. Höchstwahrscheinlich kann der Gesundheitszustand dieses Patienten der Gruppe A, Ebene 2 zugeordnet werden.

Auswahl der Symptome aus der Erstanamnese

Charakteristische Symptome

- Erwachen um 4:00 Uhr
- träumt von Menschen, die vor langer Zeit verstorben sind
- schläft am liebsten auf der rechten Seite
- Verlangen nach Fisch, Shrimps und Muscheln, nach herzhaften und sauren Gerichten, Abneigung gegen Bohnen
- Verschlimmerung durch Wind

Ausgeprägte Symptome

- Arthrose an Knien und Hüftgelenken
- Schwächegefühl im Knie führt dazu, dass das Knie einknickt
- Hüftschmerz strahlt zum Abdomen und zum Rücken aus
- gebücktes Gehen wegen der Hüftschmerzen
- pünktlich und zurückhaltender Patient

Die rechtsseitige Verschlimmerung der Osteoarthritis ist weniger eigentümlich, weil Rechtshänder ihre rechte Seite mehr gebrauchen als ihre linke. Die Verschlimmerung durch das Treppensteigen ist ebenfalls leicht zu erklären, da es die Hüften stärker beansprucht. Die Reaktion auf feuchtes Wetter ist für diese Art der Beschwerde ebenfalls eine häufig auftretende Modalität. Diese Symptome wählen wir nur dann aus, wenn wir nichts anderes haben, an das wir uns halten können.

Die medizinische Vorgeschichte berücksichtigen wir zum jetzigen Zeitpunkt nicht. Möglicherweise greifen wir sie später nochmals auf. Die emotionalen Charakteristika des Patienten verursachen keine pathologischen Symptome. Die Pünktlichkeit und seinen verschlossenen Charakter können wir zur Differenzierung verwenden. Die anderen Informationen hinsichtlich seines Charakters wurden in der Anamnese nicht unterstrichen (▶ 5.2). Wenn, wie hier, viele Essensmodalitäten vorliegen, wählen wir nur die am stärksten ausgeprägten Modalitäten aus.

Repertorisation und Auswahl des Arzneimittels für die Erstanamnese

- Die klinischen Rubriken für Osteoarthritis sind unvollständig. Am besten sucht man nach diesen Beschwerden im Kapitel „Allgemeines" unter den Rubriken, die sich auf die „Knochen" beziehen. Indem man so vorgeht, erhält man eine vollständigere Liste der Arzneimittel, die dieses Problem abdecken.
- Die neue Rubrik „Extremitäten – Arthrose – Hüfte" ist unvollständig, deshalb ist es besser „Extremitäten – Hüftgelenksentzündung" zu verwenden. Die Ausstrahlung der Hüftschmerzen zum Abdomen zeigt uns nur Arzneimittel mit spezifischen Schmerzbeschreibungen der Hüfte.
- Das Verlangen nach Shrimps und Muscheln ist im Repertorium nicht aufgeführt, wenn wir diesen Filter benutzen. Deshalb wählen wir nur die Rubrik, die das Verlangen nach Fisch berücksichtigt.

Repertorisation mit dem Filter *Vithoulkas-Variante 2006*

1	1a	**Allgemeines – Karies** – Knochen, der	80
2	1a	**Allgemeines – Brüchige Knochen**	22
3	1a	**Extremitäten – Hüftgelenksentzündung**	79
4	1	**Extremitäten – Schwäche** – Knie	174
5	1	**Extremitäten – Schmerz** – Hüfte – erstreckt sich zu – Rücken	3
6	1	**Extremitäten – Gehen** – gebücktes Gehen	17
7	1	**Gemüt – Gewissenhaft,** peinlich genau in Bezug auf Kleinigkeiten	66
8	1	**Gemüt – Zurückhaltend,** reserviert	104
9	1	**Schlaf – Erwachen** – nachts – Mitternacht – nach – 4 h	34
10	1	**Träume – Verstorbenen,** von	90
11	1	**Schlaf – Lage –** Seite, auf der – rechten Seite, auf der	17
12	1	**Allgemeines – Speisen und Getränke** – Fisch – Verlangen	23
13	1	**Allgemeines – Speisen und Getränke** – herzhafte, kräftige Speisen – Verlangen	2
14	1	**Allgemeines – Speisen und Getränke** – saure Speisen, Säuren – Verlangen	123
15	1	**Allgemeines – Speisen und Getränke** – Bohnen – Abneigung	7
16	1	**Allgemeines – Wind**	69

	Lyc.	Phos.	Ars.	Sulph.	Nat-m.	Sil.	Thuj.	Lach.	Nat-s.	Nux-v.
	35	32	30	28	25	21	21	20	20	20
1	3	2	2	2	1	3	1	1	-	-
2	3	1	-	3	-	3	1	-	-	-
3	2	2	2	2	2	3	-	2	4	2
4	2	2	2	1	3	2	2	2	3	2
5	1	-	-	-	-	-	-	-	-	-
6	-	1	-	1	1	-	-	-	-	-
7	3	1	4	3	1	3	3	1	-	2
8	1	3	1	1	3	1	1	1	1	1
9	2	1	1	2	1	1	1	-	-	2
10	2	2	3	2	-	1	3	-	1	1
11	2	3	2	2	-	-	-	1	2	-
12	1	1	-	-	2	-	-	1	1	-
13	-	-	-	-	-	-	-	-	-	-
14	1	2	2	2	2	-	1	2	1	-
15	2	-	1	-	1	-	-	-	-	-
16	3	3	2	1	-	3	1	2	-	3

Differenzialanalyse der Arzneimittel

- Leitsymptome von *Lycopodium clavatum* sind die Rechtsseitigkeit der Beschwerden, Beschwerden der Gelenke, Verdauungsbeschwerden und die Schlaflage auf der rechten Seite. Die Essensmodalitäten des Patienten stehen im Widerspruch zu dem Arzneimittel, denn *Lycopodium clavatum* liebt Süßigkeiten – was ein weiteres Leitsymptom für dieses Arzneimittel ist. Auch Leitsymptome zur Bestätigung der psychischen Essenz sind nicht aufzufinden.
- Leitsymptome von *Phosphor* sind Verlangen nach Salz und Fisch und die Schlaflage auf der rechten Seite. Die zurückhaltende Persönlichkeit des Patienten steht im Widerspruch zur Essenz des Arzneimittels, es sei denn, wir haben es mit einem fortgeschrittenen mental/emotionalen Stadium zu tun.
- *Arsenicum album* hat als Leitsymptom Pünktlichkeit. Dieses Symptom des Patienten passt zur psychischen Essenz des Arzneimittels. Darüber hinaus schläft *Arsenicum album* oft auf der rechten Seite und wird in der Rubrik Träume dreiwertig aufgeführt, was in diesem Fall ein wichtiges Symptom ist.
- Leitsymptom von *Sulfur* ist das „Erwachen um 4:00 Uhr“. In der Rubrik „Allgemeines – Brüchige Knochen“ ist Sulfur aufgeführt. Das ist in der Materia medica jedoch kein Leitsymptom des Arzneimittels. Rechtsseitigkeit, Schlafen auf der rechten Seite, Abneigung gegen Süßigkeiten und Verlangen nach Fisch stehen im Widerspruch zu den Leitsymptomen von *Sulfur*.
- *Natrium muriaticum* ist für die Behandlung der Hauptbeschwerde keine gängige Arznei. Das Verlangen nach Fisch ist jedoch ein Leitsymptom und die zurückhaltende Persönlichkeit ist Teil der psychischen Essenz des Mittels. Die

Schlafposition steht im Widerspruch zum vorliegenden Fall, da es „Schlafen auf der linken Seite“ als Leitsymptom hat.

- Leitsymptome von *Silicea terra* sind die Hauptbeschwerde des Patienten, die Pünktlichkeit und die Verschlimmerung durch Wind. Die Essenz des Arzneimittels kann nicht bestätigt werden.
- Für *Thuja occidentalis* liegen in diesem Fall keine Leitsymptome vor, auch die Essenz des Mittels lässt sich nicht bestätigen. Die Rechtsseitigkeit und die Schlafposition des Patienten sprechen ebenfalls gegen das Arzneimittel. Für eine sykotische Prädisposition ist *Thuja occidentalis* jedoch passend.
- *Lachesis muta* zeigt „Schlafen auf der rechten Seite“ als Leitsymptom. Eine weitere Bestätigung gibt es nicht. Die Wesensart des Patienten widerspricht der psychischen Essenz von *Lachesis muta.*
- Leitsymptome von *Natrium sulfuricum* sind „Arthrose der Hüfte“ und „Reserviertheit“. Die emotionalen Symptome des Falls entsprechen zudem der psychischen Essenz dieses Arzneimittels. Es ist überdies eines der Hauptmittel für eine sykotische Prädisposition.
- *Nux vomica* hat „Erwachen um 4:00 Uhr“ als Leitsymptom. Die Pünktlichkeit des Patienten passt zur psychischen Essenz des Arzneimittels.
- *Arsenicum album* und *Natrium sulfuricum* sind die Arzneimittel, die dem Fall am ähnlichsten sind. Wenn wir die beiden Arzneimittel gründlich studieren, können wir sehen, dass *Natrium sulfuricum* am besten passt. Es hat die Hauptbeschwerde als Leitsymptom und seine psychische Essenz wird bestätigt. Betrachten wir es aus der Perspektive eines Kombinationsmittels, bestätigen sich die Essensmodalitäten von *Natrium muriaticum. Natrium sulfuricum* hat nicht das Symptom „Erwachen um 4:00 Uhr“. Dies kann jedoch sowohl bei *Natrium muriaticum* als auch bei *Sulfur* gefunden werden. Letzteres hat „Erwachen um 4:00 Uhr“ als Leitsymptom.

Natrium sulfuricum ist auch in der Rubrik „Träume – Tod“ aufgeführt, was ein hervorstechendes Symptom in diesem Fall ist. Die Leberbeschwerden des Patienten in der Vergangenheit sind ein Leitsymptom dieses Arzneimittels. Wichtig ist überdies die Beziehung von *Natrium sulfuricum* zur bereits erwähnten erblichen Prädisposition des Patienten. Es ist, genau wie *Thuja occidentalis,* eines der Hauptmittel für die Sykose. Es entspricht einer Tatsache, dass Arzneimittel, die den Symptomen der individuellen Reaktion des Organismus entsprechen, auch für die erbliche Prädisposition wichtig sind. Das führt zu einer günstigeren Prognose für diesen Fall.

Natrium sulfuricum deckt die Pathologie des Falls, die Leitsymptome, die Essenz, die die Psyche betrifft und die zugrunde liegende erbliche Prädisposition ab.

Wahl der Potenz

Der Gesundheitszustand des Patienten scheint gut zu sein. Da die Störung nicht sehr tief wurzelt, gehe ich davon aus, dass keine starke Stimulation notwendig ist. Demzufolge beginne ich nicht höher als mit einer C 200 an.

Reaktion auf die erste Mittelgabe

Der Patient beschrieb seinen Zustand nach dem Arzneimittel als vollständige Heilung. Eine Gabe *Natrium sulfuricum* C 30 besserte die Schmerzen in den Knien und Hüften, sodass er diese nur noch spürte, wenn er sich überanstrengt hatte. Aber selbst dann weniger als zuvor. Sein Schlaf normalisierte sich und die Träume verschwanden. Er fühlte sich insgesamt sehr wohl. Ungefähr nach einem Jahr hatte er einen Rückfall, der auf *Natrium sulfuricum* ebenfalls sehr gut reagierte.

Zweite Konsultation – vier Jahre später

Nach 4 Jahren kam der Patient wegen eines Rückfalles derselben Schmerzen in den Knien und Hüften zu mir. Er erhielt eine Gabe *Natrium sulfuricum* C 200. Sein Organismus zeigte hierauf eine starke Erstreaktion, die sich vornehmlich auf der emotionalen Ebene zeigte. Er wollte z. B. nicht in eine Geschäftsbesprechung oder auf eine Geburtstagsfeier gehen, weil ihm das alles zu hektisch war. Die Erstverschlimmerung trat jedoch nur kurzzeitig auf. Die Wirkung auf Knie und Hüften war erneut gut.

Bewertung der ersten und der zweiten Verschreibung

Nach *Natrium sulfuricum* C 30 gab es eine Verbesserung der Symptome, ohne vorangehende Erstverschlimmerung. Bei einem Patienten dieser Gesundheitsebene bedeutet das, dass das Arzneimittel nahe an der optimalen, an der „Similimum-Potenz", lag. Auch auf Ebene 1 gibt es positive Reaktionen ohne Erstverschlimmerung. Dann erwarten wir jedoch keine akuten Erkrankungen mit hohem Fieber. Deshalb muss der Gesundheitszustand des Patienten der Ebene 2 zugeordnet werden, was uns den Anhaltspunkt für die „Similimum Potenz" gibt. Diese Theorie wird im weiteren Verlauf der Behandlung bestätigt, wenn der Patient durch eine Gabe *Natrium sulfuricum* C 200 eine Erstverschlimmerung erfährt. An diesem Punkt ist jeder Zweifel über die Schlussfolgerung beseitigt, dass der der Gesundheitszustand dieses Patienten dem der Gruppe A, Ebene 2, entspricht.

Dritte Konsultation – 13 Monate später

Vor etwa zwei Monaten bemerkte der Patient schwebende, schwarze Flecken vor seinen Augen. Er ging zum Augenarzt, der ein Glaukom diagnostizierte und „Timoptol" verschrieb. Der Patient nahm das Medikament über einen kurzen Zeitraum ein, setzte es jedoch selbst wieder ab, da er Palpitationen bekam. Er möchte jetzt versuchen, ob Homöopathie ihm bei dieser Beschwerde helfen kann. Seit er „Timoptol" abgesetzt hat, hat er wieder schwarze Flecken vor den Augen (2). Darüber hinaus hat er einen drückenden Schmerz über dem linken Auge bemerkt (2). Zu diesen Beschwerden gibt es keine begleitenden Modalitäten. Er hatte diese Beschwerden noch nie zuvor.

Der Patient hat selten Probleme mit den Hüften oder Knien. Wenn seine Hüften Beschwerden verursachen, treten diese hauptsächlich auf der linken Seite (2) auf. Er schläft gut und kann in jeder Seitenlage schlafen. Seine Essensmodalitäten haben sich nicht geändert. Er verträgt Kälte nicht gut und windiges Wetter stört ihn immer noch sehr (2). Sogar wenn er im Haus ist und der Wind draußen bläst, fühlt er sich unwohl. Er ist immer noch sehr pünktlich. Es fällt ihm jedoch leichter über seine Gefühle zu sprechen.

Prognose der dritten Konsultation

Tiefe der Störung

Ein Glaukom ist keine sehr tief gehende Beschwerde, da sie weder lebensbedrohlich ist, noch lebenswichtige Organe gefährdet. Unbehandelt kann der Patient am betroffenen Auge jedoch erblinden.

Arbeiten wir an einem Fall, mit einem scheinbar funktionierenden Abwehrgefüge, erwarten wir, dass die Störung den „Richtungen der Heilung" folgt und an eine weniger lebenswichtige Stelle verlagert wird. Die vorangegangenen Beschwerden waren am Bewegungsapparat lokalisiert, was bereits in der Peripherie ist. Ein gut funktionierendes Abwehrgefüge kann die Störung nun noch weiter nach außen befördern – zu den Muskeln, den Schleimhäuten oder auf die Haut. Dieser Prozesse war jedoch an dieser Stelle der Behandlung nicht zu beobachten.

Obwohl die Beschwerden am Bewegungsapparat sehr gut auf das erste Arzneimittel reagierten, tritt die aktuelle Erkrankung nun nicht auf einer oberflächlicheren Ebene des physischen Körpers auf. Eine solche Reaktion sehen wir in der Regel bei der Verschreibung eines nur teilweise passenden Arzneimittels. Dieses Arzneimittel kann eine unterdrückende Wirkung haben, was die ursprünglichen Beschwerden ganz zum Abklingen bringt oder sie verringert. Das Abwehrgefüge wird dadurch jedoch gezwungen, neue Beschwerden auf einer etwas tieferen Ebene zu erzeugen. Da bei der Verabreichung einer höheren Potenz jedoch eine Erstverschlimmerung entstanden war und die emotionale Ebene zum jetzigen Zeitpunkt ausgeglichener ist, deutet alles darauf hin, dass das erste Arzneimittel doch richtig war.

Schlussfolgerung

Da die Situation etwas verwirrend ist, muss genauer nach einer vernünftigen Erklärung dafür gesucht werden, was gerade vor sich geht.

Wenn das erste Arzneimittel korrekt war, kann sich ein Glaukom nur dann entwickeln, wenn es sich um eine frühere Beschwerde handelt, die aufgrund der zunehmenden Stärke des Abwehrgefüges wieder erscheint. Oder aber, wenn die erblichen Prädispositionen (Miasmen), die den Krankheitsprozess aufrecht erhalten, nicht gelöst wurden und neue Beschwerden hervorrufen. Im vorliegenden Fall gibt der Patient unmissverständlich an, diese Beschwerde nie zuvor gehabt zu haben. Deshalb besteht die Möglichkeit, dass die erbliche Prädisposition den Organismus immer noch stört.

Das ist eine häufig auftretende Situation, die nach einer homöopathischen Behandlung verlangt, um das Entstehen eines neuen Krankheitsprozesses zu verhindern und den Patienten auf eine bessere Gesundheitsebene zu bringen. Wird das an dieser Stelle versäumt, nimmt der Prozess seinen natürlichen Verlauf. Wenn unterdrückend behandelt wird, bleibt der Patient – abhängig von der Stärke des Organismus vor der homöopathischen Behandlung – auf der Gesundheitsebene, die nach dem ersten Arzneimittel erreicht wurde oder fällt in den Status zurück, auf dem er vor dem Beginn der homöopathischen Behandlung war.

An dieser Stelle muss auch erwähnt werden, dass eine klinische Diagnose, wie die eines Glaukoms, eindimensional ist und den Schweregrad der Erkrankung nicht berücksichtigt. Betrachten wir jedoch die Entwicklung von Symptomen aus einer mehrdimensionalen Sichtweise und beziehen den Schweregrad der Erkrankung in unsere Bewertung mit ein, bekommen wir eine bessere Vorstellung davon, was an diesem Punkt der Behandlung vor sich geht. Hätten wir die Möglichkeit gehabt, die Intensität oder den Schweregrad der Osteoarthritis mit den entsprechenden Werten des Glaukoms zu vergleichen, hätten wir vielleicht herausgefunden, dass die Osteoarthritis stärker war als dieses Glaukom. Die Osteoarthritis hätte den Mann z. B. invalidisieren können, während das Glaukom vergleichsweise weniger gefährlich ist. Obwohl der Augeninnendruck höher ist als normal, gefährdet es die Sehfähigkeit nicht und führt lediglich dann und wann zu leichten Kopfschmerzen. Dies würde für die Wirkung des zuvor verabreichten Arzneimittels sprechen.

Auswahl der Symptome der dritten Konsultation

In diesem Stadium einer Behandlung ist es immer schwierig zu beurteilen, ob man nur die neuen Symptome verwendet, oder ob man auch die alten Symptome einbezieht, die die ganze Zeit über präsent waren. Im Zweifel repertorisiert man die neuen Symptome gesondert, um dann zu schauen, ob das zu einem guten Ergebnis führt. Funktioniert das nicht, kann man immer noch eine zweite Repertorisation anfertigen, in der die alten Symptome aufgeführt sind. Sehen wir uns also zuerst die neuen Symptome an.

Charakteristische Symptome

- Erkrankung des linken Auges
- drückender Schmerz über dem linken Auge
- Schmerz der linken Hüfte

Ausgeprägte Symptome

- Glaukom
- schwarze Flecken vor den Augen

Repertorisation mit dem Filter *Vithoulkas-Variante 2006*

1	1	**Auge – Beschwerden der Augen** – linkes Auge	100
2	1	**Kopf – Schmerz – Stirn** – Augen – über den – links – drückend	14
3	1	**Extremitäten – Schmerz** – Hüfte – links	33
4	1	**Auge – Glaukom**	60
5	1	**Sehen – Farben** vor den Augen – Schwarz – Flecken – schwebende	84

	Sulph.	Acon.	Phos.	Caust.	Nux-v.	Sep.	Lyc.	Thuj.	Bell.	Rhus-t.
	14	13	13	12	11	11	10	10	9	9
1	3	2	2	2	2	2	2	2	2	2
2	1	2	1	-	2	2	-	2	-	-
3	1	2	-	3	-	-	1	-	-	-
4	1	1	2	1	1	-	1	1	2	2
5	3	1	4	2	2	4	2	1	2	2

Differenzialanalyse der Arzneimittel

- Leitsymptom von *Sulfur* ist die Linksseitigkeit der Beschwerden. Die Kälteempfindlichkeit des Patienten spricht gegen dieses Arzneimittel.
- Für *Aconitum napellus* und *Causticum* finden sich keine Leitsymptome und die Essenz der beiden Mittel im Hinblick auf die Psyche kann nicht bestätigt werden.
- *Phosphor* hat Linksseitigkeit als Leitsymptom. Die Essenz, die die Psyche betrifft, wird nicht bestätigt.
- *Nux vomica* zeigt Kälteempfindlichkeit als Leitsymptom. Pünktlichkeit ist ein Teil der psychischen Essenz des Arzneimittels.

- Leitsymptome von *Sepia officinalis* sind die Linksseitigkeit und Kälteempfindlichkeit. Die (psychische) Essenz wird nicht bestätigt.
- Die Linksseitigkeit steht im Gegensatz zu *Lycopodium clavatum* und *Belladonna*.
- *Thuja occidentalis* hat Linksseitigkeit und insbesondere linksseitige Stirn-Kopfschmerzen als Leitsymptome. Es ist dreiwertig in der Rubrik „Gemüt – Gewissenhaft, peinlich genau in Bezug auf Kleinigkeiten". Es ist eines der Hauptmittel für die Behandlung der sykotischen Prädisposition.
- *Rhus toxicodendron* zeigt Kälteempfindlichkeit als Leitsymptom. Die (psychische) Essenz wird nicht bestätigt.

Thuja occidentalis ist das einzige Arzneimittel, das Symptome der neuen Hauptbeschwerde als Leitsymptome (drückender Schmerz über dem linken Auge) aufweist. Daneben sind bestätigende Symptome der psychischen Essenz zu finden. In erster Linie wegen der Beziehung zur sykotischen Prädisposition ist *Thuja occidentalis* ein Komplementärmittel zu *Natrium sulfuricum*. Diese Prädisposition wurde bereits in der Analyse zur Erstanamnese erwähnt.

Thuja occidentalis ist das Hauptmittel für die Behandlung der sykotischen Prädisposition ([6]). Es ist sehr vorteilhaft, wenn im Behandlungsverlauf ein komplementäres Arzneimittel erscheint, das stark mit der erblichen Prädisposition im Zusammenhang steht. Es bestätigt, dass das erste Arzneimittel korrekt war und der Organismus im Gleichgewicht ist, auch wenn er neue Beschwerden hervorgebracht hat. Man kann in vielen Fällen beobachten, dass ein Organismus unter einer erblichen Prädisposition leidet und deshalb Symptome entwickelt, obwohl die bisher verabreichten Arzneimittel korrekt waren. Bereits Samuel Hahnemann hat dies beobachtet und in seinem Buch über die chronischen Krankheiten beschrieben ([7]). Solange diese Prädisposition nicht hinreichend abgebaut ist, wird sie weiterhin neue Symptome produzieren. In der täglichen Praxis sehen wir uns hierbei mit schichtweisen Überlagerungen von Arzneimitteln konfrontiert.

Thuja occidentalis kann auf Basis der Leitsymptome, der Pathologie des Falls und der Analyse hinsichtlich des Auslösers verschrieben werden. Darüber hinaus ist es komplementär zu dem zuvor verabreichten Arzneimittel, das eine gute Wirkung zeigte.

Wahl der Potenz

Da der Patient gut auf eine C 30 reagiert hat und nach einer C 200 eine Erstverschlimmerung hatte, werde ich nicht höher als mit C 200 beginnen.

Reaktion auf die dritte Verschreibung

Nach *Thuja occidentalis* C 30 verschwanden die Augensymptome. Später wurde das Mittel wiederholt und zeigte eine gute Wirkung auf die Schmerzen an der linken Hüfte.

Vierte Konsultation – ein Jahr später

Fünf Monate nach Einnahme von *Thuja occidentalis* C 30 entwickelte der Patient ein Erysipel am linken Schienbein. Dieses wurde mit Antibiotika behandelt. Daraufhin kamen die Schmerzen an der linken Hüfte und am linken Knie zurück, die sich wiederum mit *Thuja occidentalis* C 30 verbesserten. Jetzt, wenige Monate später, ist das Erysipel wieder aufgetreten, worauf der Hausarzt des Patienten erneut

Antibiotika verschrieb. Der Patient möchte nicht schon wieder Antibiotika einnehmen, sondern zuerst versuchen, ob ihm mit Homöopathie geholfen werden kann. Das einzige sichtbare Anzeichen der Erkrankung ist ein roter Hautausschlag am linken Schienbein, der sich über das gesamte Schienbein erstreckt. Modalitäten sind nicht vorhanden.

Die Gelenkschmerzen und das Glaukom beeinträchtigen den Patienten nicht mehr. Generell fühlt er sich wohl und seine allgemeinen Symptome haben sich, im Vergleich zu den ersten beiden Besuchen, nicht verändert.

Prognose der vierten Konsultation

Tiefe der Störung

Ein Erysipel ist eine akute Entzündung der Haut. Da es sich aggressiv verbreiten und eine systemische Reaktion hervorrufen kann, wird es allopathisch mit Antibiotika behandelt. Es ist zu sehen, dass das Abwehrgefüge des Patienten nach der Einnahme von *Thuja occidentalis* an Stärke gewonnen hat, da die Störung nun auf die Haut verlagert wird. Das Abwehrgefüge ist jedoch nicht stark genug, harmlose Symptome wie einen einfachen trockenen Hautausschlag zu produzieren.

Schlussfolgerung

Die Prädisposition des Patienten besteht noch und ruft immer noch belastende Symptome hervor. Diese Symptome müssen weiterhin behandelt werden, um das Abwehrgefüge tiefgehend zu stärken. Dadurch kann es in Zukunft immer oberflächlichere Beschwerden erzeugen. Wird das Erysipel wieder und wieder mit Antibiotika behandelt, wird der Organismus in den Zustand vor der homöopathischen Behandlung zurückfallen. Es konnte bereits beobachtet werden, dass die Hüft- und Knieschmerzen nach der ersten Behandlung mit Antibiotika zurückkehrten. Die Beschwerden der Hüfte und des Knies reagierten gut auf *Thuja occidentalis*. Die Frage ist nun, ob die derzeitigen Beschwerden ebenfalls auf dieses Arzneimittel reagieren oder ob ein anderes notwendig ist. Um das zu untersuchen, müssen die Symptome im Repertorium nachgeschlagen werden.

Auswahl der Symptome der vierten Konsultation

Als eigentümliches/charakteristisches Symptom ist das Erysipel am linken Schienbein zu nennen.

Für die aktuelle akute Beschwerde gibt es keine spezifischen Modalitäten und die Allgemeinsymptome haben sich nicht verändert. Deshalb besteht die Möglichkeit, dass der Organismus in dieser Phase auf ein mehr übergeordnetes Arzneimittel reagieren wird. Zwei Arzneimittel, auf die der Organismus gut reagiert hatte, sind uns bereits bekannt. Am besten untersucht man, ob eines davon das derzeitige Problem abdeckt, anstatt auf Basis der Gesamtheit der Symptome neu zu repertorisieren.

Repertorisation und Auswahl des Arzneimittels für die vierte Konsultation

In der Rubrik „Extremitäten – Entzündung – Unterschenkel – Knochen – Tibia“ ist Erysipel nicht aufgeführt. Deshalb schaue ich in anderen Rubriken, die diesem Körperteil am nahesten kommen und klare Informationen über die konkrete Beschwerde enthalten.

5

Repertorisation mit dem Filter *Vithoulkas-Variante 2006*

1	1	**Extremitäten – Entzündung** – Unterschenkel – erysipelatös	24
2	1	**Extremitäten – Entzündung** – erysipelatös	5
3	1	**Haut – Erysipel**	158
4	1	**Allgemeines – Krankheitsgeschichte** von; persönliche – Erysipel; von wiederkehrendem	9
5	1	**Extremitäten – Beine;** Beschwerden der – links	134

	Rhus-t.	Lach.	Sulph.	Apis	Graph.	Bell.	Calc.	Hep.	Sil.	Borx.
	16	15	15	13	12	10	10	10	10	9
1	2	3	2	3	2	2	2	2	2	2
2	1	3	1	-	-	-	-	-	-	-
3	3	3	2	3	3	3	2	2	2	2
4	2	-	2	2	1	-	-	-	-	-
5	3	2	3	1	2	2	3	3	3	2

Differenzialanalyse der Arzneimittel

Die beiden Arzneimittel, *Thuja occidentalis* und *Natrium sulfuricum,* die in diesem Fall bereits mit Erfolg verschrieben worden waren, zeigen sich nicht in der Repertorisation, wenn wir nach der Gesamtheit der Symptome, nach den Leitsymptome oder der Pathologie des Falls analysieren.

Sehen wir uns die Symptome genauer an, ist *Thuja occidentalis* zweiwertig in der Rubrik „Extremitäten – Entzündung – Unterschenkel – erysipelatös" und „Haut – Erysipel" aufgeführt. Es ist einwertig genannt in der Rubrik „Extremitäten – Beine; Beschwerden der – links". *Natrium sulfuricum* ist zweiwertig in derselben Rubrik und einwertig unter „Haut – Erysipel" aufgelistet. Für *Thuja occidentalis* spricht das Leitsymptom Linksseitigkeit. Für *Natrium sulfuricum* gibt es keine Bestätigung nach Leitsymptomen. Deshalb beginnen wir mit *Thuja occidentalis.*

Reaktion auf die vierte Verschreibung

Thuja occidentalis C 30 hatte keine Wirkung auf das Erysipel. Da diese Potenz in anderen Fällen bereits seine Effektivität unter Beweis gestellt hatte, wurde keine Zeit mit einer höheren Potenz verloren und *Natrium sulfuricum* C 30 wurde verabreicht. Nach diesem Arzneimittel nahm die Intensität des Erysipels sofort ab. Die Rötung ging zurück und war nach einigen Tagen vollständig verschwunden.

Weiterer Verlauf der Behandlung

Nach diesem Zwischenfall ging es dem Patienten gut. Noch einmal bekam er einen Hautausschlag am Schienbein, der sich jedoch nicht zu einem Erysipel entwickelte. Im Laufe der Jahre nahm der Patient unregelmäßig *Natrium sulfuricum* ein. Beispielsweise, wenn er sich bei der Gartenarbeit überanstrengt hatte und unter starker Müdigkeit und Knieschmerzen litt. Während der letzten zehn Jahre benötigte er kein weiteres Arzneimittel. Die höchste Potenz von *Natrium sulfuricum*, die er eingenommen hat, war eine C 1.000.

Bewertung des Falls

Auch in diesem Fall haben wir einen Patienten mit einem guten Allgemeinzustand. Allerdings wurde hier, als Folge der angeborenen genetischen Prädisposition, bereits mehr als ein Arzneimittel benötigt. Während im ersten Fall lediglich eine psorische Prädisposition vorlag, besteht hier nun zusätzlich eine sykotische Prädisposition. Das Vorhandensein von Spuren verschiedener Prädispositionen muss nicht zwingend heißen, dass mehr als ein Arzneimittel benötigt wird. Die Wahrscheinlichkeit, dass mehr als ein Arzneimittel zur Heilung notwendig ist, nimmt jedoch zu, wenn eine größere Anzahl erblicher Einflüssen zu finden ist.

Wegen der sykotischen Prädisposition entwickelt der Fall sich auch nicht in der Weise, wie es zu erwarten gewesen wäre. Der störende Einfluss dieser Prädisposition, die behandelt werden muss, bewirkt andere, neue Symptome. Wird das nicht verstanden, kann es für den Homöopathen verwirrend sein und zu falschen Entscheidungen führen.

Es ist bemerkenswert, dass zwei Arzneimittel notwendig waren, die für ihren starken Einfluss auf die sykotische Prädisposition bekannt sind. Diese Tatsache zeigt überdies an, dass diese Prädisposition durchaus stark war. Man könnte natürlich fragen, ob es nicht besser gewesen wäre, gleich mit *Thuja occidentalis* zu beginnen.

- In der ersten Konsultation stimmten die Leitsymptome von *Thuja occidentalis* jedoch nicht mit denen des Falls überein. Dadurch konnte das Mittel nicht so gut bestätigt werden wie *Natrium sulfuricum*.
- In der zweiten Konsultation traten hingegen deutlich neue Symptome auf, die Leitsymptome von *Thuja occidentalis* darstellen – zusammen mit einer Veränderung bei den Allgemeinsymptomen (Linksseitigkeit), die ebenfalls auf dieses Arzneimittel hindeuten. Das sind deutliche Anzeichen dafür, dass sich nach der Verschreibung von *Natrium sulfuricum* tiefe Veränderungen einstellten. Ein besseres Gleichgewicht auf der emotionalen Ebene bestätigt diese Beobachtung.

Natrium sulfuricum, das ein wichtiges Mittel für die sykotische Prädisposition ist, scheint das Problem jedoch nicht vollständig lösen zu können. Ein zweites Arzneimittel wird benötigt, um den krankheitsfördernden Einfluss zu eliminieren, was zeigt, dass er stark gewesen sein muss. Dieser starke Einfluss wurde bereits durch die Beschwerden des Patienten in der Vergangenheit bestätigt, die alle sykotisch waren.

Es ist allerdings ein gutes Zeichen, dass der Organismus zum ersten Arzneimittel zurückkehrte, nachdem das zweite seine Arbeit getan hatte. Das belegt dessen Stabilität, weil er von dem Zeitpunkt an für mehrere Jahre im Gleichgewicht blieb. Man könnte nun Vermutungen darüber anstellen, dass *Natrium sulfuricum* nach *Thuja occidentalis* für das psorische Miasma gebraucht wurde, da die letzte Hautbeschwerde einen mehr psorischen als sykotischen Charakter hatte. Wir wissen jedoch, dass jedes Arzneimittel jedes Miasma heilen kann, solange es mit den Symptomen des Falls übereinstimmt. Insbesondere ein Kombinationsmittel wie *Natrium sulfuricum* ist hierfür besonders geeignet, da es das Hauptmittel für das psorische Miasma, Sulfur, als Bestandteil hat.

Es spricht für eine günstige Prognose, wenn der Organismus nach der Behandlung eines Erysipels, einen einfachen Hautausschlag hervorbringt. Zudem war in den Folgejahren kein anderes Arzneimittel notwendig und die Beschwerden sind jeweils nur nach Überanstrengung entstanden. Die Entwicklung des Falls beweist, dass der Gesundheitszustand dieses Patienten dem der Gruppe A, Ebene 2, entspricht.

5.5 Fall 3: Rezidivierende Tonsillitis und Otitis media

Erstanamnese

Eine Mutter konsultierte mich mit ihrer 19 Monate alten Tochter. Die Tochter litt seit zehn Monaten unter einer rezidivierenden, rechtsseitigen Tonsillitis und Otitis media, mit hohem Fieber. In den akuten Phasen, die alle paar Wochen wiederkehrte, reagierte das Mädchen positiv auf *Belladonna* C 30. Trotzdem trat die Erkrankung immer wieder auf. Zwischen den akuten Phasen hatte sie Schnupfen mit transparenten oder leicht gelblichen Absonderungen. Für einige Zeit hatte die Patientin Husten mit rasselnder Atmung (2). Ihr Schlaf ist unruhig (2). Sie liegt auf dem Bauch mit hochgezogenen Knien (2). Ihr ist nie kalt. Es wird ihr jedoch schnell zu warm (3). Ihr Appetit ist gut. Sie hat Verlangen nach Süßigkeiten (2) und Nudeln (2). Sie hat eine Abneigung gegen Kiwis (3) und Eier (3). Ihr Durst ist normal.

Schwangerschaft und Entbindung verliefen problemlos. Die Entwicklung des Kindes ist normal. Impfungen verursachten leichte, lokale Reaktionen oder hatten eine 1 bis 2 Tage dauernde Abgeschlagenheit, mit dem Bedürfnis nach Schlaf, zur Folge. Mit neun Monaten hatte sie Windpocken. An den äußeren Schamlippen hatte sie eine Hautrötung, für die ihr der Hausarzt eine antimykotische Salbe verschrieb.

Die Patientin ist kein einfaches Kind. Sie braucht ständig Zuwendung (3) und spielt niemals alleine (3). Sie ist jähzornig (2); wenn etwas nicht funktioniert, wirft sie es in die Ecke. Sie weint nicht leicht, nicht einmal durch Schmerzen, und hat keine Ängste. Das Kind ist adipös (2) und hat rote Backen (1). Während der Konsultation zeigt sie eine gewisse Sturheit (1). Ihre Mutter leidet unter einer rezidivierenden Sinusitis und ihr Vater hatte als Kind rezidivierende Mittelohrentzündungen. Der Großvater mütterlicherseits starb im Alter von 55 an einem Gehirntumor.

Bewertung der Erstanamnese

Tiefe der Störung

Die Hauptbeschwerde ist auf der physischen, auf einer nicht sehr tiefen Ebene (Schleimhäute) lokalisiert und stellt keine tiefe Pathologie dar. Dieser Umstand ist günstig zu bewerten. Von einem homöopathischen Standpunkt aus betrachtet ist es jedoch weniger vorteilhaft, dass auch einige intensive emotionale Symptome vorliegen. Das zeigt, dass das Abwehrgefüge nicht stark genug ist, um die Störung auf der körperlichen Ebene zu halten und das Vordringen in tiefere Schichten des Organismus zulässt.

Persönliche medizinische Vorgeschichte des Patienten

Positiv ist zu bewerten, dass das die Patientin für Windpocken empfänglich war. Ihre Reaktion auf die Impfung zeigt allerdings, dass ihr Abwehrgefüge zu keiner starken Gegenbewegung in der Lage ist. Dies wird auch dadurch bestätigt, dass der Hautausschlag an den äußeren Schamlippen, nach der Behandlung mit der antimykotischen Salbe, nicht wieder zurückkehrte. Ein starkes Abwehrgefüge würde eine so leichte Unterdrückung des Hautausschlages nicht zulassen.

Familiäre medizinische Vorgeschichte und erbliche Prädisposition

Die rezidivierenden Otitiden in der medizinischen Vorgeschichte des Vaters könnten eine Erklärung dafür sein, warum das Kind für diese Art von Erkrankung empfänglich ist. Wahrscheinlich hat sie diesen Schwachpunkt von ihm geerbt. Auch die rezidivierende Sinusitiden der Mutter könnten erklären, warum beim Kind Beschwerden im Hals-Nasen-Ohren-Bereich auftreten. Der frühe Tod des Großvaters mütterlicherseits durch einen Gehirntumor, könnte ein Grund für eine erblich bedingte Schwäche des Abwehrgefüges sein. In Bezug auf die erbliche Prädisposition sehen wir Anzeichen für eine sykotische Prädisposition, die durch ein Leitsymptom der Nosode *Medorrhinum* angezeigt wird – „schläft in Bauchlage mit hochgezogenen Knien". Diese Prädisposition ist auch für katarrhalische Infekte der Atemwege verantwortlich, wie sie bei dem Kind beobachtet werden können.

Schlussfolgerung

Die geschilderten Probleme stellen für die Homöopathie kein allzu großes Problem dar. Dass die akuten Erkrankungen von hohem Fieber begleitet werden und gut auf das angezeigte Arzneimittel in einer niedrigen Potenz reagieren, verweist auf das immer noch gute Ansprechen des Abwehrgefüges. All dies spricht für eine gute Prognose.

Die wiederholte Rückkehr der akuten Erkrankung zeigt jedoch auch, dass der Organismus anfälliger geworden ist. Zusätzlich bestätigen die begleitenden emotionalen Symptome eine Schwächung des Abwehrgefüges, da die in der Hierarchie höher gewichtete emotionale Ebene beeinträchtigt wurde.

Das Auftreten dieser emotionalen Symptome kann die Behandlung verkomplizieren, weil wir die körperlichen Symptome nicht separat behandeln können. In einer homöopathischen Behandlung stimulieren wir den Organismus auf positive Weise mit dem korrekten Arzneimittel. Das Abwehrgefüge folgt danach seinen eigenen Regeln und wird versuchen, die Störung von innen nach außen zu beseitigen. Das heißt, dass zuerst versucht wird, die emotionalen Symptome zu lösen und danach die körperlichen.

- Ist der allgemeine Gesundheitszustand eher gut, tritt möglicherweise auf beiden Ebenen, nahezu gleichzeitig, eine Besserung auf.
- Ist der Zustand des Abwehrgefüges weniger gut, können sich die körperlichen Symptome zeitweise verschlechtern, während die emotionalen Symptome abnehmen (▶ 4.2.1, ▶ Abb. 4.1).

Da beide Eltern anfällig sind für Hals-Nasen-Ohren-Beschwerden und das Leitsymptom auf eine sykotische Prädisposition hindeutet, liegt wahrscheinlich eine erblich bedingte Schwäche vor. Diese macht den Organismus anfällig für rezidivierende Infekte und emotionale Störungen ([8]) und kann die Behandlung verkomplizieren.

Die leicht zu unterdrückende Hautbeschwerde zeigt, dass das Abwehrgefüge nicht allzu stark ist – andernfalls würde diese Beschwerde immer wieder zurückkehren.

Auch die Reaktion des Kindes auf die Impfungen zeigt an, dass das Abwehrgefüge nicht stark ist. Wir sehen solche Reaktionen auf den Ebenen 4 bis 8, wo Impfungen bleibende, nachteilige Folgen zurücklassen. Es kann gut sein, dass das Abwehrgefüge durch die Impfungen weiter geschwächt wurde. Die Empfänglichkeit des Kindes für Windpocken zeigt an, dass der Gesundheitszustand der Patientin den Ebenen 2 bis 6 zugeordnet werden kann. Die Tendenz zu rezidivierenden akuten Erkrankungen mit hohem Fieber entspricht hingegen den Ebenen 4 bis 6.

Wenn man aus Sicht der Ebenen der Gesundheit analysiert, bekommt man also unterschiedliche Resultate, abhängig davon, aus welchem Blickwinkel man auf den Fall schaut. Schlussfolgernd kann bemerkt werden, dass eine deutliche Schwächung des Abwehrgefüges vorliegt, die zu rezidivierenden Infektionen und zu Symptomen auf der emotionalen Ebene führt. Da die Infektionen jedoch eher oberflächlich sind und von hohem Fieber begleitet werden, kann dieser Fall der Ebene 4 oder 5 der Gruppe B zugeordnet werden.

Auswahl der Symptome der Erstanamnese

Charakteristische Symptome

- rechtsseitige Tonsillitis und Otitis media
- Abneigung gegen Kiwis und Eier

Ausgeprägte Symptome

- rezidivierende Tonsillitis und Otitis media
- rasselnde Atmung
- unruhiger Schlaf; liegt in Bauchlage mit hochgezogenen Knien
- ihr ist es schnell zu warm
- braucht ständig Zuwendung und spielt nie alleine
- jähzornig
- Fettleibigkeit

Das hohe Fieber verwende ich an dieser Stelle nicht als Symptome, da es nur während einer akuten Phase relevant ist.

Ein Verlangen nach Süßigkeiten und nach Nudeln ist bei Kindern eher normal. Ich würde es nur dann als Symptome verwenden, wenn keine anderen verwendbaren Symptome vorhanden wären.

Repertorisation und Auswahl des Arzneimittels für die Erstanamnese

- Ich kombiniere die Rubriken „Innerer Hals – Entzündung – Tonsillen – rechts“ und „Ohr – Entzündung – Mittelohr – rechts“. Dass beide Symptome auftreten, ist in diesem Fall logisch, da zwischen Hals und Ohr eine anatomische Verbindung besteht. Da die Rubriken derart klein sind, beziehe ich auch die Allgemeinrubrik „Allgemeines – Seite – rechts“ mit ein, um keine rechtsseitigen Arzneimittel zu übersehen.
- Die Abneigung gegen Kiwis ist nicht im Repertorium.
- Ich verwende nicht ausschließlich Rubriken, die sich auf rezidivierende Symptome beziehen, da alle Arzneimittel in den Hauptrubriken einen Bezug haben zu den vorliegenden Beschwerden und deshalb rezidivierende Beschwerden mit abdecken. Darüber hinaus sind die Rubriken, die sich auf rezidivierende Symptome beziehen, im Vergleich zu den Hauptrubriken unvollständig.
- „Gemüt – Aufmerksamkeit auf sich lenkendes Verhalten“ verweist auf „Gemüt – Verlassen zu sein; Gefühl“.
- Für das Symptom „Schläft in Bauchlage mit hochgezogenen Knien“ gibt es keine Rubrik. Da man jedoch an die Brust gelangt, wenn man die Knie in Bauchlage nach oben zieht, verwende ich diese Rubrik.

Repertorisation mit dem Filter *Vithoulkas-Variante 2006*

1	1	**Hals – Entzündung** – Tonsillen	116
2	1a	**Hals – Entzündung** – Tonsillen – rechts	3
3	1	**Ohr – Entzündung** – Mittelohr	57
4	1a	**Ohr – Entzündung** – Mittelohr – rechts	3
5	1	**Allgemeines – Seite** – rechts	210
6	1	**Allgemeines – Speisen und Getränke** – Eier – Abneigung	20
7	1	**Atmung – Rasselnd**	189
8	1	**Schlaf – Ruhelos**	379
9	1	**Schlaf – Lage** – Knie – Brust, liegt auf Knien und	11
10	1	**Allgemeines – Hitze** – Gefühl von	163
11	1	**Gemüt – Verlassen Zu Sein, Gefühl**	81
12	1	**Gemüt – Zorn** – leicht, schnell zornig; wird	58
13	1	**Allgemeines – Fettleibigkeit**	126

	Lyc.	Puls.	Bell.	Calc.	Phos.	Sulph.	Cham.	Mercy.	Nat-m.	Ars.
	32	32	30	29	29	29	27	27	26	25
1	1	1	3	1	1	2	2	3	-	2
2	-	-	1	-	-	-	-	-	-	-
3	3	3	2	3	1	3	3	3	2	-
4	-	-	2	-	-	-	-	3	-	-
5	3	3	3	3	1	2	1	2	1	3
6	-	2	1	1	1	2	-	-	1	-
7	3	3	2	2	3	2	2	1	2	3
8	3	3	3	2	1	3	2	1	2	3
9	2	-	-	-	2	-	-	-	-	-
10	3	3	1	2	2	3	2	2	3	1
11	-	3	-	1	2	1	2	2	2	2
12	3	-	1	1	2	-	3	-	1	1
13	2	2	2	3	2	2	1	1	3	2

Differenzialanalyse der Arzneimittel

- Leitsymptom von *Lycopodium clavatum* sind rechtsseitige Beschwerden. Die psychische Essenz des Mittel kann in diesem Fall nicht bestätigt werden.
- *Pulsatilla pratensis* ist eines der wichtigsten Arzneimittel für Otitis media bei Kindern. Otitiden und die Warmblütigkeit sind Leitsymptome des Mittels. Ein ständiges Bedürfnis nach Zuwendung ist Teil der psychischen Essenz des Arzneimittels. Gegen das Mittel spricht, dass das Kind nicht leicht zu weinen beginnt.

- Auch *Belladonna* hat rechtsseitige Beschwerden als Leitsymptom. Es ist eines der wichtigsten Arzneimittel für rechtsseitige Tonsillitis und Otitis media, besonders wenn diese von hohem Fieber begleitet werden. Das Arzneimittel hatte in der akuten Phase eine gute Wirkung, konnte ein Wiederauftreten der Beschwerden jedoch nicht verhindern.
- *Calcium carbonicum* ist ein wichtiges Arzneimittel für rezidivierende Beschwerden im Hals-Nasen-Ohren-Bereich bei Kindern, besonders wenn diese übergewichtig sind. Die Abneigung gegen Eier und die Warmblütigkeit der Patientin sprechen allerdings gegen das Mittel. Es stimmt, zwar, dass Kinder die *Calcium carbonicum* benötigen, bis zum Alter von 7 Jahren warmblütig sein können. Allerdings lassen mich andere Fakten an diesem Arzneimittel zweifeln. Kinder, die *Calcium carbonicum* benötigen, werden im Allgemeinen nicht als schwierige Kinder beschrieben. Oft können sie sehr konzentriert spielen und sind zufrieden, solange ihren täglichen Grundbedürfnissen und ihrem persönlichen Rhythmus Rechnung getragen wird.
- *Phosphor* hat großes Verlangen nach Gesellschaft. Das ist jedoch nicht dasselbe wie ein ständiges Bedürfnis nach Zuwendung. Darüber hinaus kommt das Arzneimittel öfter bei linksseitigen Beschwerden vor. Das Fehlen von Ängsten – dies ist ungewöhnlich für einen Phosphor-Fall – kann natürlich vorkommen. Allerdings werden Ängste ab dem Moment auftreten, wo die emotionale Ebene betroffen ist, sofern Phosphor benötigt wird.
- Leitsymptome von *Sulfur* sind eine Abneigung gegen Eier und Warmblütigkeit. Ein andauerndes Bedürfnis nach Zuwendung, wie in diesem Fall, ist nicht Teil der psychischen Essenz des Arzneimittels.
- *Chamomilla* ist ebenfalls eines der Hauptmittel für akute Otitis media bei Kindern. Ein jähzorniges Gemüt ist Teil der (psychischen) Essenz. Die in diesem Fall fehlende Empfindlichkeit für Schmerzen, die ebenfalls Teil der Essenz des Arzneimittels ist, spricht jedoch gegen das Mittel.
- *Mercurius solubilis (vivus)* ist ein weiteres Hauptmittel für Otitis media. Die Warmblütigkeit der Patientin, ihr Verlangen nach Süßigkeiten sowie das ständige Bedürfnis nach Zuwendung sprechen gegen dieses Arzneimittel.
- *Natrium muriaticum* weist keines der vorliegenden Symptome als Leitsymptom auf. Zudem widersprechen die emotionalen Symptome des Falls der psychischen Essenz des Arzneimittels.
- Auf *Arsenicum album* verweisen in diesem Fall keine Leitsymptome. Die Warmblütigkeit und die Abwesenheit von Ängsten sprechen aus denselben Gründen gegen Arsenicum album, wie dies bereits bei *Phosphor* erläutert wurde.

Bei der Betrachtung des Falls aus dem Blickwinkel der Gesamtheit der Symptome will keines der erscheinenden Arzneimittel so recht passen. Deshalb verändere ich meine Strategie, indem ich das Auswahlkriterium „kleine Rubriken" benutze. Dadurch erhalten die Leitsymptomen in der Repertorisation eine höhere Bewertung und die Arzneimittel in den kleineren Rubriken ein höheres Gewicht. Die nun erscheinenden neuen Arzneimittel sind *Tuberculinum bovinum Kent, Carcinosinum* und *Phytolacca decandra*. Sowohl *Tuberculinum bovinum Kent* als auch *Carcinosinum* erscheinen nach dieser Auswahlmethode, weil sie in den Rubriken „Schlaf – Lage – Knie – Brust, liegt auf Knien und" aufgeführt sind. Neben den Rubriken für die rechtsseitige Otitis media und Tonsillitis ist das die kleinste Rubrik.

- *Tuberculinum bovinum Kent* ist ein wichtiges Arzneimittel für rezidivierende Tonsillitis. Die Warmblütigkeit und die Fettleibigkeit der Patientin stehen aber zu den Leitsymptomen des Arzneimittels im Widerspruch.
- *Carcinosinum* kann nicht bestätigt werden.
- Leitsymptom von *Phytolacca decandra* ist eine rechtsseitige Pharyngitis oder Tonsillitis, das Mittel ist in der kleinsten Rubrik „ Hals – Entzündung – Tonsillen – rechts" aufgeführt. Deshalb erscheint es jetzt, kann darüber hinaus aber nicht bestätigt werden.

Auch auf diesem Weg konnte also kein zufriedenstellendes Ergebnis erzielt werden. Um die Strategie abzuschließen, nach Leitsymptomen zu suchen, wende ich nun die Option „kleine Arzneimittel" an. Das ist noch immer eine Analyse in Bezug auf die Gesamtheit der Symptome, wenngleich dadurch Arzneimittel hervorgehoben werden, die mit weniger Symptomen im Repertorium eingetragen sind und bei anderen Analyseformen deshalb nicht erscheinen würden. Und wieder ist es eine Simulation der Strategie, nach Leitsymptomen zu analysieren. Würde z. B. ein Buch benutzt, könnte man zuerst in den kleineren Rubriken nachlesen, wie es hier mit der Option „kleine Rubriken" gemacht wurde. Als nächstes könnten alle Rubriken durchgesehen werden, um die Arzneimittel zu identifizieren, die weniger oft erscheinen. Das entspricht der Vorgehensweise, wenn man mit dem Computer die Option „kleine Arzneimittel" anwendet. Die nun erscheinenden neuen Arzneimittel sind *Calcium sulfuricum, Capsicum annuum* und *Bromium*.

- Leitsymptome von *Calcium sulfuricum* sind Abneigung gegen Eier und Warmblütigkeit. Es ist bekannt für Beschwerden des Hals-Nasen-Ohren-Bereichs, insbesondere in Verbindung mit katarrhalischen Erkrankungen. Die rasselnde Atmung der Patientin ist deshalb als Bestätigung für das Arzneimittel anzusehen. Zudem ist ein ständiges Bedürfnis nach Zuwendung Teil seiner psychischen Essenz und es ist eines der Hauptmittel für Verhaltensauffälligkeiten bei Kindern, die mit Wutausbrüchen und einem ständigen Bedürfnis nach Aufmerksamkeit einhergehen. In der Rubrik für Otitis media ist es fett eingetragen.
- *Capsicum annuum* zeigt Fettleibigkeit als Leitsymptom, kann darüber hinaus jedoch nicht bestätigt werden.
- *Bromium* hat Verschlimmerung durch Hitze als Leitsymptom, ist aber ein linksseitiges Arzneimittel.

Calcium sulfuricum scheint das Arzneimittel mit der größten Ähnlichkeit zu sein. Es kann in Bezug auf die Leitsymptome und hinsichtlich der psychischen Essenz bestätigt werden und weist keine Kontraindikationen auf. Eine pathologieorientierte Analyse bestätigt zudem das Arzneimittel. Betrachtet man es aus dem Blickwinkel eines Kombinationsmittels, kann die Übergewichtigkeit von *Calcium carbonicum* bestätigt werden. Interessant ist an der Stelle auch, dass das Arzneimittel in den Prüfungen katarrhalische Symptome hervorbrachte. Deshalb kann man es mit der sykotischen Prädisposition in Verbindung bringen, die in der Prognose dieses Falls bereits erwähnt wurden.

Wahl der Potenz

Da Kinder meistens sehr feinfühlig reagieren, gehe ich zu Beginn der Behandlung nicht höher als C 200.

Zweite Konsultation – drei Monate später

Nach einer Gabe *Calcium sulfuricum* C 200 traten bei der Patientin keine akuten Erkrankungen mehr auf. Der chronische Schnupfen und die rasselnde Atmung verschwanden ebenfalls. Sie schlief ruhiger und war weniger fordernd. Zuletzt hatte sie für eine Woche hohes Fieber von bis zu 39 °C, jedoch ohne Begleitbeschwerden wie Ohrenschmerzen oder Tonsillitis.

Bewertung der zweiten Konsultation

Treten in Fällen der Gruppe B die zuvor rezidivierenden Infektionen nach Einnahme des Arzneimittels wieder auf, so muss beurteilt werden, ob die akuten Erkrankungen in ihrer Symptomatik weniger stark sind oder weniger häufiger auftreten. In diesem Beispiel ist beides der Fall. Die akute Erkrankung trat erst nach drei Monaten wieder auf, anstatt nach wenigen Wochen und obwohl das Fieber hoch ist, sind keine wirklich pathologischen Symptome zu beobachten. Das ist als ein gutes Zeichen zu werten. Ein intaktes Abwehrgefüge erzeugt Fieber, wann immer dies notwendig ist. Begleitend treten keine anderen Beschwerden auf. Nachdem dieser Temperaturanstieg zum gewünschten Ergebnis geführt hat, wird das Fieber von alleine verschwinden und das Gleichgewicht wird wieder hergestellt sein. Da das Fieber bereits seit einer Woche andauert, kann dem Organismus bei der Bewältigung der Erkrankung geholfen werden, indem der Energiekomplex mit einem homöopathischen Arzneimittel stimuliert wird. Er wird mit dem Problem so leichter fertig. Da während dieser akuten Phase keine spezifischen Symptome auszumachen sind, kann das Arzneimittel wiederholt werden, das den Organismus zuvor erwiesenermaßen positiv stimuliert hatte. Es wurde eine Gabe *Calcium sulfuricum* in der Potenz C 1.000 verabreicht.

Dritte Konsultation – sechs Monate später

Die Patientin hatte letzte Woche eine rechtsseitige Otitis media, begleitet von hohem Fieber und abdominalen Schmerzen, für die der Hausarzt Antibiotika und Paracetamol verschrieb. Letzte Nacht hatte sie erneut große Schmerzen in demselben Ohr – die Mutter verabreichte dafür selbstständig Belladonna C 200. Heute Morgen ist das rechte Ohr wieder schmerzhaft und jetzt, am Nachmittag, hat eine leicht grüne Absonderung eingesetzt. Die Patientin hatte bisher gut geschlafen. Jetzt schläft sie wieder unruhig und wird leicht zornig.

Bewertung der dritten Konsultation

Dass bis zum Auftreten einer neuen akuten Erkrankung mehrere Monate vergangen sind, ist ein positives Zeichen. Das bedeutet, dass der Organismus an Stärke gewonnen hat und sich nun in Richtung der Gruppe A bewegt. Die Verabreichung von Antibiotika ist hingegen nicht von Vorteil, da sie den Verlauf der Heilung negativ beeinflussen können. Im Vergleich zu den vorherigen akuten Erkrankung sehen wir nun auch einen generellen Rückfall. Das kann eine Folge der Antibiotika sein, die die natürliche Funktion des Abwehrgefüges stören.

Ein besonderes Augenmerk muss auf die Art der Otorrhö gelegt werden, da grüner Ausfluss ein Hinweis auf eine gefährliche Infektion sein kann. Die Beschaffenheit dieser Absonderungen kann auch ein Zeichen dafür sein, dass das Abwehrgefüge noch nicht wieder zu voller Stärke gefunden hat (▶ 3.3.1).

Da die Mutter bereits Belladonna gegeben hatte, was keine Verbesserung brachte, wiederholte ich das Arzneimittel, das zuletzt gut gewirkt hatte und verabreichte eine Gabe *Calcium sulfuricum* C 1.000.

Vierte Konsultation – acht Monate später

Letzte Woche wurde die Patientin nachts wach und weinte. Tagsüber bohrte sie oft mit dem Finger in ihr rechtes Ohr. Für einen Tag hatte sie hohes Fieber. Das Fieber hält nun dauerhaft an und die Patientin hat starken Schnupfen. Sie erwacht nachts häufig. Ihr Appetit ist gut. Sie hat Verlangen nach Obst (2), Fleisch (2), und Süßigkeiten (3). Sie beschwert sich häufig darüber, dass ihr zu warm ist und geht am liebsten Barfuß. Eine Wiederholung von *Calcium sulfuricum* C 1.000 brachte keine nennenswerte Besserung.

Bewertung der vierten Konsultation

Nun hat sich nach acht Monaten ein Rückfall eingestellt. Das ist in dem Sinne ein gutes Zeichen, da die Rückfälle nun nur noch vereinzelt auftreten und deshalb nicht mehr der Gruppe B zuzuordnen sind. Das verabreichte Arzneimittel führte jedoch zu keiner Reaktion. Mein Kollege hatte letzte Woche bereits *Calcium sulfuricum* C 1.000 wiederholt – ohne Erfolg. Da die vorhandenen Symptome dem Arzneimittel immer noch ähnlich sind, verabreiche ich eine Gabe *Calcium sulfuricum* C 10.000.

Fünfte Konsultation – fünf Monate später

Die Reaktion auf *Calcium sulfuricum* C 10.000 war sehr gut und die Symptome sind schnell abgeklungen. Nun rief mich die Mutter an, weil ihre Tochter Albträume hatte (3). Sie schreit im Schlaf auf und ruft „Nein“. Sie nässt nachts auch ein (2). Sie redet den ganzen Tag und will ständig wissen, wo ihre Mutter ist (3). Dies alles begann, als vor sechs Wochen ihre Schwester geboren wurde. Ihr Appetit ist gut. Der Durst ist normal. Die allgemeinen Symptome haben sich nicht verändert.

Bewertung der fünften Konsultation

Hier sehen wir einen Rückfall, der auf emotionalen Stress zurückzuführen ist. Der Organismus muss große Anstrengungen unternehmen, um auf einen solchen Stressor reagieren zu können. Der daraus folgende Energieverlust kann ihn aus dem Gleichgewicht bringen und das Abwehrgefüge dazu zwingen, Symptome zu erzeugen. Dieses Mal sind die Symptome ausschließlich emotionaler Natur.

Normalerweise könnten wir erwarten, dass das Abwehrgefüge bei fortschreitender Heilung körperliche, anstatt emotionale Symptome hervorbringen würde. Dass nun allerdings emotionale Symptome auftauchen, zeigt, wie groß der Einfluss des Stressors ist. Dies ist damit zu erklären, dass der auslösende Faktor den Organismus geradewegs mit einem Schwachpunkt von *Calcium sulfuricum* konfrontiert. In der psychischen Essenz des Arzneimittels finden wir ein Gefühl des „nicht Geschätztwerdens“ ([9]). Deshalb kann sich ein starkes Bedürfnis nach Zuwendung entwickeln. Aus diesem Grund ist es auch ein wichtiges Arzneimittel für Eifersucht. Die Geburt von Geschwistern stellt für Organismen, die auf *Calcium sulfuricum* reagieren, diesbezüglich einen großen Einfluss dar. Das erklärt auch, warum die Störung tiefer in den Organismus vordringen kann. Die Situation, die den Rückfall hervorgerufen hat, wird weiter bestehen bleiben. Deshalb verschreibe ich *Calcium sulfuricum* nun in einer höheren Potenz – C 50.000 –, um dem daraus resultierenden Energieverlust entgegen zu wirken.

Sechste Konsultation – zweieinhalb Jahre später

Nach *Calcium sulfuricum* C 50.000 ging es der Patientin gut, bis vor drei Monaten eine rechtsseitige Otitis media auftrat. Das rechte Trommelfell war eingerissen und sie erhielt Antibiotika. Ihre Mutter hatte zuvor eine Gabe *Calcium sulfuricum* C 50.000 verabreicht, was jedoch keine Wirkung zeigte. Das rechte Trommelfell weist seit dem Einriss vor drei Monaten immer noch eine Perforation auf. Das linke Trommelfell ist eingezogen. Die Patientin hat andauernden Schnupfen mit grünen Absonderungen (3). Die Tonsillen sind angeschwollen (3) und blass rot (2). Die Halsdrüsen und die Ohrspeicheldrüsen sind geschwollen und hart (2), der Husten ist trocken (2).

Seit drei Monaten hat sie eine zunehmende Anzahl von Warzen an den Fußsohlen (2). Diese traten zuerst an der linken Fußsohle, jetzt auch an der rechten (2) auf.

Die Patientin schläft gut, ist aber oft müde (2). Sie schläft am liebsten auf dem Rücken (2/3). Im Schlaf schwitzt sie an den Beinen und an der Kopfhaut (2).

Ihr Appetit ist gut und der Durst normal. Sie mag Brot (2) und Eier (2). Sie hat eine Abneigung gegen würzige und saure Speisen (2).

Temperatur und Gewicht sind normal.

Die Patientin ist gut gelaunt und im Allgemeinen ein ruhiges Kind. Sie hat nun zwei Schwestern, von denen eine noch ein Baby ist. Ihre Mutter muss darauf achten, dass sie nicht übermäßig besorgt ist um ihre Schwestern oder um andere: Die Mutter darf sich also nicht so sehr um andere kümmern. Ich beobachte an dem Mädchen einen ruhigen und friedlichen Gesichtsausdruck, es macht einen ausgeglichenen Eindruck.

Prognose der sechsten Konsultation

Tiefe der Störung

Obwohl die Hauptbeschwerde sehr ähnlich ist, wie bei der ersten Konsultation, unterscheidet sich die heutige Situation sehr stark von der vor vier Jahren. Vom allopathischen Standpunkt aus gesehen, könnte man meinen, es hätte sich nichts verändert und die Homöopathie konnte dem Kind nicht helfen. Aus Sicht der Homöopathie haben sich jedoch wichtige Veränderungen ergeben. Fakt ist, dass die emotionalen Beschwerden, die während der ersten und fünften Konsultation präsent waren, nicht mehr bestehen. Das Kind ist sehr ausgeglichen und anstatt nur mit sich selbst beschäftigt zu sein, kümmert es sich nun um andere. Die zweite wichtige Veränderung ist das Auftreten von Warzen. Es zeigt, dass das Abwehrgefüge an Stärke gewonnen hat und nun in der Lage ist, Störungen auf die Haut zu verlagern.

Schlussfolgerung

Obwohl die Hauptbeschwerde immer noch dieselbe ist, ist die Prognose nun wesentlich günstiger als zu Beginn der Behandlung. In der Prognose der Erstanamnese wurde das Problem diskutiert, dass gleichzeitig emotionale und körperliche Symptome auftreten. Derzeit ist die emotionale Ebene allerdings im Gleichgewicht, was die Prognose verbessert. Darüber hinaus treten Warzen auf, was in Bezug auf die erbliche Prädisposition wichtig ist. Warzen sind in erster Linie der sykotischen Prädisposition zuzuordnen, auf die bereits die Schlafposition, die während der Erstanamnese erhoben wurde, hinwies. Da diese Schlafposition nicht mehr besteht und zugleich Warzen auftreten, versucht der Organismus, diese Prädisposition zu überwinden und sie in die Peripherie zu verlagern. Das begünstigt die Prognose sehr. Da sich die Allgemeinsymptome des Falls verändert haben, muss nun überprüft werden, ob *Calcium sulfuricum* noch immer das passende Arzneimittel ist und nur eine höhere Potenz verabreicht werden muss. Oder ob ein anderes Arzneimittel eine bessere Wahl darstellt.

Auswahl der Symptome der sechsten Konsultation

Charakteristische Symptome

- harte Schwellung der Halsdrüsen und der Ohrspeicheldrüsen
- Warzen an den Fußsohlen, links beginnend
- Schlafposition auf dem Rücken
- Schweiß im Schlaf an den Beinen und an der Kopfhaut
- Verlangen nach Brot und Eiern
- Abneigung gegen gewürzte und saure Lebensmittel

5

Ausgeprägte Symptome

- während Otitis media eingerissenes Trommelfell, das seitdem nicht zuheilt
- grüne Absonderungen aus der Nase
- Schwellung der Tonsillen mit blass roter Verfärbung

Repertorisation und Auswahl des Arzneimittels für die Erstanamnese

- Eine blass rote Verfärbung der Tonsillen ist im Repertorium nicht aufgeführt.
- Für Warzen, die von der linken Fußsohle zur rechten wandern, gibt es keine Rubrik. Wenn dies als wichtiges Symptom bewertet wird, kann es im Kapitel „Allgemeines" nachgeschlagen werden.
- Für Schweiß an den Beinen während des Schlafs ist auch keine separate Rubrik aufgeführt. Ich nehme jedoch an, dass mit der Rubrik „Extremitäten – Schweiß – Beine – nachts", während des Schlafs gemeint ist.

Repertorisation mit dem Filter *Vithoulkas-Variante 2006*

1	1	**Äußerer Hals – Schwellung** – Halsdrüsen – hart	14
2	1	**Gesicht – Schwellung** – Parotis – hart	6
3	1	**Extremitäten – Warzen** – Füße – Fußsohlen	14
4	1	**Allgemeines – Seite** – links – dann rechte Seite	36
5	1	**Schlaf – Lage** – Rücken, auf dem	76
6	1	**Extremitäten – Schweiß** – Beine – nachts	11
7	1	**Kopf – Schweiß** der Kopfhaut – Schlaf – im	16
8	1	**Allgemeines – Speisen und Getränke** – Brot – Verlangen	44
9	1	**Allgemeines – Speisen und Getränke** – Eier – Verlangen	21
10	1	**Allgemeines – Speisen und Getränke** – saure Speisen, Säuren – Abneigung	25
11	1	**Allgemeines – Speisen und Getränke** – scharf gewürzten Speisen – Abneigung	4
12	1	**Ohr – Perforation** – Trommelfell	20
13	1	**Ohr – Entzündung** – Mittelohr	57

14	1	**Nase – Absonderung** – grünlich	85
15	1	**Innerer Hals – Schwellung** – Tonsillen	133

	Calc.	Sil.	Lyc.	Merc.	Sulph.	Puls.	Hep.	Tub.	Nat-m.	Cham.
	33	29	27	27	25	23	20	20	17	16
1	2	3	1	1	-	-	2	2	-	-
2	-	1	-	2	-	-	-	-	-	-
3	1	1	1	-	1	-	-	1	1	-
4	1	-	-	-	-	1	-	-	1	-
5	2	-	2	-	3	4	1	-	1	1
6	1	-	-	2	-	-	-	-	-	-
7	3	2	2	2	-	-	-	-	-	2
8	1	1	1	2	-	2	-	-	2	2
9	2	1	-	-	-	2	-	1	-	-
10	-	-	1	-	2	-	-	1	1	-
11	-	-	-	-	2	-	2	-	-	-
12	1	2	2	1	2	-	1	2	-	-
13	3	3	3	3	3	3	3	1	2	3
14	1	2	1	3	1	3	1	1	-	-
15	3	3	3	2	3	1	3	3	2	3

Differenzialanalyse der Arzneimittel

- *Calcium carbonicum* hat als Leitsymptome Verlangen nach Eiern, Schwitzen am Kopf im Schlaf, rezidivierende Entzündungen und Drüsenschwellungen. Es ist eines der wichtigen Arzneimittel für Beschwerden bei Kindern, da wegen des starken körperlichen Wachstums der Kalzium-Haushalt enorm beansprucht ist. Die Tendenz des Kindes, übermäßig besorgt um andere zu sein, stimmt mit der (psychischen) Essenz des Arzneimittels überein. Wenn sich das Kalzium-Element übermäßig manifestiert, kann dies auch darin zum Ausdruck kommen, dass sich das Thema „Überanstrengung" beobachten lässt.
- Leitsymptome von *Silicea terra* sind Schwitzen am Kopf im Schlaf, rezidivierende Entzündungen und Drüsenschwellungen als. Die Müdigkeit nach gutem Schlaf kann als eine Bestätigung für die Essenz dieses Arzneimittels gesehen werden.
- *Lycopodium clavatum* ist kontraindiziert wegen der Beschwerden, die von links nach rechts gehen und wegen des Verhaltens des Kindes, sich um andere zu kümmern. *Lycopodium clavatum,* das durch einen starken Mangel an Selbstvertrauen in seiner (psychischen) Essenz gekennzeichnet ist, würde jede Form von Verantwortung meiden, wenn die emotionale Ebene beeinträchtigt ist.
- *Mercurius solubilis (vivus)* neigt zur Entwicklung von Otitiden und Erkrankungen des Halses (beides Leitsymptome), und es ist dreiwertig bei grünen Absonderungen aus der Nase eingetragen.
- *Sulfur* hat als Leitsymptom eine Abneigung gegen saure Speisen, was gegen Sulfur spricht, ist das Verlangen nach Eiern.

- *Pulsatilla pratensis* ist eines der Hauptmittel für Otitis media bei Kindern. Schlafen in Rückenlage ist ein bekanntes Symptom des Arzneimittels, vor allem, wenn die Hände über dem Kopf oder auf dem Abdomen liegen. Es kann durch keine weiteren Symptome bestätigt werden.
- *Hepar sulfuris calcareum* ist, zusammen mit *Chamomilla, Belladonna, Pulsatilla pratensis* und *Mercurius solubilis (vivus)*, eines der Hauptmittel für Otitis media, kann jedoch durch keine weiteren Symptome bestätigt werden.
- Leitsymptom von *Tuberculinum bovinum Kent* sind geschwollene Tonsillen als Leitsymptome, es kann jedoch durch keine weiteren Symptome bestätigt werden.
- *Natrium muriaticum* wird in diesem Fall weder im Hinblick auf seine Essenz noch bezüglich seiner Leitsymptome bestätigt.

Calcium carbonicum und *Silicea terra* sind die Arzneimittel, die dem Fall am ähnlichsten sind. Von den Beiden kann *Calcium carbonicum* stärker bestätigt werden und deckt auch mehr Gebiete ab, als *Silicea terra*. Bei den Lokalsymptomen, bei den körperlichen Allgemeinsymptomen und bei den Hauptbeschwerden des Falls finden wir Leitsymptome von *Calcium carbonicum*. Die psychische Essenz und eines der Hauptthemen von *Calcium carbonicum* kommen in diesem Fall ebenfalls vor. Das bedeutet, dass wir uns der Verschreibung sehr sicher sein können, und es zeigt auch, dass der allgemeine Gesundheitszustand der Patientin gut sein muss.

Wahl der Potenz

Da der Gesundheitszustand der Patientin nun wesentlich besser ist und sie in der Vergangenheit hohe Potenzen benötigt hat, beginne ich mit der Potenz C 1.000.

Siebte Konsultation – 14 Monate später

Einen Monat nach *Calcium carbonicum* C 1.000 entwickelte die Patientin eine akute Krankheit mit Fieber von 38,7 °C. Hierfür wiederholte die Mutter das Arzneimittel in derselben Potenz, worauf die Beschwerden schnell abklangen. Derzeit hat sie keinerlei Beschwerden. Die Probleme im Hals-Nasen-Ohren-Bereich haben sich gebessert und die Warzen an den Füßen verschwanden innerhalb von zwei Monaten nach Einnahme des Arzneimittels. Ihr emotionaler und energetischer Zustand ist gut. Während der letzten eineinhalb Jahre ging es ihr unverändert gut.

Bewertung des Falls

In diesem Fall wurde ein Kind, dessen Gesundheitszustand der Gruppe B, auf Ebene 4 oder 5 zugeordnet werden kann, mit rezidivierenden Beschwerden des Hals-Nasen-Ohren-Bereichs, behandelt. Es bedurfte zweier Arzneimittel, um die Ebene der Gesundheit auf Gruppe A, Ebene 2, anzuheben. Es lässt sich interessanterweise beobachten, dass sich bei Besserung des allgemeinen Gesundheitszustands das Symptommuster ändert und die emotionalen Störungen abklingen, während sich gleichzeitig Warzen entwickeln. Diese verschwinden unter dem Einfluss von *Calcium carbonicum,* was erneut beweist, dass Nosoden ([10]) (▶ 6.4.3) nicht immer notwendig sind, um miasmatische Symptome zu behandeln. Ein weiteres Beispiel hierfür ist die Veränderung der Schlafposition unter dem Einfluss von *Calcium sulfuricum*. Eine solche Schlafposition ist eigentlich ein Leitsymptom von *Medorrhinum* und deutet deshalb in Richtung einer sykotischen Prädisposition.

Dieser Fall war eines der einfacheren Beispiele für die Behandlung eines Patienten, dessen Gesundheitszustand der Gruppe B zugeordnet werden kann. Im nächsten Fall werden wir ein ähnliches Problem vorfinden. Die Behandlung gestaltet sich jedoch komplizierter.

5.6 Fall 4: Rezidivierende akute Erkrankungen und epileptiforme Anfälle

Erstanamnese

Ein Kind mit 16 Monaten erkrankt alle drei Wochen, begleitet von hohem Fieber (3). Mit vier Monaten hatte die Patientin eine Pneumonie, die mit Antibiotika behandelt wurde. Seitdem tritt sehr leicht eine Pharyngitis auf, die sich zu den Bronchien oder zu den Ohren erstreckt. Diese wurde bereits 5-mal mit Antibiotika behandelt. Die letzte Antibiotikaeinnahme war vor zehn Tagen. Zusätzlich erhält sie das Medikament „Flixotide". Trotzdem besteht unablässig eine laufende Nase, die Absonderungen sind bisweilen grün. Die Augen der Patientin sind ständig verklebt, mit gelben oder grünlichen Absonderungen (2), wobei das rechte Auge schlimmer ist (1). Sie greift sich oft an die Ohren (2), insbesondere an das rechte (2). Ihre Atmung ist rasselnd (2) und kündigt mit dem gleichzeitigem Auftreten von Husten eine neue akute Erkrankung an. Alle Beschwerden verschlimmern sich während der Zahnung (2/3).

Die Patientin hat ein blasses Gesicht mit blauen Schatten unter den Augen und um den Mund (1).

Ein anderes Problem der Patientin sind epileptiforme Krämpfe, die bereits von einem Kinderarzt untersucht wurden. Wenn sie sich erschreckt oder sich verletzt, hält sie den Atem an, versteift sich, verfällt in eine verkrampfte Haltung und verliert das Bewusstsein (3). Danach schwitzt sie stark, ist müde und aufgebracht (2). Diese epileptiformen Krämpfe begannen, als sie etwa acht Monate alt war und traten für gewöhnlich etwa drei mal täglich auf. Zuletzt nahm die Häufigkeit zwar ab, die Intensität nahm jedoch zu. Ein Anfall kann bis zu 10 Minuten dauern. Neurologische Tests zeigten keine echte Epilepsie, sondern epileptiforme Anfälle.

Die Schwangerschaft verlief normal. Die Geburt wurde eingeleitet, da die Patientin zwei Wochen überfällig war. Sie verlief insgesamt zu schnell und erforderte den Einsatz einer Geburtszange. Der Apgar-Score war unauffällig. Sie war ein unbekümmertes Baby mit einer normalen Entwicklung. Von Geburt an hatte sie eine leicht rasselnde Atmung und einen leicht rauen Hautausschlag an den Wangen.

Mit vier Monaten erhielt die Patientin eine 4-fach-Impfung und gleichzeitig eine Meningitis-Schutzimpfung. Sie bekam hohes Fieber, war drei Tage lang krank, bekam Hals-Nasen-Ohren-Beschwerden, die schließlich in einer Pneumonie mündeten. Nach der zweiten Impfung, mit sieben Monaten, wurde sie für einige Tage schwer krank, hatte hohes Fieber und erholte sich davon nie mehr vollständig. Nach der dritten Impfung, die drei Monate nach der zweiten erfolgte, war die akute Erkrankung deutlich milder.

Der Appetit der Patientin war von Anfang an gut. Sie ist eher übergewichtig (2), liebt es zu essen und beginnt zu weinen, wenn ihre Eltern essen und sie nichts bekommt. Sie ist ein ausgesprochen durstiges Kind (3).

Die Patientin schläft unruhig, weil sie sich ständig an die Ohren fasst. Dies bessert sich, wenn sie sich aufsetzt (2). Sie kann in jeder Position schlafen. Wenn sie jedoch krank ist, liegt sie auf dem Bauch mit angezogenen Knien (2) oder schläft im Sitzen (2).

Sie fängt leicht an zu schwitzen bei Anstrengung, nach einem epileptiformen Anfall oder im Schlaf. Der Schweiß tritt vor allem im Nacken auf (3).

Sie ist fröhlich und gut gelaunt, zornig wird sie lediglich, wenn sie nicht das bekommt, was sie möchte. Meistens ist sie jedoch entspannt.

Ihre Mutter ist gesund, ihr Vater hat eine Katzenallergie. Als Kind war er an einer schweren Form von Scharlach erkrankt, an der er fast starb. Ein Onkel mütterlicherseits verstarb an einem Gehirntumor im Alter von 36 Jahren. Der Großvater mütterlicherseits starb an Beschwerden der Atemwege, die nach einer Pneumonie entstanden waren. Ihr Großvater väterlicherseits starb bereits vor dem 50. Lebensjahr an Magenkrebs. Ihre Großmutter väterlicherseits leidet an Herzbeschwerden.

Bewertung der Erstanamnese

Tiefe der Störung

In diesem Fall gibt es zwei größere Problembereiche – die Beschwerden der Atemwege und die epileptiformen Anfälle. Die Atemwegsbeschwerden sitzen vergleichsweise weniger tief im Organismus. Obwohl eine Pneumonie natürlich lebensgefährlich sein kann, sind Beschwerden der Atemwege in der Hierarchie der körperlichen Beschwerden nicht so hoch angesiedelt ([11]). Die epileptiformen Krämpfe hingegen werden zur tiefsten körperlichen Ebene, dem Nervensystem, zugeordnet.

Atembeschwerden dieser Art haben eine gute Prognose und stellen für die Homöopathie kein Problem dar. Dasselbe kann man von neurologischen Problemen nicht behaupten. Es gibt zwar Fälle, die mittels Homöopathie geheilt wurden, allerdings muss der Homöopath bei der Prognose sehr vorsichtig sein, da derartige Beschwerden tief im Organismus wurzeln. Glücklicherweise wurde im vorliegenden Fall keine echte Epilepsie diagnostiziert. Das bedeutet, dass die Symptome weniger tief im Nervensystem verwurzelt sind, was für eine günstigere Prognose spricht.

Ein weiterer, günstiger Umstand dieses Falls ist die mentale und emotionale Ausgeglichenheit des Kindes. Wenn diese Schichten nicht betroffen sind, kann sich eine mögliche Heilung viel schneller einstellen. Andernfalls wird die vom Arzneimittel freigesetzte Energie zuerst dazu eingesetzt, um diese tiefer liegenden Ebenen auszugleichen. Während dieses Prozesses können sich körperliche Beschwerden zunächst weiter verschlimmern.

Es muss an dieser Stelle auch angemerkt werden, dass die Patientin schon sehr früh in ihrem Leben unter Hautbeschwerden leidet. Obwohl auch die Atmung rasselnd ist, ist es ein gutes Zeichen, dass der Organismus die Störung in Form der Hautprobleme noch immer in die Peripherie verlagern kann.

Persönliche medizinische Vorgeschichte des Patienten

In Anbetracht des jungen Alters der Patientin ist die medizinische Vorgeschichte bemerkenswert. Schon sehr früh zeigten sich eine rasselnde Atmung und einige Hautsymptome. Die echten Probleme begannen, als sie im Alter von vier Monaten eine Lungenentzündung und rezidivierende akute Erkrankungen bekam. Nach weiteren vier Monaten verschlimmerte sich die Situation, als die Störung tiefer in den Organismus vordrang und sich neurologische Symptome zeigten.

Der Homöopath sollte hier beachten, dass beide pathologischen Zustände jeweils kurz nach einer Impfung auftraten. Nach der ersten Impfung traten rezidivierende Infektionen der Atemwege und eine Pneumonie auf. Von der zweiten Impfung erholte sich die Patientin nie mehr vollständig. Darüber hinaus begannen einen Monat nach der zweiten Impfung die epileptiformen Anfälle. Dass die Patientin nach der dritten Impfung deutlich leichter erkrankte, beweist, dass ihr Immunsystem nun stärker geschwächt war und sie auf eine weiter unten gelegene Gesundheitsebene abgesunken war. Hier ist ihr Organismus nicht mehr in der Lage, auf eine derartige Intervention angemessen zu reagieren. Wahrscheinlich entwickelt sich ein chronischer Krankheitszustand.

Der wiederholte Einsatz von Antibiotika und „Flixotide“ wird den Organismus nicht darin unterstützen, dem tendenziellen Verlust der Gesundheit entgegenzuwirken – ganz im Gegenteil. Insbesondere Kortikosteroide haben einen stark suppressiven Einfluss und werden dazu beitragen, einen chronisch schlechten Gesundheitszustand zu erzeugen.

Auch die Zangengeburt muss mitberücksichtigt werden, da diese aufgrund des körperlichen oder emotionalen Traumas eine weitere Krankheitsschicht hervorrufen kann. Der gute Apgar-Score hingegen begünstigt die Prognose. Kinder, die nach einer schwierigen Geburt in einem Schockzustand sind, haben normalerweise keine guten Apgar-Werte. Ob die zur Einleitung der Geburt eingesetzten Hormone einen Einfluss auf die Gesundheit des Kindes hatten, ist schwer zu beurteilen.

Familiäre medizinische Vorgeschichte und erbliche Prädisposition

Da die Patientin bereits Symptome zeigte, bevor sie geimpft wurde, muss es einen krankheitsfördernden Faktor gegeben haben, der zu diesem Zeitpunkt bereits aktiv war. Dabei handelt es sich höchstwahrscheinlich um die erbliche Prädisposition. Es besteht die Möglichkeit, dass die Zangengeburt eine Art Schock auslöste und die Prädisposition aktivierte. Da der Zustand des Kindes direkt nach der Geburt jedoch gut war, können wir darüber nur spekulieren.

Betrachtet man die medizinische Vorgeschichte der Familie, so findet man beim Großvater mütterlicherseits Atembeschwerden. Das könnte eine Erklärung dafür sein, dass auch bei dem Kind eine entsprechende Tendenz zu beobachten ist. Die Katzenallergie des Vaters bekräftigt ebenfalls eine erbliche Schwäche im Bereich der Atemwege. Diese Schwäche ist ein Leitsymptom von *Tuberculinum bovinum Kent* und stellt eine Indikation für die tuberkulinische Prädisposition dar. Diese Prädisposition kann bei den Nachkommen die Entwicklung von Beschwerden der Atemwege begünstigen.

Die Herzbeschwerden der Großmutter väterlicherseits sowie die Schlafposition des kranken Kindes stellen eine Bestätigung für eine andere erbliche Prädisposition dar – für die Sykose. Schlafen in Bauchlage mit angezogenen Knien ist ein Leitsymptom von *Medorrhinum*. Das ist die Nosode, die der sykotischen Prädisposition zuzuordnen ist. Auch diese Prädisposition macht das Kind anfällig für Atemwegsbeschwerden wie Asthma. Der Großvater väterlicherseits und ein Onkel mütterlicherseits verstarben in jungen Jahren an Krebs. Dies könnte auf eine generelle Schwäche in der Familie hindeuten, die dem Kind vererbt wurde. Sie macht das Abwehrgefüge anfällig, sodass chronische Krankheiten sich leichter manifestieren können. Ein sich schnell entwickelnder Krebs kommt normalerweise unter der syphilitischen Prädisposition vor, die einen Organismus auch für neurologische Erkrankungen anfällig macht.

Wir sehen also, dass für alle primären erblichen Prädispositionen (Miasmen) Nachweise gefunden werden können, was bei einem so jungen Organismus auffallend ist. Im Hinblick auf die erbliche Prädisposition muss auch die Vergangenheit des Vaters betrachtet werden, der beinahe an Scharlach gestorben wäre. Solche Informationen bedürfen unmittelbarer Beachtung, weil wir wissen, dass akute Infektionskrankheiten dauerhafte Störungen hinterlassen können ([12]). Wenn das Abwehrgefüge des Vaters durch diese Erkrankung dauerhaft beeinträchtigt war, besteht die Möglichkeit, dass diese Beeinträchtigung an das Kind weitergegeben wurde und eine erbliche Prädisposition hervorgerufen hat – ein Miasma hat sich infolge von Scharlach entwickelt.

Schlussfolgerung

Wir haben hier ein Kind, das von Geburt an leichte Beschwerden mit der Atmung und mit der Haut hatte. Es können deutliche Anzeichen für die psorische, sykotische und tuberkulinische erbliche Prädisposition sowie Hinweise auf die syphilitische und eine aus Scharlach resultierende Prädisposition gefunden werden. Über eine Prädisposition, die sich infolge einer Scharlacherkrankung entwickelt hat, ist nichts bekannt, weshalb wir dieser Spur nicht weiter nachgehen können.

Sicher ist, dass die syphilitische Prädisposition nicht von Geburt an aktiv war – da die Beschwerden sonst nicht mild, sondern viel aggressiver verlaufen wären. Die eher milden Beschwerden zeigen jedoch eine eher psorische Prädisposition an. Möglicherweise war der Gesundheitszustand bereits von Geburt an auf einer Ebene, die immerhin so gut war, dass sich nur psorische Symptome entwickeln konnten.

Allerdings machten die anderen, inaktiven Prädispositionen im Hintergrund den Organismus anfällig, weshalb er leicht destabilisiert werden konnte. In diesem Fall ist jedoch klar, dass die Impfungen für die Zerstörung des Gleichgewichts verantwortlich waren. Denn das Abwehrgefüge wurde nach jeder Impfung schwächer und konnte die Entwicklung von immer tieferen Störungen nicht verhindern. Die Atemwegsbeschwerden verweisen auf eine tuberkulinische und sykotische Prädisposition. Das Auftreten neurologischer Beschwerden kann ein Zeichen für die Aktivierung der syphilitischen Prädisposition sein. Die wiederholte Einnahme von Antibiotika und Kortikosteroiden hatte vermutlich einen zusätzlichen negativen Effekt auf den allgemeinen Gesundheitszustand des Kindes.

Da die Patientin zum Zeitpunkt der Impfungen noch so jung war, lässt sich nicht mit Sicherheit feststellen, welcher Ebene der Gesundheit das Kind davor zugeordnet werden kann.

Trotz der rasselnden Atmung und der Hautprobleme kann der Gesundheitszustand der Patientin bei ihrer Geburt möglicherweise der Gruppe A zugeordnet werden, wegen der angeborenen genetischen Prädisposition vermutlich jedoch der untersten Ebene. Da die Patientin gestillt wurde, war sie geschützt durch die Antikörper der Mutter und deshalb für akute Krankheiten unempfänglich. Durch die Impfung verschlechterte sich der Gesundheitszustand in die Gruppe B, wo wir häufige akute Krankheiten sehen. Da eine Pneumonie auftrat, höchstwahrscheinlich auf die Ebene 5 oder 6.

Die Auswirkungen der zweiten Impfung, nach der neurologische Symptome auftraten, weisen darauf hin, dass sich der Gesundheitszustand der Patientin noch weiter hätte verschlechtern können und sie somit in Gruppe C abgesunken wäre. Anscheinend war ihr Organismus zu dem Zeitpunkt jedoch stark genug, um dies zu verhindern, da sie keine echte Epilepsie entwickelte. Stattdessen manifestierten sich weiterhin akute Krankheiten mit hohem Fieber.

Nichtsdestotrotz zeigt die fehlende Reaktion auf die dritte Impfung, dass der Organismus der Patientin zunehmend die Fähigkeit verliert, auf heilende Weise zu reagieren. Es hat den Anschein, als würde der Organismus zwischen zwei Ebenen hin und her pendeln. Wird dieses Kind weiterhin mit Antibiotika und Kortikosteroiden behandelt, wird ihr Organismus die Fähigkeit zur Entwicklung von akuten Krankheiten verlieren und ihr Gesundheitszustand sich weiter verschlechtern, hin zu Gruppe C. Hier treten keine starken akuten Krankheiten mehr auf und eine tiefere chronische Erkrankung stellt sich ein, wie z. B. Asthma oder echte Epilepsie. Zum jetzigen Zeitpunkt ist diese Entwicklung jedoch noch nicht eingetreten. Die Eltern erkannten den schlechter werdenden Gesundheitszustand des Kindes und suchten zum richtigen Zeitpunkt nach Hilfe. Nämlich bevor das Kind einen tieferen chronischen Status entwickelte.

Vor der Behandlung eines solchen Falls müssen wir uns bewusst machen, dass durch endogene oder exogene Faktoren Krankheitsschichten entstanden sein können. Zu diesen endogenen oder exogenen Faktoren gehören die erbliche Prädisposition, die Zangengeburt, die Impfungen, die Pneumonie und der Einsatz allopathischer Medikamente. Diese Fälle sind nicht einfach zu therapieren und bedürfen großer Unterstützung durch den Behandler. Es werden immer wieder akute Krankheiten auftreten, die homöopathisch behandelt werden müssen, um den Genesungsprozess zu beschleunigen. Bereits vor Beginn der Behandlung müssen die Eltern darüber aufgeklärt werden.

Der Homöopath, der denkt, dass dieser Fall durch das Auffinden des „Konstitutionsmittels" gelöst werden kann, wird eine Enttäuschung erleben. Bevor er an so einen Fall herangeht, muss sich der Homöopath des Ausmaßes der Situation bewusst sein. Nur dann kann er ihn ordentlich behandeln. Zum Glück hat sich dieser Fall nicht zu einem einseitigen Fall ([13]) entwickelt, bei dem nur wenige brauchbare Symptome gefunden werden können, die in Richtung eines Arzneimittels weisen. Das begünstigt die Prognose.

Auswahl der Symptome der Erstanamnese

Charakteristische Symptome

- rezidivierendes Fieber, alle drei Wochen
- greift sich an das rechte Ohr
- blasses Gesicht mit blauen Schatten unter den Augen
- epileptiforme Anfälle wenn sie sich erschreckt oder sich körperlich verletzt, Steifigkeit, verfällt in eine verkrampfte Haltung und verliert das Bewusstsein; danach starkes Schwitzen, Müdigkeit und Aufgebracht sein
- leichtes Schwitzen im Nacken bei Anstrengung, nach einem epileptiformen Anfall oder im Schlaf

Ausgeprägte Symptome

- ständige gelbe oder grünliche Absonderungen an den Augen
- rasselnde Atmung
- alle Beschwerden verschlimmern sich während der Zahnung
- Beschwerden nach Impfung
- großer Durst
- schläft bei Krankheit in Bauchlage mit hochgezogenen Knien

Die Besserung der Ohrsymptome im Sitzen ist logisch, da sich dadurch der Druck auf das Ohr verringert. Deshalb möchte sie sich auch aufsetzen, wenn sie sich krank fühlt. Diese leicht erklärbaren Symptome verwenden wir jedoch nicht, sofern wir andere Symptome haben, die besser verwendbar sind. Da nicht nur das rechte Auge betroffen ist und die Rechtsseitigkeit während der Anamnese lediglich einmal unterstrichen beziehe ich das zum jetzigen Zeitpunkt nicht in meine Überlegungen ein.

Repertorisation und Auswahl des Arzneimittels für die Erstanamnese

Die Rubrik „Fieber – periodisch – Woche – dritte Woche; jede“ beinhaltet nur ein Arzneimittel, *Aurum metallicum* – ein für diesen Fall nicht passendes Arzneimittel. Deshalb verwende ich die Rubrik „Allgemeines – Periodizität – Woche – drei Wochen; alle“.

Kleine Kinder fassen sich an die Ohren, wenn sie Schmerzen haben. Es gibt keine Rubrik, die ein blasses Gesicht mit blauen Schatten unter den Augen und um den Mund kombinieren würde. Diese Symptome kann man nur separat nachschlagen. Da ein blasses Gesicht bei einem kranken Kind nichts außergewöhnliches ist, repertorisiere ich nur die blauen Schatten. „Gesicht – Farbe – bläulich – Augen – unter dem Auge“ ist eine neue Rubrik mit nur sechs Arzneimitteln. Es ist unwahrscheinlich, dass nur so wenige Arzneimittel dieses Symptom beinhalten. Deshalb verwende ich die ältere Rubrik „Gesicht – Farbe – bläulich Augen – um die Augen; Ringe“.

Die Rubrik „Allgemeines – Konvulsionen – epileptiform“ hat keine Modalitäten als Unterrubriken. Deshalb schlage ich sie in der Hauptrubrik „Allgemeines – Konvulsionen“ nach. Um im Repertorium eine Entsprechung zu finden, verwende ich für „aufgebracht sein“ das Wort „Bangen“ und werde hier auf die Rubrik „Gemüt – Angst“ verwiesen. In dieser Rubrik findet sich nach „Konvulsionen“ jedoch keine Modalität.

Für das Symptom „Rücken – Schweiß – Zervikalregion – Nacken“ führt das Repertorium keine weiteren Modalitäten. Ich verwende für diese Modalitäten die Rubrik der nächstgelegenen anatomische Region und das Kapitel „Schweiß“.

Die Rubrik „Auge – Rückstand von Augenschleim (= Augenbutter) “ beinhaltet keine nähere Beschreibung über die Beschaffenheit der Absonderungen. Deshalb schlage ich es separat nach.

Bei der Rubrik „Zähne – Zahnung – während der Zahnung; Beschwerden“ wird auf „Zähne – Zahnung – schwierig“ verwiesen.

Für das Symptom „schläft in Bauchlage mit angezogenen Knien“ gibt es keine Rubrik. Da man an die Brust gelangt, wenn man auf dem Bauch liegend die Knie anzieht, verwende ich diese Rubrik.

Repertorisation mit dem Filter *Vithoulkas-Variante 2006*

1	1	**Ohr – Schmerz** – rechts	88
2	1	**Gesicht – Farbe** – bläulich – Augen – um die Augen; Ringe	115
3	1	**Gesicht – Farbe** – bläulich – Mund, um den	14
4	1	**Allgemeines – Konvulsionen** – epileptiform	118
5	1	**Allgemeines – Konvulsionen** – Schreck agg.	29
6	1	**Allgemeines – Konvulsionen** – Schmerz – während	8

7	1	**Atmung – Angehalten, versetzt, unterbrochen** – Konvulsionen, bei den	7
8	1	**Allgemeines – Ausstrecken** – konvulsivisch, anfallsweise	20
9	1	**Allgemeines – Konvulsionen** – Bewusstsein – ohne	73
10	1	**Schweiß – Konvulsionen** – nach	16
11	1	**Allgemeines – Schwäche** – Konvulsionen, nach den	17
12	1	**Rücken – Schweiß** – Zervikalregion – Nacken	28
13	1	**Rücken – Schweiß** – Zervikalregion – nachts	5
14	1	**Schweiß – Anstrengung** – agg. – geringe Anstrengung	123
15	1	**Fieber – Rückfallfieber**	21
16	1	**Allgemeines – Periodizität** – Woche – drei Wochen, alle	10
17	1	**Auge – Rückstand von Augenschleim** (= Augenbutter)	37
18	1	**Auge – Absonderungen** – gelb	41
19	1	**Auge – Absonderungen** – grün	8
20	1	**Atmung – Rasselnd**	189
21	1	**Zähne – Zahnung** – schwierig	89
22	1	**Allgemeines – Impfung,** Beschwerden nach	38
23	1	**Magen – Durst**	325
24	1	**Schlaf – Lage** – Knie – Brust; liegt auf Knien und	11

	Sulph.	Calc.	Ars.	Sil.	Bell.	Cupr.	Lyc.	Acon.	Stram.	Ip.
	58	52	44	41	37	37	37	36	36	33
1	1	-	-	-	3	1	2	1	-	1
2	1	2	3	-	2	2	3	1	1	3
3	1	-	1	-	-	2	-	1	1	-
4	3	3	2	2	3	3	2	1	3	2
5	1	3	-	1	1	2	-	2	2	-
6	-	-	1	-	2	-	1	-	-	-
7	-	-	-	-	-	-	-	-	-	-
8	1	-	-	1	1	-	1	-	1	1
9	2	3	2	2	2	2	1	1	2	2
10	-	1	1	2	-	1	-	1	1	-
11	1	-	1	-	-	2	-	1	1	2
12	3	3	1	2	1	-	-	-	-	-
13	3	3	-	-	-	-	-	-	-	-
14	3	3	2	2	1	2	3	1	2	2
15	3	3	1	-	-	-	-	2	-	1
16	1	-	1	-	-	-	-	-	-	-
17	1	2	-	1	-	-	1	-	-	1

18	2	2	1	3	-	-	2	-	-	-
19	-	-	-	-	-	-	-	-	-	-
20	2	2	3	2	2	3	3	2	2	3
21	3	3	3	3	2	1	2	3	1	2
22	4	1	2	4	2	1	-	2	1	-
23	3	3	3	3	2	2	1	3	3	1
24	-	-	-	-	-	-	2	-	1	-

Differenzialanalyse der Arzneimittel

- Leitsymptome von *Sulfur* sind großer Durst und eine Tendenz zu chronischen Vereiterungen. Die psychische Essenz des Mittels kann in diesem Fall nicht bestätigt werden.
- *Calcium carbonicum* hat in diesem Fall folgende Leitsymptome: leichtes Schwitzen, besonders im Nacken während des Schlafs, Verschlimmerung während der Zahnung, Fettleibigkeit, eine Tendenz zu wiederkehrenden Erkältungen und chronischen Vereiterungen. In den Rubriken „Allgemeines – Konvulsionen – Schreck agg. ", „Allgemeines – Konvulsionen – Bewusstsein – ohne" und „Allgemeines – Konvulsionen – epileptiform" ist das Arzneimittel dreiwertig aufgeführt. Die Empfindsamkeit gegenüber Schreck passt zur psychischen Essenz des Arzneimittels.
- Für *Arsenicum album* lassen sich in diesem Fall weder Leitsymptome noch die (pyschische) Essenz nachweisen.
- *Silicea terra* ist ebenfalls ein Arzneimittel, das als Leitsymptome wiederkehrende Erkältungen und chronische Vereiterungen in seinem Bild trägt. Weitere Leitsymptome sind Beschwerden nach Impfungen und Schwitzen im Nacken während des Schlafs. Die Essenz des Arzneimittels wird jedoch nicht bestätigt.
- *Belladonna, Cuprum metallicum* und *Stramonium* gehören zu den Hauptmitteln für Konvulsionen.
  - Rechtsseitigkeit ist ein Leitsymptom von *Belladonna*. Es ist interessant, dass dieses Arzneimittel in der Repertorisation hier relativ weit vorne steht, da es auch eines der Hauptmittel für Scharlach ist. Falls es aufgrund der früheren Probleme des Vaters mit dieser Erkrankung eine erbliche Störung gibt, könnte *Belladonna* hierfür das richtige Arzneimittel sein.
  - Leitsymptom von *Cuprum metallicum* ist eine Zyanose, jedoch in erster Linie dann, wenn sie während der Konvulsionen oder während Keuchhusten auftritt.
  - *Stramonium* ist ein Arzneimittel, das für Konvulsionen nach Schreck eingesetzt wird. Was hier zur Essenz des Arzneimittels passt. Keines der anderen Arzneimittel kann hinsichtlich seiner Essenz bestätigt werden.
- Leitsymptom von *Lycopodium clavatum* ist die Rechtsseitigkeit der Beschwerden. Die psychische Essenz des Arzneimittels kann in diesem Fall nicht bestätigt werden.
- *Aconitum napellus* hat hohes Fieber, Durst und Beschwerden durch Schreck als Leitsymptome. Es könnte eine Arzneimittel sein, das während akuter Phasen zum Einsatz kommt, ist aber hinsichtlich der übrigen Symptomatologie nicht ähnlich genug.
- *Ipecacuanha* hat „Periodizität" als Leitsymptom. Während einer Dyspnoe kann bei diesem Arzneimittel ein blauer Schatten um den Mund beobachtet werden.

Das trifft auf diesen Fall jedoch nicht zu. Das Mittel kann durch andere Symptomen nicht bestätigt werden.

Calcium carbonicum ist das zu den Symptomen dieses Falls ähnlichste Arzneimittel. Es ist eines der Hauptmittel für die Behandlung von kleinen Kindern. In den ersten Lebensphasen wird der Kalzium-Haushalt, wegen des starken körperlichen Wachstums des Kindes, außerordentlich stark beansprucht. Wenn hier ein Ungleichgewicht entsteht, können alle Arten von Beschwerden auftreten. Zumeist finden wir Beschwerden der Haut und der Luftwege, einschließlich der Ohren. Indem Kalziumkarbonat in potenzierter Form als *Calcium carbonicum* verabreicht wird, wird der Kalziumhaushalt reguliert und die Beschwerden verschwinden. Zudem wird dadurch die Kalziumresorption optimiert, was für die Entwicklung eines jungen Organismus vorteilhaft ist. Die Person wird für den Rest ihres Lebens davon profitieren.

Interessanterweise deckt *Calcium carbonicum* in diesem Fall sowohl die Hauptbeschwerden als auch die Allgemeinsymptome ab. Sieht man sich die möglichen Ursachen an, die die Entwicklung der Beschwerden verursacht haben könnten, so ist das Arzneimittel auch für Beschwerden nach Impfungen verzeichnet. Es kann verschrieben werden in Bezug auf die Gesamtheit der Symptome, die Leitsymptome und die Pathologie sowie in Bezug auf die Ursache der Beschwerden. Das begünstigt die Prognose. Es scheint fast so, als hätte diese Patientin *Calcium carbonicum* von Geburt an gebraucht.

Ein Organismus, der ein Symptommuster trotz beeinflussender Faktoren aufrecht erhalten kann, hat ein stabileres Gleichgewicht und ist grundsätzlich stärker als ein Organismus, der sein Symptommuster verändern muss.

Wahl der Potenz

Da kleine Kinder oftmals sehr feinfühlig reagieren, verschreibe ich anfangs so gut wie nie eine Potenz höher als C 200.

Zweite Konsultation – ein Monat später

Das Kind erhielt eine Gabe *Calcium carbonicum* C 200. Eine Woche nach der Einnahme entwickelten sich Windpocken mit Fieber, rasselnder Atmung und Husten. Die Beschwerden klangen jedoch ohne jede Intervention ab. Danach ging es der Patientin gut, bis sie gestern wieder rasselnde Atmung und einen Krampfanfall hatte. Dieser trat auf, nachdem sie sich weh getan hatte. Sie verlor für einen kurzen Moment das Bewusstsein, erholte sich danach aber schnell wieder. Im Allgemeinen geht es ihr gut. Sie zeigt guten Appetit und schläft gut. Sie schwitzt jetzt weniger.

Bewertung der zweiten Konsultation

Die Reaktion der Patientin auf *Calcium carbonicum* C 200 ist sehr positiv. Eine Woche nach Einnahme des Arzneimittels entwickelte sie eine Kinderkrankheit mit Fieber, die komplikationslos von selbst abheilte. Danach ging es ihr gut, bis auf einen kleineren Rückfall, der ebenfalls kein weiteres Eingreifen erforderte.

Genau das können wir bei Patienten der Gruppe B erwarten. Sie reagieren gut auf homöopathische Arzneimittel und ihr Abwehrgefüge wird gestärkt. Dies zeigt sich entweder durch weniger starke oder durch weniger häufige Rückfälle – oder durch beides. *Calcium carbonicum* hat in diesem Fall offensichtlich eine tiefe Wirkung und stellt die Gesundheit des Kindes schnell wieder her. In einer solchen Situation können wir abwarten, wie der Fall sich weiter entwickelt.

Dritte Konsultation – sechs Wochen später

Während der letzten sechs Wochen wiederholte die Mutter *Calcium carbonicum* C 200 drei Mal, da das Kind Husten und Schnupfen hatte. Darüber hinaus hatte sie keine schwereren Krankheiten, es trat auch kein Fieber auf. Bis letzte Woche traten keine epileptiformen Anfälle auf, dann jedoch gleich zwei an einem Tag. Gleichzeitig bekam sie an dem Tag einen Schnupfen und sie hustete. Momentan schläft sie schlecht, sie hustet und greift sich oft an die Ohren. Die letzte Gabe *Calcium carbonicum* C 200 zeigte für diese Symptome keine Wirkung. Die lokalen und allgemeinen Symptome haben sich nicht verändert und es sind keine neuen Symptome hinzugekommen. Weil die erste Phase der homöopathischen Behandlung so gut verlief, stoppten die Eltern die Einnahme von „Flixotide" nach der zweiten Konsultation.

Bewertung der dritten Konsultation

Der letzte Satz des vorigen Absatzes ist für eine korrekte Bewertung der dritten Konsultation von großer Bedeutung. Wenn wir einen Patienten behandeln, der allopathische Medikamente zu sich nimmt und diese absetzen möchte, müssen wir mit jeder Veränderung der allopathischen Medikation solange warten, bis kein Zweifel mehr besteht, dass die homöopathische Behandlung eine positive Wirkung zeigt. In diesem Fall fanden die Eltern des Kindes die Besserung infolge der Homöopathie so dramatisch, dass sie sich selbst dazu entschieden, die Kortikosteroide abzusetzen. Oft kann man in solchen Fällen beobachten, dass der Organismus nach einer Reduzierung oder nach vollständigem Absetzen der allopathischen Medikamente eine gewisse Zeit braucht, um sich zu reorganisieren (▶ 4.2.7, ▶ Abb. 4.18). Während dieser Zeit können gehäuft Rückfälle auftreten.

Da der Gesundheitszustand der Patientin der untersten Ebene von Gruppe B zugeordnet werden kann, werden wir wegen des Risikos von Komplikationen nicht immer abwarten können, bis der Rückfall von selbst vergeht. In diesem Fall könnte z.B. eine Pneumonie auftreten, wie wir es in der Vergangenheit bereits hatten (▶ 3.3.2). Wenn behandelt werden muss, wiederholt man am besten das homöopathische Arzneimittel, das vor dem Absetzen der allopathischen Medikamente zuletzt gewirkt hatte. Es sei denn, das Symptommuster hat sich deutlich verändert. Manchmal muss das Arzneimittel häufiger wiederholt werden: Der Organismus erhält dadurch mehr Energie, um sich an die neue Situation anpassen zu können. Wird das nicht verstanden, kann die nun vorliegende Situation verwirrend sein.

Die anfängliche Reaktion der Patientin war sehr vielversprechend. Jetzt erscheint der Verlauf jedoch nicht mehr so günstig, wie es während der zweiten Konsultation ausgesehen hatte. Der Homöopath schätzt die Situation vielleicht so ein, dass das Arzneimittel nicht das Richtige war und macht den Fehler, es zu ändern. Wir können davon ausgehen, dass es richtig war von der Mutter, das Arzneimittel, wenn nötig, zu wiederholen. Alllerdings erschöpft sich die Wirkung einer Potenz, wenn sie zu häufig eingesetzt wird. Laut J. T. Kent kann eine Potenz zwei oder drei Mal eingesetzt werden bevor sie ihre Wirkung verliert und erhöht werden muss ([14]). Das hat sich auch bei meinen Beobachtungen oft als richtig herausgestellt. Es kann jedoch nicht als eine Regel verwendet werden. Da die Symptomatologie sich nicht verändert hat, gibt man in dieser Situation am besten dasselbe Arzneimittel in einer höheren Potenz. Ziel ist es, das Abwehrgefüge etwas stärker zu stimulieren, mit der Hoffnung, es auf diese Weise wieder ins Gleichgewicht zu bringen. Es wird eine *Gabe Calcium carbonicum* C 1.000 verabreicht.

Vierte Konsultation – sechs Wochen später

Die Eltern berichten, dass es dem Kind nicht sonderlich gut gehe. Nach *Calcium carbonicum* C 1.000 war nicht dieselbe Besserung zu beobachten wie nach *Calcium carbonicum* C 200. Bei den kleinsten Anzeichen von Schmerzen verliert das Kind das Bewusstsein (2). Am gestrigen Tag gleich dreimal. Die Patientin versteift sich und wirft ihre Arme nach hinten (3), verkrampft das Kiefer (1), knirscht mit den Zähnen (1) und wird dann ohnmächtig.

Sie wird nun nicht mehr krank, hatte aber vor zwei Wochen gelben Ausfluss aus dem rechten Ohr. Die Atmung ist rasselnd und sie hat wieder angefangen zu husten, wodurch sie erwacht (2). Ich kann beobachten, dass beim Weinen gelblicher Eiter aus ihren Augen austritt (2).

Sie schläft unruhig (2). Sie schläft in Bauchlage und knirscht im Schlaf mit den Zähnen (2). Sie schwitzt nicht mehr so leicht, auch nicht im Schlaf.

Ihr Appetit ist gut und sie hat großen Durst (2/3).

Vor einigen Wochen hatte sie Ekzeme in den Kniekehlen, die nach eineinhalb Wochen jedoch von selbst vergingen. Sie bekommt sehr leicht Windeldermatitis (2).

Wenn es ihr nicht gut geht, möchte sie auf dem Schoß der Eltern sitzen. Ansonsten hat sie gute Laune.

Bewertung der vierten Konsultation

Nach der Verabreichung von *Calcium carbonicum* C 1.000 konnten wir nicht die erwartete Reaktion sehen. Bedauerlicherweise setzte sich, mit der Erhöhung der Potenz, die zuvor positive Reaktion der C 200 nicht fort. Das war nicht zu erwarten, da die Entwicklung zunächst so gut ausgesehen hatte. Wir müssen nun untersuchen, welchen Grund es für diesen Stillstand des Falls gibt.

Zuallererst muss man beachten, dass die Beobachtung der Eltern, es habe sich nach Einnahme des Arzneimittels nichts verändert, von einem homöopathischen Standpunkt aus gesehen nicht richtig ist. Betrachten wir nur die Symptome, wird der unaufmerksame Beobachter selbstverständlich sagen, dass immer noch eine Tendenz zu eitrigen Absonderungen und epileptiformen Anfällen besteht. Untersuchen wir die Symptome jedoch genauer, werden wir feststellen, dass die akuten Erkrankungen milder sind als zuvor und die Krämpfe einen leicht veränderten Charakter aufweisen. Darüber hinaus sind Ekzeme in den Kniekehlen zum Vorschein gekommen.

Das Auftreten von Hautausschlägen zusammen mit einer allgemeinen Besserung ist immer als ein gutes Zeichen zu werten. Es zeigt an, dass der Organismus die Störung in die Peripherie (Haut) verlagern kann. Dass der Hautausschlag nur für kurze Zeit zum Vorschein kam, beweist allerdings, dass der Organismus des Kindes noch immer instabil ist. Bemerkenswert ist zudem, dass das Kind nicht mehr schwitzt. Das ist wichtig, weil es ein Leitsymptom von *Calcium carbonicum* darstellt. Ab dem Moment, wo Leitsymptome eines Arzneimittels verschwinden, wissen wir, dass höchstwahrscheinlich ein anderes Arzneimittel benötigt wird (▶ 4.2.3, ▶ Abb. 4.19).

Unter den neu entstandenen Symptomen befindet sich ein Leitsymptom von *Tuberculinum bovinum Kent* (Zähneknirschen im Schlaf) und ein Leitsymptom von *Medorrhinum* (häufige Windeldermatitis). Das Auftreten von Leitsymptomen einer Nosode, die zu einer erblichen Prädisposition (Miasma) gehört, ist genauso wertvoll, wie das Auftreten von Leitsymptomen der Prädispositionen selbst. Es zeigt uns, dass diese erblichen Prädispositionen in dem Fall aktiv sind. Anscheinend befindet sich der Organismus in einer Übergangsphase und zugrunde liegende, krankheitserhaltende Faktoren wurden berührt. Diese stehen einer Heilung im Wege und der Organismus nutzt die durch *Calcium carbonicum* freigewordene Energie, um sich von deren Einflüssen zu befreien. Die Frage ist nun, ob er das selbst zu leisten vermag oder ob ein weiteres Arzneimittel eingesetzt werden muss. Wir werden untersuchen müssen, ob das nächste Arzneimittel bereits sichtbar ist. Ist das nicht der Fall, müssen wir abwarten.

Auswahl der Symptome der vierten Konsultation

Charakteristische Symptome

- epileptiforme Anfälle bei Schmerzen mit Steifheit und nach hinten werfen der Arme, Verkrampfung des Kiefers, Zähneknirschen und Bewusstlosigkeit
- schläft in Bauchlage

Ausgeprägte Symptome

- Erwachen durch Husten
- gelbe Absonderungen/Eiter von den Augen
- unruhiger Schlaf
- Zähneknirschen im Schlaf
- Durst
- leicht auftretende Windeldermatitis
- Beschwerden nach Impfung

Das Verlangen, auf dem Schoß der Eltern zu sitzen, ist für ein krankes Kind normal. Da das Kind sehr stark auf die Impfungen reagiert hat, behalte ich diese Rubrik bei.

Repertorisation und Auswahl des Arzneimittels für die vierte Konsultation

Das Verkrampfen des Kiefers und Zähneknirschen während Konvulsionen kann nur unter der Rubrik „epileptisch“ gefunden werden. Da das dem Symptom nahe genug kommt, wollen wir sehen, ob wir es verwenden können.

Repertorisation mit dem Filter *Vithoulkas-Variante 2006*

1	1	**Allgemeines – Konvulsionen** – Schmerz – während	8
2	1	**Allgemeines – Ausstrecken** – konvulsivisch, anfallsweise	20
3	1	**Allgemeines – Konvulsionen** – epileptisch – während epileptischer Konvulsionen; Beschwerden – Kiefersperre	2
4	1	**Allgemeines – Konvulsionen** – epileptisch – während epileptischer Konvulsionen; Beschwerden – Zähneknirschen, mit	5
5	1	**Allgemeines – Konvulsionen** – Bewusstsein – ohne	73
6	1	**Schlaf – Lage** – Abdomen, auf dem	34
7	1	**Schlaf – Erwachen** – Husten, durch	44
8	1	**Auge – Absonderungen** – gelb	41
9	1	**Schlaf – Ruhelos**	379
10	1	**Zähne – Zähneknirschen** – Schlaf agg; im	54

11	1	**Magen – Durst**	325
12	1	**Rektum – Hautausschläge** – Perineum – Kindern, bei – Neugeborenen, bei	1
13	1	**Allgemeines – Impfung;** Beschwerden nach	38

	Sulph.	Bell.	Ars.	Sil.	Calc.	Lyc.	Thuj.	Hyos.	Sep.	Acon.
	32	28	26	24	22	22	22	21	21	20
1	-	2	1	-	-	1	-	-	-	-
2	1	1	-	1	-	1	1	-	-	-
3	-	-	-	-	-	-	-	-	-	-
4	1	-	-	-	-	-	-	3	-	-
5	2	2	2	2	3	1	1	3	2	1
6	2	2	1	-	1	2	-	-	3	-
7	3	2	1	1	1	-	1	3	1	3
8	2	-	1	3	2	2	2	-	2	-
9	3	3	3	3	2	3	2	2	2	3
10	1	3	3	-	1	3	1	2	1	2
11	3	2	3	3	3	1	2	2	1	3
12	-	-	-	-	-	-	-	-	-	-
13	4	2	2	4	1	-	4	-	1	2

Differenzialanalyse der Arzneimittel

- *Sulfur* weist als Leitsymptom eine Tendenz zu chronischen Vereiterungen auf. Die psychische Essenz des Arzneimittels kann in diesem Fall nicht bestätigt werden.
- *Belladonna* und *Hyoscyamus niger* gehören zu den Hauptmitteln für Konvulsionen.
  - Schlafen in Bauchlage ist ein wichtiges Symptom von *Belladonna*, das als Leitsymptom eine Besserung beim Liegen auf dem Bauch aufweist. Das Arzneimittel steht dreiwertig in der Rubrik Zähneknirschen. Dieses Symptom gibt uns eine Gewichtung für die Intensität der Krampfanfälle, die zur Essenz von Belladonna gehören. Da Belladonna in der Rubrik „Zähne – Zähneknirschen – Schlaf agg.; im" so hoch bewertet wird, steht es in Beziehung zur tuberkulinischen Prädisposition. Sie ist eine der erblichen Prädispositionen in diesem Fall. Wie bereits in der Analyse zur Erstanamnese beschrieben, steht es auch in Beziehung zu einer aus Scharlach entstandenen Prädisposition.
  - *Hyoscyamus niger* kann weder durch Leitsymptome noch in seiner Essenz bestätigt werden.
- *Arsenicum album*, *Lycopodium clavatum* und *Sepia officinalis* decken in diesem Fall weder Leitsymptome noch Symptome hinsichtlich der Essenz der Arzneimittel ab.
- *Silicea terra* hat ebenfalls eine Neigung zu chronischen Vereiterungen und Beschwerden nach Impfungen als Leitsymptome. Die Essenz des Arzneimittels kann nicht bestätigt werden.

- Für *Calcium carbonicum* sind in diesem Fall außer einer Neigung zu chronischen Vereiterungen keine Leitsymptome auszumachen.
- Leitsymptome von *Thuja occidentalis* sind Beschwerden nach Impfungen und die sykotische Prädisposition. Die Neigung zu katarrhalischen Beschwerden und zu Windeldermatitis bestätigen die sykotische Prädisposition. Die (psychische) Essenz des Mittels kann in diesem Fall nicht bestätigt werden.
- *Aconitum napellus* hat Durst und Beschwerden durch Schreck als Leitsymptome. Es finden sich keine weiteren Bestätigungen für das Mittel.

Da wir an diesem Punkt mit einer erblichen Prädisposition des Falls konfrontiert sind, konzentriere ich mich auf die Arzneimittel, die aufgrund ihrer Symptome einen direkten Bezug zu dieser Problematik aufweisen. Diese sind *Belladonna* und *Thuja occidentalis*. Um die beiden voneinander differenzieren zu können, beziehe ich mich auf die chronologische Abfolge der Ereignisse. Die möglicherweise auslösenden Faktoren in diesem Fall sind Impfungen und erbliche Prädispositionen. Da die erbliche Prädisposition von Geburt an vorlag, kommen die Impfungen, chronologisch gesehen, zu einem späteren Zeitpunkt. Falls aus den Impfungen also eine Störung entstanden ist, bedeutet das, dass diese Störung stärker gewichtet werden muss als die ererbte Prädisposition. *Thuja occidentalis* ist von diesen beiden Arzneimitteln dasjenige, was Beschwerden nach Impfungen als Leitsymptom führt und dem deshalb der Vorzug gegeben werden muss. Wichtig bei diesem Arzneimittel ist, dass es eine der erblichen Prädispositionen, die Sykose, als Leitsymptom hat. Möglicherweise wird es also auf beide Beschwerden – auf die eine Wirkung haben. *Silicea terra* hat ebenfalls Beschwerden durch Impfungen als Leitsymptom. Da es die sykotische Prädisposition jedoch nicht so gut abdeckt wie *Thuja occidentalis,* nehme ich es nicht. Auf Basis der Leitsymptome und hinsichtlich der auslösenden Faktoren wird *Thuja occidentalis* ausgewählt.

Fünfte Konsultation – neun Monate später

Nach *Thuja occidentalis* C 200 begann sich das Kind am nächsten Tag besser zu fühlen. Das Arzneimittel wurde sechs Wochen später wegen Ohrenschmerzen und Husten wiederholt. Während der nächsten fünf Monate erhielt sie noch vier Mal *Thuja occidentalis* C 1.000. Jedes Mal wieder wegen Ohrenschmerzen und Husten. Nach weiteren zwei Monaten entwickelten sich erneut dieselben Beschwerden, nun jedoch wieder mit hohem Fieber. *Thuja occidentalis* C 10.000 zeigte hier eine gute Wirkung. Nach keiner Arzneimittelgabe war eine Erstverschlimmerung aufgetreten, vielmehr zeigte sich immer eine allgemeine und lokale Besserung. Die Patientin hat keine gelben Absonderungen von Augen, Nase oder Ohren mehr und auch die rasselnde Atmung ist verschwunden.

Seit zwei Wochen klagt sie über stechende Schmerzen der Zunge (3), von denen sie nachts sogar aufwacht. Die Zunge ist an den Rändern gerötet und hat rosafarbene Flecken auf der Oberseite (2). Auf der Zunge sind kleine Hautstücke zu sehen, als ob sie sich häuten würde, sie sind jedoch fest mit der Zungenoberfläche verbunden (2).

Der Appetit der Patientin schwankt. Sie trinkt viel (2), zieht jedoch kalte Getränke vor und lehnt warme ab (2).

Sie ist kälteempfindlich (2).

Wegen vieler Träume schläft sie unruhig (2). Sie schläft mit hochgelagertem Kopf (3), da sie dadurch etwas weniger träumt (2). Sie schläft erst spät ein (2) und knirscht im Schlaf mit den Zähnen (3).

Die epileptiformen Anfälle sind wieder schlimmer geworden und treten bei Schmerzen oder nach Ärger auf (2). Sie versteift sich, wirft die Arme nach hinten (3), starrt mit weit aufgerissenen Augen (2) und verliert für einen Moment das Bewusstsein. Danach schläft sie ein, wobei das rechte Augen nach außen gedreht ist (2).

Das rechte Auge ist insgesamt schwächer und dreht sich auch bei Müdigkeit nach außen (2).

Sie ist außerordentlich starrköpfig geworden und möchte, dass alles so läuft, wie sie es sich vorstellt (3).

Keines der zuvor genannten Symptome hat auf die Wiederholung von *Thuja occidentalis* C 10.000 reagiert.

Bewertung der fünften Konsultation

Eine Besserung der Beschwerden ohne vorangehende Erstverschlimmerung ist nicht immer ein gutes Zeichen (▶ 4.2.2, ▶ Abb. 4.6). Insbesondere dann, wenn die Besserung nur für einige wenige Wochen anhält. Eine solche Reaktion kann auf den höchsten Ebenen der Gesundheit beobachtet werden. Dann sollte die Besserung jedoch für einige Monate anhalten.

Wir müssen uns also fragen, ob *Thuja occidentalis* hier die richtige Wahl war. Der Patient benötigte das Arzneimittel achtmal in elf Monaten. Die Eltern des Kindes waren glücklich über die Wirkung, da sich jedes Mal eine lokale und eine allgemeine Besserung einstellte. Ein Grund für die fehlende Erstverschlimmerung kann sein, dass das Arzneimittel immer während einer akuten Erkrankung verabreicht wurde. Die Symptome sind während dieser Phasen häufig bereits sehr intensiv, weshalb eine Erstverschlimmerung oft nicht mehr wahrgenommen wird (▶ 4.2.1, ▶ Abb. 4.2).

Es ist ein gutes Zeichen, dass ein Arzneimittel, das auf der Grundlage allgemeiner Charakteristika ausgewählt wurde, auch im Falle von akuten Krankheiten eine gute Wirkung zeigt. Ein Organismus mit einem weniger stabilen Gleichgewicht würde für den akuten Zustand ein anderes Arzneimittel benötigen. Es wäre allerdings besser, Beweise dafür zu finden, dass *Thuja occidentalis* das richtige Arzneimittel war und tatsächlich eine heilende Wirkung hatte. So gibt es beispielsweise keine Anzeichen für die so genannten „Richtungen der Heilung", das Gegenteil scheint vielmehr der Fall zu sein: Obwohl Beschwerden der Zunge in der Hierarchie der körperlichen Beschwerden nicht hoch eingestuft sind (sofern sie keine Symptome einer darunterliegenden Pathologie darstellen), sind zum ersten Mal emotionale Symptome aufgetreten, während die körperlichen Symptome (Windeldermatitis, eine Hautbeschwerde), verschwunden sind. Man könnte also berechtigterweise die Frage stellen, ob wir auf dem richtigen Weg sind und was hier gerade passiert. Die Antwort darauf finden wir in der Analyse der vierten Konsultation, wo wir uns für die Verabreichung von *Thuja occidentalis,* als einer kausalen Verordnung bei Auswirkungen von Impfungen und einer sykotische Prädisposition entschieden hatten.

Da dies der Grund für die Verordnung des Arzneimittels war, wäre es zunächst besser, herauszufinden, ob es auf diese Elemente auch eine Wirkung hatte.

- Wir können feststellen, dass die sykotischen Symptome, wie die Tendenz zu Schnupfen und zu Windeldermatitis, verschwunden sind.
- Die Auswirkungen der Impfungen können nur überprüft werden, indem man untersucht, welche Symptome nach den Impfungen entstanden und ob diese nun abgeklungen sind. Nach der ersten Impfung entwickelte das Kind Hals-Nasen-Ohren Beschwerden und nach der zweiten epileptiforme Anfälle. Die erste

Gruppe von Beschwerden ist nun abgeklungen, die zweite besteht noch. Das bedeutet, dass *Thuja occidentalis* auf die Auswirkungen der Impfungen nur einen partiellen Einfluss hatte. Dabei ist interessant, dass das Arzneimittel auf die katarrhalischen Beschwerden, die zu dem sykotischen Miasma gehören, eine nachhaltige Wirkung hatte. Die neurologischen Symptome besserten sich hingegen nur vorübergehend. Hieraus kann man schlussfolgern, dass die Impfungen tatsächlich mehr als nur eine erbliche Prädisposition in Gang gesetzt haben, bisher aber nur eine dieser Prädispositionen behandelt wurde. Das könnte erklären, warum die Hautbeschwerden verschwunden sind und emotionale Symptome sich entwickelt haben. Die Hautbeschwerden gehörten zu der sykotischen Prädisposition und sind mit der Behandlung des Katarrhs abgeklungen. Die darunterliegende, bisher unbehandelte erbliche Prädisposition, führte zum Entstehen neuer Symptome.

J. T. Kent schreibt, dass mentale und emotionale Symptome oft aus erblichen Prädispositionen heraus entstehen ([15]). Darin liegt die Erklärung für die nun vorliegende Situation. Was sich nach *Calcium carbonicum* einstellte, wurde teilweise durch *Thuja occidentalis* aufgelöst. Nun werden wir noch ein anderes (oder mehrere) Arzneimittel benötigen, um den Rest der Behandlung abzuschließen.

Das Kind erkrankt noch immer in regelmäßigen Abständen, was bedeutet, dass ihr Gesundheitszustand weiterhin der Gruppe B zugeordnet werden kann. Da die akuten Erkrankungen jedoch nicht mehr so schwer sind, nehmen wir an, dass es sich nun auf einer höheren Ebene innerhalb dieser Gruppe befindet. Unser Bestreben ist nun, ihre Gesundheitsebene in die Gruppe A anzuheben.

In den Symptomen finden wir noch immer Spuren des tuberkulinischen Miasmas (Zähneknirschen im Schlaf). Aber auch ein Element, das auf die syphilitische Prädisposition hindeutet (nächtliches Aufwachen durch Schmerzen). Das eigentliche Symptom, das eine syphilitische Prädisposition anzeigt, sind nächtliche Knochenschmerzen. Wir wissen jedoch auch, dass syphilitische Beschwerden generell zu nächtlichen Verschlimmerungen tendieren. Auch die Symptome der epileptiformen Anfälle haben sich wieder verändert, nachdem sie durch *Thuja occidentalis* zeitweise gebessert wurden. Die Deutlichkeit des Symptommusters wird dafür ausschlaggebend sein, ob wir den Verlauf der Behandlung positiv Bewerten können. Ist das nächste Arzneimittel unklar, war *Thuja occidentalis* die falsche Mittelwahl. Ist das Muster aber klar, hat *Thuja occidentalis* das Abwehrgefüge gestärkt, wodurch es Symptome des nächsten benötigten Arzneimittels hervorbringen kann.

Auswahl der Symptome der fünften Konsultation

Viele neue Symptome können zur Arzneimittelwahl herangezogen werden. Schon dies ist als gutes Zeichen zu werten, da ein stärker werdender Organismus in der Lage ist, klare Symptome zu erzeugen.

Charakteristische Symptome

- stechende Schmerzen der Zunge, von denen der Patient nachts geweckt wird
- gerötete Zungenränder, Zungenoberfläche weist rosafarbene Stellen auf
- kleine Hautstücke auf der Zunge – als ob sie sich häuten würde – sie sind jedoch fest mit der Zungenoberfläche verbunden
- Verlangen nach kalten Getränken und Abneigung gegen warme Getränke
- unruhiger Schlaf aufgrund vieler Träume – wird durch Hochlagern des Kopfes gebessert

- epileptiforme Anfälle infolge von Schmerzen oder nach Zorn; begleitet von Körpersteifigkeit und Zurückwerfen der Arme, weit aufgerissenen Augen und kurzzeitigem Verlust des Bewusstseins; danach schläft sie ein, wobei das rechte Auge nach außen gedreht ist.
- Das rechte Auge ist schwächer und dreht sich nach außen, wenn das Mädchen müde wird.

Ausgeprägte Symptome

- Kälteempfindlichkeit
- schläft erst spät ein und knirscht im Schlaf mit den Zähnen
- ist außerordentlich starrköpfig und möchte, dass alles so läuft, wie sie es sich vorstellt

Starrköpfigkeit kann man bei Kindern dieses Alters häufiger beobachten. Wegen der Intensität des Symptoms verwende ich es dennoch, auch weil es das erste emotionale Symptom ist, von dem die Eltern bisher berichteten.

Repertorisation und Auswahl des Arzneimittels für die fünfte Konsultation

- „Mund – Schmerz – Zunge – nachts – stechend" beinhaltet nur ein Arzneimittel, *Phosphoricum acidum*, das für diesen Fall nicht passt.
- Rosafarbene Flecken auf der Zunge sind im Repertorium nicht aufgeführt. Dasselbe gilt für Häuten oder Schuppen der Zunge. In den Rubriken, die sich auf die Zungenwarzen beziehen, konnte ich diese Zungensymptome ebenfalls nicht finden.
- In der Rubrik „Schlaf – Träumen; mit" sind keine Modalitäten genannt, die sich auf einen hochgelagerten Kopf beziehen würden, deshalb verwende ich die Rubrik aus dem Kapitel „Allgemeines". Ich kombiniere zwei Rubriken, die sich auf Schlafstörungen durch Träume beziehen, um bestimmte Arzneimittel nicht zu stark zu gewichten.
- Dasselbe mache ich mit den Rubriken „Allgemeines – Konvulsionen – Zorn; nach" und „Allgemeines – Konvulsionen – Ärger, Verdruss; nach", da im Repertorium unter „Gemüt – Ärger, Verdruss" auf „Gemüt – Zorn" verwiesen wird. Für das nach außen gedrehte rechte Auge gibt es keine Rubrik.

Repertorisation mit dem Filter *Vithoulkas-Variante 2006*

1	1	**Mund – Schmerz** – Zunge – stechend	73
2	1	**Mund – Farbe** – Zunge – rot – Seiten	56
3	1	**Allgemeines – Speisen und Getränke** – kalte Getränke, kaltes Wasser – Verlangen	164
4	1a	**Schlaf – Ruhelos** – Träume; durch	80
5	1a	**Schlaf – Gestört** – Träume; durch	182
6	1	**Allgemeines – Liegen** – Kopf mit hochgelagertem – amel.	31
7	1	**Allgemeines – Konvulsionen** – epileptiform	118
8	1b	**Allgemeines – Konvulsionen** – Zorn; nach	12
9	1b	**Allgemeines – Konvulsionen** – Ärger, Verdruss; nach	11

10	1	**Allgemeines – Konvulsionen** – Schmerz – während	8
11	1	**Allgemeines – Konvulsionen** – konvulsivisch, anfallsweise	20
12	1	**Auge – Starren, Stieren** – Konvulsionen; während	3
13	1	**Allgemeines – Konvulsionen** – Bewusstsein – ohne	73
14	1	**Schlaf – Schläfrigkeit** – Konvulsionen – nach	8
15	1	**Auge – Verdreht** – außen, nach	13
16	1	**Allgemeines – Hitze** – Lebenswärme, Mangel an	223
17	1	**Schlaf – Einschlafen** – spät	164
18	1	**Zähne – Zähneknirschen** – Schlaf agg.; im	54
19	1	**Gemüt – Eigensinnig, starrköpfig, dickköpfig**	114

	Ars.	Bell.	Nux-v.	Calc.	Sulph.	Phos.	Chin.	Merc.	Ign.	Kali-c.
	41	40	38	36	35	32	30	30	29	29
1	1	1	1	1	2	1	2	1	1	2
2	3	1	1	-	3	2	-	3	-	-
3	3	2	1	2	1	3	3	3	2	-
4	1	-	2	-	1	1	3	-	1	2
5	2	1	1	2	1	2	2	1	1	-
6	3	1	1	-	1	1	2	-	-	1
7	2	3	2	3	3	1	1	1	1	2
8	-	-	3	3	1	-	-	-	-	-
9	1	1	1	2	1	-	-	-	2	-
10	1	2	1	-	-	-	-	-	1	1
11	-	1	1	-	1	-	2	1	-	-
12	-	-	-	-	-	-	-	-	1	-
13	2	2	1	3	2	1	1	1	1	2
14	-	-	-	1	-	-	-	-	-	-
15	-	1	-	-	-	1	-	-	-	-
16	2	1	3	3	2	3	2	2	1	3
17	3	2	3	3	2	3	2	3	2	2
18	3	3	1	1	1	1	-	2	2	2
19	2	3	3	3	2	1	2	1	2	2

Differenzialanalyse der Arzneimittel

- Obwohl *Arsenicum album* in mehreren Rubriken dreiwertig eingetragen ist, gelten diese dreiwertigen Symptome nicht als bestätigte Leitsymptome in der Materia medica. Darüber hinaus kann auch die (psychische) Essenz des Arzneimittels in diesem Fall nicht beobachtet werden.
- *Belladonna* gehört zu den wichtigsten Arzneimitteln bei Konvulsionen. Rechtsseitigkeit und das Verlangen, mit hochgelagertem Kopf zu liegen, sind Leitsym-

ptome von Belladonna. Das Arzneimittel ist in der Rubrik Zähneknirschen im Schlaf und Dickköpfigkeit dreiwertig eingetragen. Wie bereits in der Analyse zur vierten Konsultation erklärt, hat Belladonna eine Beziehung zur tuberkulinischen Prädisposition, da es in der Rubrik „Zähne – Zähneknirschen – Schlaf agg.; im" als ein wichtiges Arzneimittel eingetragen ist. Diese Prädisposition wurde von *Thuja occidentalis* nicht berührt. In der Analyse zur ersten Konsultation erwähnte ich bereits die Beziehung zwischen *Belladonna* und einer, durch Scharlach entstandenen Prädisposition, da es eines der wichtigsten Arzneimittel für diese Erkrankung ist. In derselben Analyse haben wir gesehen, dass die Krampfanfälle von einer Intensität sind, die der Essenz von *Belladonna* entspricht.

- *Nux vomica* gehört ebenfalls zu den wichtigen Arzneimitteln bei Konvulsionen. Erkrankungen durch Zorn und Kälteempfindlichkeit sind Leitsymptome von *Nux vomica*. Die in dem Fall bestehenden Beschwerden nach Zorn passen zur psychischen Essenz des Arzneimittels.
- Leitsymptom von *Calcium carbonicum* ist Dickköpfigkeit bei Kindern. Dieses Symptom passt zur psychischen Essenz des Arzneimittels.
- *Sulfur* hat Verlangen nach kalten Getränken als Leitsymptom. Dickköpfigkeit kann ein Symptom der psychischen Essenz des Arzneimittels sein.
- Leitsymptom von *Phosphor* ist das Verlangen nach kalten Getränken. Die Beschwerden von *Phosphor* sind öfter linksseitig als rechtsseitig. Die Essenz kann nicht bestätigt werden.
- Für *China officinalis* und *Kalium carbonicum* können in diesem Fall weder Leitsymptome noch eine (psychische) Essenz beobachtet werden.
- *Mercurius solubilis (vivus)* ist das Hauptmittel für die Behandlung der syphilitischen Prädisposition ([16]), die in diesem Fall vorhanden zu sein scheint, wenn man die nächtlichen Verschlimmerungen in Betracht zieht. In diesem Fall gibt es allerdings keine weiteren Leitsymptome oder Merkmale der (psychischen) Essenz, die für Mercurius solubilis als Arzneimittel sprechen würden.
- *Ignatia amara* hat in den Prüfungen eine große Anzahl von Spasmen hervorgerufen. Insbesondere solche, die mit emotionaler Aufregung im Zusammenhang stehen, sind ein Leitsymptom dieses Arzneimittels.

Viele der Arzneimittel, die bei der Analyse der Totalität der Symptome erscheinen, haben eine Beziehung zu dem Fall, wenn wir uns ihre Leitsymptome oder ihre (psychische) Essenz ansehen. *Belladonna* kann jedoch, verglichen mit den anderen Arzneimitteln, in mehrerlei Hinsicht bestätigt werden. Es kann ausgewählt werden in Bezug auf die Gesamtheit der Symptome, die Leitsymptome, die Essenz sowie im Hinblick auf die Pathologie und kausale Analyse. Das Arzneimittelbild tritt sehr klar hervor, was anzeigt, dass sich der Zustand des Abwehrmechanismus fortlaufend verbessert und die Prognose daher gut sein sollte. *Belladonna* wurde bereits in der Analyse zur vierten Konsultation diskutiert. Wir haben jedoch angenommen, dass es sich um eine tiefer liegende Schicht handelt. Dies kann dadurch bestätigt werden, dass die sykotischen Symptome nach dem Einsatz von *Thuja occidentalis* verschwunden sind und die tuberkulinischen und syphilitischen Symptome weiter bestehen blieben – zusammen mit dem Muster von *Belladonna*.

Sechste Konsultation – drei Jahre später

Die Verabreichung von *Belladonna* C 200 brachte die epileptiformen Anfälle innerhalb von zwei Wochen zum Abklingen. Sechs Wochen danach traten abdominale Schmerzen mit hohem Fieber auf, wofür *Belladonna* C 1.000 gegeben wurde. Nach dieser Gabe ging es der Patientin für weitere sieben Monate gut – was zuvor noch nie der Fall gewesen war. Danach entwickelte sie wiederum Fieber, begleitet von Schnupfen und Blässe, wofür die Mutter das Arzneimittel wiederholte. Wegen der schon einmal da gewesenen Lungenentzündung, traute sie sich nicht abzuwarten.

Der nächste Rückfall ereignete sich nach einem Jahr und zwei Monaten, als die Patientin eine fiebrige Influenza bekam. *Belladonna* C 1.000 zeigte hier keine Wirkung, weshalb *Belladonna* C 10.0000 mit Erfolg eingesetzt wurde. Sie blieb danach beschwerdefrei bis vor einem Monat, als sie rechtsseitige Ohrenschmerzen und Schnupfen bekam. Die Mutter verabreichte *Belladonna* C 10.000 und C 50.000, was lediglich zu einer vorübergehenden Besserung führte.

Die Patientin hat immer noch Schmerzen oder einen Juckreiz im rechten Ohr (2).

Sie schläft gut – lieber auf dem Rücken (2).

Obwohl sie schlank ist, hat sie einen guten Appetit und sie mag alle Arten von Nahrungsmitteln, außer Zucchini (2/3). Wenn sie Süßigkeiten zu sich nimmt, bekommt sie leicht Bauchschmerzen (2).

im Allgemeinen friert sie leicht (3). Nachts schwitzt sie entlang des vorderen Haaransatzes (2) und am Hinterkopf (2).

Die Patientin hat weiche Nägel, die abblättern (3).

Die epileptiformen Krämpfe sind seit mehreren Jahren nicht mehr aufgetreten. Sie hatte eine Hautreaktion, die nach einiger Zeit von selbst verging.

Die Patientin hat einen milden Charakter (2) und ist für gewöhnlich gut gelaunt. Sie ist sehr empfindsam (2) und hat einen Blick für Details (2). Sie ist ein sehr soziales und einfühlsames Kind (2).

Bewertung der sechsten Konsultation

An dieser Stelle können wir eine wirkliche Veränderung in Bezug auf die Gesundheitsebene des Patienten sehen, da die rezidivierenden akuten Krankheiten nun ausbleiben und sie lediglich einmal pro Jahr oder sogar seltener, eine akute Krankheit mit Fieber entwickelt. Trotzdem sind diese noch immer behandlungsbedürftig, was bedeutet, dass der Gesundheitszustand der Patientin sich verbessert hat und nun nicht mehr dem der Gruppe B entspricht, sondern der Ebene drei der Gruppe A zugeordnet werden kann. Hierbei ist zu beachten, dass die neurologischen Symptome verschwunden und für einige Zeit Hautreaktionen aufgetreten sind.

Obwohl es nach den ersten beiden Arzneimitteln deutliche Veränderungen gab – ablesbar an den Allgemeinsymptomen und den lokalen Leitsymptomen –, konnte die Störung, die zu den epileptiformen Krämpfen geführt hatte, erst mit dem dritten Arzneimittel beeinflusst werden. Wir hatten zuvor bereits besprochen, dass die Impfungen offensichtlich mindestens zwei angeborene genetische Prädispositionen ausgelöst hatten. *Belladonna* kurierte die zweite tuberkulinische Prädisposition. Die nächtlichen Verschlimmerungen zeigte die Möglichkeit einer dritten Prädisposition an – die Syphilis, deren Symptome nun ebenfalls verschwunden sind. Ob es auch eine Prädisposition aufgrund von Scharlach gab, ist schwer zu beurteilen, da wir über die Symptome, die zu dieser Prädisposition gehören, keine Informationen haben.

Die Notwendigkeit des Einsatzes von Belladonna in derart hohen Potenzierungen könnte folgendermaßen erklärt werden: Möglicherweise entwickelte der Organismus der Patientin, wegen des großen Einflusses, den die Scharlach-Erkrankung auf ihren Vater hatte, eine Disposition, das Muster von Belladonna zu entwickeln. Dennoch reagiert die Patientin derzeit nicht mehr auf dieses Arzneimittel. Wir werden den Fall also weiter untersuchen und sehen müssen, was als nächstes zu tun ist.

Auswahl der Symptome der sechsten Konsultation

Charakteristische Symptome

- schläft am liebsten auf dem Rücken
- Abneigung gegen Zucchini
- abdominelle Schmerzen beim Verzehr von Süßigkeiten
- Frostigkeit
- nächtliches Schwitzen entlang des vorderen Haaransatzes und am Hinterkopf

Ausgeprägte Symptome

- Schmerz oder Juckreiz im rechten Ohr
- weiche Nägel die abblättern
- milder Charakter
- sehr sensibel und einfühlsam
- hat einen Blick für Details

Repertorisation und Auswahl des Arzneimittels für die sechste Konsultation

- Die Abneigung gegen Zucchini ist im Repertorium nicht aufgeführt.
- Schmerzen im Abdomen nach dem Verzehr von Süßigkeiten können lediglich unter krampfartige Schmerzen gefunden werden. Da in dieser Rubrik nur ein Arzneimittel aufgeführt ist, *Filix mas*, das für diesen Fall unpassend ist, verwende ich sie nicht, sondern die entsprechende Rubrik im Kapitel „Allgemeines".
- Schwitzen entlang des vorderen Haaransatzes ist ebenfalls nicht im Repertorium genannt. Um einen Überblick über die Mittel zu erhalten, die nächtliches Schwitzen an der Stirn haben, verwende ich diese Rubrik. Normalerweise sind Rubriken für Beschwerden bei Kindern unvollständig. Deshalb muss hier auch die Hauptrubrik mit herangezogen werden ([17]) (▶ 5.8).
- Die Einfühlsamkeit schlage ich unter „Gemüt – Mitgefühl, Mitleid" nach.

Repertorisation mit dem Filter *Vithoulkas-Variante 2006*

1	1	**Schlaf – Lage** – Rücken, auf dem	76
2	1	**Allgemeines – Speisen und Getränke** – Süßigkeiten – agg.	35
3	1	**Allgemeines – Hitze** – Lebenswärme, Mangel an	223
4	1	**Kopf – Schweiß der Kopfhaut** – Stirn – nachts	5
5	1	**Rücken – Schweiß** – nachts	10
6	1	**Ohr – Schmerz** – rechts	88
7	1	**Ohr – Jucken** – Gehörgang – rechts	12
8	1	**Extremitäten – Nägel;** Beschwerden der – Abblättern der Nägel – Fingernägel	3
9	1	**Extremitäten – Nägel;** Beschwerden der – spröde, brüchige Nägel – Fingernägel	31

10	1	**Gemüt – Milde**	84
11	1	**Gemüt – Gewissenhaft,** peinlich genau in Bezug auf Kleinigkeiten	67
12	1	**Gemüt – Empfindlich**	201
13	1	**Gemüt – Empfindlich** – Kinder	21
14	1	**Gemüt – Mitgefühl, Mitleid**	38

	Lyc.	Phos.	Puls.	Ign.	Sulph.	Calc.	Nux-v.	Sep.	Sil.	Ars.
	30	28	28	26	26	25	24	24	24	23
1	2	2	4	2	3	2	3	-	-	1
2	2	1	-	3	2	1	-	-	-	1
3	2	3	2	1	2	3	3	2	3	2
4	-	-	-	-	-	1	-	-	-	-
5	1	-	-	-	-	1	-	2	1	1
6	2	-	2	-	1	-	2	1	-	-
7	-	-	-	-	-	-	-	-	-	-
8	-	-	-	-	-	-	-	-	2	-
9	2	2	-	-	2	1	-	1	2	1
10	2	2	3	2	2	2	2	2	3	3
11	3	1	3	3	3	-	2	3	3	4
12	3	3	3	3	3	2	3	2	3	2
13	-	2	2	2	-	1	-	1	-	-
14	1	3	1	2	-	1	2	1	-	-

Differenzialanalyse der Arzneimittel

- Leitsymptom von *Lycopodium clavatum* ist die Rechtsseitigkeit der Beschwerden. Die psychische Essenz des Arzneimittels kann in diesem Fall nicht bestätigt werden.
- *Phosphor* zeigt „Mitfühlend sein" als Teil seiner Essenz.
- Für *Pulsatilla pratensis* und *Sulfur* sind in diesem Fall keine Leitsymptome oder Merkmale der psychischen Essenz auszumachen Da beide Arzneimittel große Hitze erzeugen, spricht die Frostigkeit der Patientin gegen diese Arzneimittel.
- *Ignatia amara* passt zu einer empfindsamen Konstitution. Es gibt allerdings keine anderen Symptome, die das Mittel bestätigen würden.
- *Calcium carbonicum* hat weiche Nägel und Schwitzen am Kopf im Schlaf als Leitsymptome. Die Gewichtsabnahme trotz ausreichender Nahrungsaufnahme könnte darauf hindeuten, dass sich die Patientin gerade aus einem *Calcium-carbonicum*-Bild heraus entwickelt. Die psychische Essenz des Arzneimittels kann nicht bestätigt werden.
- Leitsymptome von *Nux vomica* und *Arsenicum album* sind Frostigkeit. Einen Blick für Details zu haben, ein Charakteristikum der Patientin, könnte Ausdruck einer gewissen Pedanterie sein, die Teil der psychischen Essenz beider Arzneimittel ist.

Leitsymptom von *Sepia officinalis* ist Frostigkeit. Es finden sich in diesem Fall jedoch keine weiteren bestätigenden Symptome. *Silicea terra* zeigt als Leitsymptome Frostigkeit, abblätternde Nägel und Magerkeit. Ein mildes Gemüt und Gewissenhaftigkeit in Bezug auf Kleinigkeiten sind Teil der Essenz des Arzneimittels, die die Psyche betrifft.

Von den aufgeführten Arzneimitteln erreicht *Silicea terra* die meisten Treffer in Bezug auf die Gesamtheit der Symptome, die Leitsymptome und die die Psyche betreffende Essenz. Was mich davon abhielt, das Arzneimittel zu verschreiben, war das in diesem Fall vorhandene Element des Mitgefühls. Dies stellt kein bedeutendes Symptom für *Silicea terra* dar, kommt in dem Fall jedoch durchaus stark zum Vorschein.

Um von der Repertorisation hinsichtlich der Gesamtheit der Symptome wegzukommen und weitere Elemente in die Analyse einzubringen, habe ich das *Vithoulkas Expert System* verwendet. Dieses System erfordert das Gewichten von Symptomen in Form von Unterstreichungen (▶ 5.2). Es konnte mir zwar keine absolute Antwort geben, gab mir jedoch einen sehr guten Hinweis.

Weiterführende Vorschläge durch *Vithoulkas Expert System*

Die folgende Auflistung zeigt zu beiden Themenbereichen die weiterführenden Vorschläge, die das *Vithoulkas Expert System* für diesen Fall ausgegeben hat.

Hilfe bei der Verschreibung

- Bitte fügen sie Modalitäten und andere Symptome hinzu.
- Unausgeglichenes Unterstreichen: Ändern sie die Intensität einiger Symptome oder fügen sie einige andere Symptome mit einer anderen Intensität hinzu.

Hilfe bei der Fragestellung

- Zu viele Symptome (100 %) mit der Intensität 1.
- Sie können Fragen stellen zu *calc.*, *calc-sil.* und *carc.*

Es ist überaus interessant, dass das System Carcinosinum vorschlägt, da wir es hier mit einer Konstitution zu tun haben, die eine Vermischung verschiedener erblicher Prädispositionen darstellt. Die carcinosinische Prädisposition ist normalerweise ein Endzustand, der aus dem Einfluss verschiedener erblicher Prädispositionen entstanden ist. Das Arzneimittel beinhaltet auch tatsächlich dieses mitfühlende Element als Teil seiner psychischen Essenz. Es kann durch lokale Leitsymptome oder Allgemeinsymptome jedoch nicht bestätigt werden.

Für *Calcium silicicum*, als eigenständiges Arzneimittel, haben wir nicht genügend Symptome in unseren Aufzeichnungen, um auch einige Leitsymptome zu kennen. Da es ein Kombinationsmittel ist, können wir zur Bestätigung jedoch die Leitsymptome der beiden Bestandteile (Calcium und Silicea) verwenden. Daneben finden wir beim Studium des Arzneimittels dessen sensible und mitfühlende Natur als seine psychische Essenz.

In den Prüfungen wird über Symptome wie „sieht und unterhält sich mit toten Freunden" ([18]) berichtet. Wir können allerdings nicht von allen Patienten erwarten, dass sie sich mit Toten unterhalten. Dieses Symptom soll lediglich darauf hinweisen, dass *Calcium silicicum* den Organismus in einem Maße verändert und sensibilisiert, dass er für die ihn umgebenden Energien empfänglich wird. Man kann das auch mit dem so genannten 7. Sinn in Zusammenhang bringen. Das Symptom kann bei Patienten, die ansonsten als sensibel und mitfühlend bezeichnet werden, in etwas abgeschwächter Form vorgefunden werden. In dem Journal „The Homeopathician“ aus dem Jahr 1915 lesen wir unter *Calcium silicicum:* „Eine allgemeine Überempfindlichkeit überwiegt“ ([19]).

In der für die Repertorisation zu dieser Konsultation deckt *Calcium silicicum* die folgenden Symptome ab:

- Allgemeines – Hitze – Lebenswärme, Mangel an
- Extremitäten – Nägel; Beschwerden der – spröde, brüchige Nägel – Fingernägel
- Gemüt – Milde
- Gemüt – Gewissenhaft, peinlich genau in Bezug auf Kleinigkeiten
- Gemüt – Empfindlich
- Gemüt – Empfindlich – Kinder

Es sieht so aus, als würde *Calcium silicicum* für diesen Fall das passende Arzneimittel darstellen. Es gibt keine Symptome, die dazu im Widerspruch stehen würden. Deshalb wird es als Kombinationsmittel verabreicht, mit Bestätigung hinsichtlich der Gesamtheit der Symptome und der (psychischen) Essenz.

5

Siebte Konsultation – zwei Jahre und neun Monate später

Nach *Calcium silicicum* C 200 schlief die Patientin nahezu den ganzen Tag und die darauffolgende Nacht. Am nächsten Tag ging es ihr wesentlich besser und die Beschwerden waren verschwunden. Neun Monate später entwickelte sie eine akute Krankheit mit hohem Fieber und einer Lichtempfindlichkeit. Die Mutter gab ihr Belladonna C 50.000 ohne Effekt. *Calcium silicicum* C 1.000 hatte wiederum eine gute Wirkung. Danach blieb das Kind beschwerdefrei, abgesehen von einigen unbedeutenden, von selbst heilenden Erkältungskrankheiten.

Erst nach weiteren zwei Jahren trat im Anschluss an einen Schnupfen, ein stakkatoartiger Husten auf, sie war blass, sie fror und hatte jeden Abend zwischen 19:00 Uhr und 19:30 Uhr Fieber. Diese Beschwerden verschwanden nach einer weiteren Gabe *Calcium silicicum* C 1.000. Seitdem sind zwei Jahre vergangen, ohne das weitere Probleme aufgetaucht wären. Die Entwicklung der Patientin verläuft normal. Sie ist ausgeglichen und hat keinerlei Beschwerden mehr.

Bewertung der siebten Konsultation

Das Kind schlief nahezu den ganzen Tag und die darauffolgende Nacht. Diese Reaktion kann man häufiger beobachten. Sie ist als ein gutes Zeichen zu werten. Es bedeutet, dass der Organismus sich Zeit zur Regeneration nimmt (▶ 4.2.1, ▶ Abb. 4.1). Um dabei nicht unnötig viel Energie zu verschwenden zieht er sich vollständig in sich selbst zurück, damit der Heilungsprozess während des Schlafs fortschreiten kann.

Abschließende Bewertung des Falls

Wir sehen hier einen Patienten, dessen Gesundheitszustand sich von der Ebene 5 oder 6 der Gruppe B zur Ebene 2 oder 3 der Gruppe A hin entwickelte. Von einem Stadium rezidivierender akuter Krankheiten, die mit neurologischen Beschwerden einhergingen, fand der Organismus in sein Gleichgewicht zurück, obwohl zuvor auch Kortikosteroide zum Einsatz gekommen waren. Er stieg zu einer Gesundheitsebene auf, auf der er weder häufige akute Krankheiten entwickelt, noch an einer chronischen Erkrankung leidet. Er ist nun eher gelegentlich für akute Erkrankungen empfänglich, die jedoch von selbst abheilen. Für den

Fall, dass sie nicht von selbst abheilen, können sie mit der Arznei kontrolliert werden, die auch für die Behandlung der konstitutionellen Symptome passend ist. Sogar ein eigentümliches Symptom, wie Fieber um 19:00 Uhr, verschwindet. Das ist in der Tat ein optimaler Zustand, der zeigt, dass das Abwehrgefüge sehr gut funktioniert.

Wir sehen auch Beispiele für verschiedene krankheitsauslösende Ursachen, die miteinander vermengt sind und verschiedene Muster für Arzneimittel bilden. Die Arzneimittel müssen nacheinander in der richtigen Reihenfolge, gegeben werden. Jedes Arzneimittel behandelt die Störung, zu der es ähnlich ist. Sobald die zuoberst liegende Störung beseitigt ist, produziert der Organismus ein neues Symptommuster. Man könnte an dieser Stelle hinterfragen, ob der Einsatz von *Thuja occidentalis* wirklich notwendig war, da zur selben Zeit bereits Symptome sichtbar waren, die zu *Belladonna* gehörten. Es ist immer schwierig, eine gute Entscheidung zu treffen, wenn mehr als ein Arzneimittel aus einer Analyse hervorsticht. Aus den in der Analyse ersichtlichen Gründen schloss ich, dass *Thuja occidentalis* zuerst benötigt wurde. Mir schien es, dass es einen Teil der Probleme lösen konnte, die der Organismus zu dem Zeitpunkt hatte. Ob *Belladonna* dafür auch geeignet gewesen wäre, kann jetzt nicht mehr festgestellt werden, da wir die Behandlung nicht mehr unter den gleichen Voraussetzungen wiederholen können. Klar ist auf jeden Fall, dass *Thuja occidentalis* den Prozess nicht störte, da das Muster von *Belladonna* danach klarer zum Vorschein kam.

Erwähnenswert ist zudem, dass unter dem Einfluss von *Belladonna* auch solche Symptome verschwanden, die zur tuberkulinischen und zur syphilitischen Prädisposition gehören. *Belladonna* ist ein Arzneimittel, das für diese Miasmen nicht als Spezifikum angesehen wird. Es zeigt erneut, dass jede Störung mit jedem Arzneimittel behandelt werden kann, solange es dem Symptommuster ähnlich ist, das der Organismus als Reaktion auf den Störfaktor hervorbringt. Die Behauptung einiger Homöopathen, dass Nosoden bei der Behandlung von erblichen Prädispositionen immer notwendig sind, kann mit diesem Fall widerlegt werden. Ähnliches habe ich mehrmals in meiner täglichen Praxis beobachten können.

Wir können Überlegungen dazu anstellen, ob das Kind in Zukunft noch andere Arzneimittel benötigen wird oder ob *Calcium silicicum* das letzte Arzneimittel war. Das ist natürlich unmöglich zu beantworten. Im Augenblick scheint der Organismus im Gleichgewicht zu sein. Das Leben des Kindes kann jedoch von den verschiedensten Faktoren beeinflusst werden und das erlangte Gleichgewicht wieder stören. So kann z. B. der Beginn der Pubertät eine enorme physiologische Veränderung bewirken, die den Einsatz eines anderen Arzneimittels erfordert. Man mag hier einwerfen, dass das Kind nicht als geheilt betrachtet werden kann, da noch immer akute Krankheiten auftreten. Doch der Zustand ultimativer Gesundheit, in dem keine Krankheiten mehr auftreten, kann nicht von jedem Patienten erreicht werden. Das ist auch nicht das Ziel einer homöopathischen Behandlung. Wie bereits im theoretischen Teil erklärt wurde, ist es unser Ziel, die Ebene der Gesundheit soweit anzuheben, dass ein Organismus im Gleichgewicht und in seinem spezifisch besten Zustand ist. Dabei sind Faktoren wie die z. B. persönliche medizinische Vergangenheit, die erbliche Prädisposition zu berücksichtigen (▶ 4.2.1, ▶ Abb. 4.3). Es ist nicht möglich, den Gesundheitszustand jedes Patienten bis auf die erste Ebene der Gruppe A anzuheben. Es ist aber möglich, den für einen Patienten bestmöglichen Gesundheitszustand zu erreichen.

5.7 Fall 5: Multiple Sklerose

Erstanamnese

Bei einem 32-jährigen Mann wurde vor zwei Jahren Multiple Sklerose diagnostiziert. Die Beschwerden begannen mit einem Kribbeln in den Füssen sowie einem Prickeln und abwechselnd kalten und warmen Empfindungen in den unteren Extremitäten. Diese Beschwerden der unteren Extremitäten dauern bis heute an (2).

Der Patient ermüdet grundsätzlich leicht, ist er aber beschäftigt, hat er keine Beschwerden und seine Energie ist gut (3).

Im Moment ist er sehr niedergeschlagen. Es wäre ihm am liebsten, man hätte ihm nichts von seiner Krankheit gesagt. Er sieht sich bereits im Rollstuhl. Aufgrund dieser Gedanken erwacht er sogar nachts. Der Patient schläft schlecht und macht sich Gedanken über die Zukunft.

Seit einigen Monaten schläft er schlecht aufgrund von Rückenschmerzen. Wegen der Schmerzen wacht er auf und ist gereizt. Er schläft normalerweise in Rückenlage. Wenn er Rückenschmerzen hat, kann er jedoch nur auf der linken Seite liegen (3). Der Rückenschmerz erstreckt sich über die Leisten bis in die Oberschenkel (3).

Der Patient war schon immer warmblütig (2). In der Sonne zu sitzen, mochte er noch nie.

Er hat eine Abneigung gegen Sprossen, Muscheln und Süßigkeiten (2). Er ist nie durstig (2).

Einige Wochen lang hatte er Durchfall, der sich mit normalem Stuhl abwechselte (2). Der Patient hat regelmäßig Krämpfe im Abdomen (2).

Er ist ein bodenständiger Mensch und sehr exakt bei seiner Arbeit. Er ist ehrlich und sagt, was er denkt. Er kann über seine Probleme sprechen, möchte aber kein Mitleid und fängt nicht leicht an zu weinen. Er ist ruhelos (2), verändert beim Sitzen oft seine Position. Das sei aber schon viel schlimmer gewesen. Er kann sehr gereizt reagieren, z. B. wenn andere Verkehrsteilnehmer zu langsam fahren. Er mag keine Menschenmengen und steht nicht gerne in einer Schlange, weil er das für Zeitverschwendung hält. Seine Arbeit ist ihm nicht mehr so wichtig, wie sie einmal war, obwohl er noch nie wirklich hart gearbeitet hat und viel Zeit damit zubrachte, sich mit seinen Kollegen zu unterhalten. Die Zukunft ist geradezu ein Schreckgespenst für ihn. Wenn er anfängt über sie nachzudenken, verschlechtern sich seine Beschwerden sofort (3).

Der Patient ist niemals krank und hat auch kein Fieber. In der Arbeit bekommt er wegen der Klimaanlage Erkältungen. Er ist früher viel gereist, weswegen er eine große Anzahl von Impfungen und Malariaprophylaxe erhalten hat. Sein Vater ist an Morbus Parkinson erkrankt. Die Einnahme von Nux vomica hat nichts gebracht.

Prognose

Tiefe der Störung

Die Hauptbeschwerde ist auf der körperlichen Ebene angesiedelt, jedoch in dem am tiefsten liegenden Bereich – dem Nervensystem und betrifft eine unheilbare Krankheit. Das allein verschlechtert bereits die Prognose. Zusätzlich sind emotionale Symptome vorhanden, was auch kein gutes Zeichen ist. Sind körperliche Beschwerden mit emotionalen oder mentalen Symptomen vergesellschaftet, hat ein Fall immer eine schlechtere Prognose, da ein gut funktionierendes Abwehrgefüge die Störung auf der körperlichen Ebene würde halten können.

Behandeln wir einen Patienten, der körperliche und emotionale Symptome hat, ist es sehr wahrscheinlich, dass das Abwehrgefüge zuerst versuchen wird, die Störung in die Peripherie zu verlagern, da es nicht in jedem Fall alle Ebenen auf einmal ins Gleichgewicht bringen kann. Das hat zur Folge, dass die emotionalen Beschwerden sich bessern werden, während die körperlichen Beschwerden sich zeitweise verschlimmern. Da die körperlichen Beschwerden in diesem Fall bereits auf der tiefsten Ebene auftreten und recht stark sind, wird die Verlagerung der Symptome normalerweise in solche Gebiete erfolgen, die in der Hierarchie der Beschwerden weniger hoch angesiedelt sind. Idealerweise in die Muskulatur, die Schleimhäute oder auf die Haut. Wenn der Organismus diesen Zwischenschritt bewerkstelligen muss, dauert die Behandlung verständlicherweise länger.

Medizinische Vorgeschichte des Patienten

Die persönliche medizinische Vorgeschichte des Patienten zeigt ein typisches Bild für jemanden, der diese Art von ernster chronischer Krankheit entwickelt. Der Patient gibt an, nie krank gewesen zu sein oder Fieber gehabt zu haben. In Abhängigkeit von der Ebene der Gesundheit werden wir immer wieder feststellen, dass keine oder lediglich milde akute Krankheiten auftreten, wenn sich eine tiefe chronische Krankheit entwickelt. Die Gründe dafür sind ein verminderter allgemeiner Gesundheitszustand und eine Schwäche des Abwehrgefüges.

Glücklicherweise treten bei dem Patienten als Reaktion auf die klimatisierten Büroräume gelegentlich noch Erkältungen auf, wobei das Immunsystem also noch immer eine gewisse Fähigkeit hat, mit milden akuten Erkrankungen zu reagieren. Das verbessert die Prognose etwas.

Die ausbleibende Reaktion des Patienten auf eine frühere homöopathische Behandlung hat keine Aussagekraft hinsichtlich seiner Vitalität, da lediglich ein Arzneimittel verabreicht worden war. Dieses Arzneimittel war möglicherweise so unähnlich, dass der Organismus nicht darauf reagiert hat.

Familiäre medizinische Vorgeschichte und erbliche Prädisposition

Der familiäre Hintergrund zeigt eine Anfälligkeit für Beschwerden des Nervensystems, da der Vater des Patienten an Morbus Parkinson erkrankte. Das erklärt jedoch nicht, warum der Patient bereits in so jungen Jahren diese Art von Krankheit entwickelt hat. Wir wissen allerdings aus Sicht der Schulmedizin, dass Multiple Sklerose oft in jungen Jahren beginnt, was das frühzeitige Auftreten der Erkrankung erklärt. Wäre das Abwehrgefüge allerdings in einem guten Zustand gewesen, hätte der Patient keine neurologische Krankheit in so jungen Jahren entwickelt, sondern er wäre z. B. als 75-Jähriger an Morbus Parkinson erkrankt. Um Einflüsse ausfindig zu machen, die möglicherweise zur Beschleunigung des Prozesses beigetragen haben, können wir nach krankheitsauslösenden Faktoren forschen. Hier sind nur die vielen Fernreisen zu finden, die eine große Anzahl an Impfungen und Malariaprophylaxen erforderten. Beide Faktoren können das Abwehrgefüge unterminiert haben. Wir sehen sehr oft, dass Impfungen und allopathische Medikamente einen störenden Einfluss auf den Organismus haben. Sie blockieren den Energiekomplex des Patienten, wodurch das Abwehrgefüge beeinträchtigt wird und eine erbliche Prädisposition für chronische Krankheiten leichter aktiviert werden kann.

Schlussfolgerung

Aus den folgenden Gründen hat der Fall eine schlechte Prognose:

- Die Natur der Krankheit, unter der der Patient leidet – es handelt sich um neurologische Beschwerden – sind auf einer tiefen körperlichen Ebene angesiedelt und Multiple Sklerose ist unheilbar.
- Wenn mentale oder emotionale Beschwerden einen Fall verkomplizieren, ist die Behandlung normalerweise schwieriger und dauert deshalb länger.
- Neurologische Beschwerden in der Familiengeschichte zeigen, dass die Hauptbeschwerde des Patienten zu einer erblichen Prädisposition in Bezug steht. Es kann schwierig sein, dieser genetischen Schwäche des Organismus entgegenzuwirken.
- Weitere, möglicherweise auslösende Faktoren sind Impfungen und allopathische Medikamente wie Malariaprophylaxe, die das Immunsystem unterdrückt haben könnten und das Symptommuster verändert haben, worauf eine zusätzliche Krankheitsschicht erzeugt wird.

Die fehlende Empfänglichkeit für akute Krankheiten mit Fieber deutet darauf hin, dass sich der Gesundheitszustand des Patienten einer tieferen Ebene zugeordnet werden kann als der Ebene 6. Da der Patient infolge der Klimaanlagen Erkältungen bekommt, zeigt, dass wir hier höchstwahrscheinlich einen Patienten vor uns haben, dessen Gesundheitszustand dem der Gruppe C, Ebene 7 entspricht.

Nach Auswertung der Symptome sollte der Zustand des Abwehrgefüges besser zu beurteilen sein. Sofern noch immer klare Symptome zur Wahl eines Arzneimittels zu finden sind, ist der allgemeine Gesundheitszustand halbwegs intakt und die Prognose wird eine bessere sein. Die Reaktionen auf das verabreichte Arzneimittel werden uns später noch mehr Informationen geben.

Auswahl der Symptome

Charakteristische Symptome

- Rückschmerzen, die sich beim Liegen auf der linken Seite bessern; sie erstrecken sich über die Leisten in die Oberschenkel
- Warmblütigkeit
- Abneigung gegen Süßigkeiten
- wenig Durst

Ausgeprägte Symptome

- abwechselnd Durchfall und normaler Stuhl
- Beschwerden verschlimmern sich, wenn er über sie nachdenkt, bei Beschäftigung nimmt er sie nicht wahr und seine Energie ist gut
- Ruhelosigkeit

Die zur Multiplen Sklerose gehörenden Beschwerden sind medizinisch erklärbar. Wir verwenden sie im ersten Schritt der Analyse nicht, da wir andere eigentümliche Symptome haben.

Für jemanden in dieser Situation ist es normal, dass er sich Gedanken über die Zukunft macht. Eine Abneigung gegen Süßigkeiten ist in der westlichen Kultur außergewöhnlich. Eine Verschlimmerung durch Hitze oder warmblütig zu werden, sind bekannte Symptome bei Patienten mit Multipler Sklerose. Dieser Patient war jedoch schon sein ganzes Leben lang warmblütig, weshalb das Symptom nicht unbedingt mit der Krankheit in Verbindung gebracht werden kann.

In der Beschreibung seiner Persönlichkeit zeigt sich keine Pathologie. Allein die Ruhelosigkeit wurde in der Anamnese unterstrichen (▶ 5.2) und wird in vielerlei Hinsicht bestätigt. Die Beschwerden des Patienten verschlimmern sich, wenn er über sie nachdenkt. Das ist eher normal. Dieses Symptom wurde in der Anamnese jedoch drei mal unterstrichen (▶ 5.2) und der Patient hat es bei der Anamnese zwei mal angesprochen. Wir haben zuvor schon gesehen, dass die Besserung bei Beschäftigung ebenfalls drei mal unterstrichen ist. Wegen der Intensität müssen wir dieses Symptom deshalb berücksichtigen.

Repertorisation und Auswahl des Arzneimittels

- Die Besserung der Rückensymptome beim Liegen auf der linken Seite und die Ausdehnung zu den Leisten sind nicht als Rubriken im Repertorium abgebildet.
- Abwechselnd Durchfall mit normalem Stuhl ist auch nicht aufgeführt. Befasst man sich jedoch näher mit dem Symptom, ist anzunehmen, dass es sich eigentlich nur um Durchfall handelt, da normaler Stuhl kein Symptom ist.

Repertorisation mit dem Filter *Vithoulkas-Variante 2006*

1	1	**Rücken – Schmerz** – erstreckt sich zu – Oberschenkel	5
2	1	**Allgemeines – Hitze** – Gefühl von	163
3	1	**Allgemeines – Speisen und Getränke** – Süßigkeiten – Abneigung	43
4	1	**Magen – Durstlos**	144
5	1	**Gemüt – Ruhelosigkeit**	425
6	1a	**Gemüt – Denken** – Beschwerden – agg.; Denken an seine Beschwerden	84
7	1a	**Gemüt – Beschäftigung** – amel.	42
8	1	**Rektum – Diarrhoe**	470

	Lyc.	Arg-n.	Nux-v.	Puls.	Ars.	Merc.	Calc.	Graph.	Hell.	Kali-c.
	23	19	19	19	18	18	17	17	17	17
1	2	-	2	-	-	-	-	-	-	2
2	3	2	2	3	1	2	2	1	1	1
3	2	2	1	1	2	2	1	3	-	2
4	2	2	1	3	2	1	1	2	3	2
5	3	3	2	3	3	3	3	2	3	2
6	-	2	2	-	1	1	1	1	2	-
7	1	-	2	1	1	-	1	-	2	-
8	3	2	2	2	3	3	3	2	3	2

Differenzialanalyse der Arzneimittel

- Leitsymptom von *Lycopodium clavatum* ist Diarrhö. Die Abneigung des Patienten gegen Süßigkeiten steht im Widerspruch zu den Leitsymptomen des Arzneimittels. Daneben hat *Lycopodium clavatum* auch eine Besserung beim Liegen auf der rechten Seite. Die psychische Essenz des Arzneimittels kann nicht bestätigt werden und wird mehr oder weniger dadurch widerlegt, dass dieser Mann keine Schwierigkeiten damit hat, seine Meinung zu äußern. Wenn unter diesem Arzneimittel die Emotionen betroffen sind, werden die Patienten für gewöhnlich schwach, was sie verunsichert.

- Leitsymptome von *Argentum nitricum* sind Hitzegefühl und Diarrhö. Das Arzneimittel ist für die Behandlung von neurologischen Beschwerden bekannt. Die Abneigung des Patienten gegen Süßigkeiten steht jedoch im Widerspruch zu den Leitsymptomen des Mittels.
- *Nux vomica* ist ebenfalls ein Arzneimittel, das das Nervensystem angreift. Darüber hinaus hat es eine starke Wirkung auf den Verdauungstrakt. Das Hitzegefühl und die Verschlimmerung durch Wärme des Patienten sprechen gegen die Leitsymptome des Arzneimittels. Zudem war *Nux vomica* zuvor schon ohne Wirkung verabreicht worden.
- Leitsymptome von *Pulsatilla pratensis* sind das Hitzegefühl, die Verschlimmerung durch Wärme und die Durstlosigkeit. Da der Patient keine Merkmale der psychischen Essenz des Arzneimittels aufweist – er ist nicht „weinerlich", d. h. er weint nicht bei kleinsten Anlässen und er möchte auch nicht getröstet werden – kommt *Pulsatilla* als Arzneimittel nicht infrage.
- Leitsymptome von *Arsenicum album* ist Ruhelosigkeit. Das Hitzegefühl und die allgemeine Verschlimmerung des Patienten durch Wärme stehen im Widerspruch zu den Leitsymptomen des Arzneimittels.
- *Mercurius solubilis (vivus)* hat Abneigung gegen Süßigkeiten als Leitsymptom. Die psychische Essenz kann nicht bestätigt werden.
- Leitsymptom von *Calcium carbonicum* ist die Angst um die eigene Gesundheit. Die Abneigung gegen Süßigkeiten steht im Widerspruch zu den Leitsymptomen des Arzneimittels. Die psychische Essenz des Arzneimittels kann in diesem Fall nicht bestätigt werden.
- Leitsymptom von *Graphites* ist eine Abneigung gegen Süßigkeiten. Obwohl Gefühllosigkeit (genauso wie Kribbeln) bei diesem Arzneimittel oft vorkommt, können wir das Arzneimittel durch andere Leitsymptome oder durch die psychische Essenz nicht bestätigen.
- Für *Helleborus niger* lassen sich in diesem Fall keine Leitsymptome oder gar eine psychische Essenz ausmachen.
- Leitsymptome von *Kalium carbonicum* sind in diesem Fall nicht zu erkennen: Das Hitzegefühl spricht gegen das Arzneimittel. Die Ruhelosigkeit und die Unfähigkeit in einer Schlange zu stehen und zu warten, stehen im Widerspruch zur psychischen Essenz des Arzneimittels.

Keines dieser Arzneimittel passt wirklich zu dem Fall, weshalb der nächste Schritt in der Analyse das Studium der Leitsymptome ist. Wir finden keine Antworten, wenn wir die Arzneimittel studieren, die sich bei einer Auswertung auf Basis der Totalität der Symptome zeigen. Deshalb müssen wir Methoden anwenden, die Arzneimittel aufzeigen, welche weniger häufig angezeigt sind oder die in kleinen Rubriken stehen. Mit der „Radar-Software" können wir die Auswertung „kleine Arzneimittel" oder „kleine Rubriken" oder eine Kombination der Beiden verwenden. Auf diese Weise befassen wir uns zuerst mit den Arzneimitteln in den kleineren Rubriken und werden mit deutlich weniger Informationen konfrontiert.

Wenn wir uns die Arzneimittel in einer speziellen Rubrik ansehen und dabei nicht die Totalität der Symptome berücksichtigen wollen, können wir auch die Technik des „Eliminierens“ ([20]) verwenden. Das könnte zur Anwendung kommen, falls die nächste Repertorisation keine entscheidenden Hinweise gibt.

Wenn wir dieselben Symptome, unter Anwendung der Auswertungsart „kleine Rubriken“, in der „Radar-Software“ repertorisieren, erhalten wir die folgenden Vorschläge:

Cimicifuga racemosa, Oxalicum acidum und Causticum.

- *Für Cimicifuga racemosa* sind in diesem Fall keine Leitsymptome zu erkennen, zudem kann die psychische Essenz des Arzneimittels nicht bestätigt werden.
- *Oxalicum acidum* zeigt als Leitsymptome eine Verschlimmerung beim Denken an die Beschwerden und eine Besserung durch Beschäftigung. Diese Symptome stimmen mit der psychischen Essenz des Falls überein. Zudem deckt das Arzneimittel das Leitsymptom „Rücken – Schmerz – erstreckt sich zu – Oberschenkel“ ab.
- *Causticum* ist ein interessanter Vorschlag, weil es neurologische Beschwerden und eine Abneigung gegen Süßigkeiten als Leitsymptome aufweist. Es ist allerdings ein Arzneimittel für fröstelige Menschen und deshalb dreiwertig in der Rubrik „Allgemeines – Wärme – amel. “ aufgeführt. In der Rubrik, die das eigentümliche Rückensymptom „Rücken – Schmerz – erstreckt sich zu – Oberschenkel“ repräsentiert, finden wir *Causticum* allerdings nicht.
- *Oxalicum acidum* scheint das am besten passende Arzneimittel zu sein. Neben den emotionalen Leitsymptomen deckt es auch die Durstlosigkeit und die Ruhelosigkeit in dem Fall ab. In der Rubrik „Allgemeines – Speisen und Getränke – Süßigkeiten – Abneigung“ ist es nicht aufgeführt, wir können in der Materia medica allerdings eine starke Abneigung gegen Süßigkeiten finden. (Manchmal müssen wir die Essensmodalitäten in positive und negative unterteilen. D. h. wir müssen die Rubriken für Verlangen und Besserung (amel.) und die für Abneigung und Verschlimmerung (agg.) zusammenfassen. Das kann damit begründet werden, dass diese Symptome sowohl bei Patienten als auch bei Prüfungen oft gemeinsam auftreten.) Das Hitzegefühl kann man fett gedruckt in Allen's Enzyklopädie finden „* Hitzewallungen und Schwitzen am ganzen Körper (a6) “ und in normalen Lettern als „Allgemeines Hitzegefühl (a5)“ ([21]).

In demselben Buch sind auch die emotionalen Symptome zu finden: „Die Schmerzen von *Oxalicum acidum* kehren zurück, sobald er über sie nachdenkt, insbesondere diejenigen im Knie, der Schluckauf (a11) “ ([22]).

Studieren wir das Arzneimittel eingehender, finden wir auch die Beziehung zu Multipler Sklerose.

- In Allens Enzyklopädie ist fett gedruckt zu finden: „*Seltsame Empfindung von Taubheit in den Gliedern (a41)“ ([23]). „*Leichte Lahmheit und Steifigkeit in den unteren Extremitäten (a6)“ ([24]).
- In Boerickes Materia medica ([25]) steht unter „Extremitäten“: „Taub, schwach, kribbelnd. Rückenschmerz; ist taub und schwach. Myelitis. Starke muskuläre Entkräftung. Taubheitsgefühl. Multiple Sklerose des Gehirns und Tabes Dorsalis“.
- In demselben Buch wird in der Einführung angegeben: „*Obwohl bestimmte Oxalate ständige Bestandteile der pflanzlichen Nahrung und des menschlichen Körpers sind, ist die Säure selbst, innerlich eingenommen, ein heftiges Gift, das Gastroenteritis, motorische Lähmung, Kollaps, Stupor und Tod verursacht. Es beeinflusst das Rückenmark, bewirkt motorische Lähmung. “

Es steht außer Zweifel, dass *Oxalicum acidum* die meisten wichtigen Sachverhalte dieses Falls abdeckt. Es ist überdies für die Pathologie bekannt, die wir zu behandeln haben. Interessanterweise hat es auch eine starke Wirkung auf den gastrointestinalen Trakt, die hier als Begleiterscheinung auftritt.

Das Arzneimittel wird aufgrund eines Leitsymptoms im Repertorium gefunden. Es wird zusätzlich durch ein Leitsymptom in der Materia medica bestätigt, das zur psychischen Essenz des Falls passt. Darüber hinaus bestätigen die Pathologie des Falls und die Begleitsymptome das Arzneimittel. Weitere Nachforschungen ergeben, dass die Totalität der Symptome gleichfalls abgedeckt ist.

Die Tatsache, dass sich unter den wenigen Symptomen des Falls ein klares Leitsymptom des Arzneimittels finden lässt und dass außer der Pathologie noch weitere Bestätigungen hinsichtlich der Totalität in der Materia medica zu finden sind, verbessert die Prognose.

Wahl der Potenz

Wegen der Art der Pathologie beginne ich nicht höher als mit einer C 200.

Verlauf der Behandlung

Nach der Einnahme von *Oxalicum acidum* C 200 hatte der Patient eine Woche lang kalte Füße und das Kribbeln über dem Knie verschlimmerte sich. Sein Schlaf war noch unruhiger. Er erwachte nach zwei oder drei Stunden und konnte danach immer nur für kurze Zeit einschlafen. Nach dieser Woche der Erstverschlimmerung stellte sich ein langsamer Besserungsprozess ein. Das Kribbeln und die Schwäche wurden besser. Er konnte wieder auf der linken Seite liegen. Der Durchfall verschwand. Sein unterer Rücken begann für einige Zeit zu jucken und zum ersten Mal seit vielen Jahren hatte er eine Grippe mit hohem Fieber. Nach zehn Monaten erlitt er einen Rückfall, der durch die Wiederholung von *Oxalicum acidum* C 200 vollständig abgefangen wurde. Die Potenz Q2 wurde eingesetzt – allerdings ohne Wirkung. Die Behandlung dauerte eineinhalb Jahre, danach brauchte der Patient das Arzneimittel nicht mehr. Die Follow-ups des Falls erstrecken sich über einen Zeitraum von zehn Jahren, in denen der Zustand des Patienten durchgehend gut war. Nur nach großer Anstrengung spürt er nachts noch ein Kribbeln in den Fußsohlen.

Bewertung des Falls

Vom Standpunkt der Ebenen der Gesundheit aus gesehen, sehen wir hier eine äußerst interessante Entwicklung. In der Erstanamnese können wir nachlesen, dass dieser Patient seit Jahren keine akuten Erkrankungen hatte – abgesehen von kleineren Erkältungen, die durch Klimaanlagen ausgelöst wurden. Die Reaktion auf *Oxalicum acidum* zeigt nun, dass der Patient innerhalb eines Monats nach Einnahme des Arzneimittels eine akute Erkrankung mit Fieber entwickelte. Diese kleine Information ist von größter Bedeutung und sollte vom Homöopathen nicht übersehen werden. Denn sie gibt Auskunft über die „Richtungen der Heilung“, deutet auf große Veränderungen im Zustand des Abwehrgefüges hin und zeigt dessen rasche Regeneration.

Wir wissen aus unseren Beobachtungen, dass, wann immer sich eine tiefe chronische Krankheit manifestieren konnte, das Abwehrgefüge geschwächt wurde und sich eine Art „Immunität“ für akute Krankheiten entwickelt hat. Zumindest für solche akuten Krankheiten, die von hohem Fieber begleitet werden. Tritt bei einem Patienten im Behandlungsverlauf einer solchen chronischen Krankheit eine akute Erkrankung mit hohem Fieber auf, ist das ein sicheres Zeichen dafür, dass im

Hinblick auf eine mögliche Heilung Fortschritte erzielt werden und die Behandlung dementsprechend korrekt ist.

Die von hohem Fieber begleitete akute Erkrankung des Patienten – innerhalb eines Monats nach Verabreichung des Arzneimittels – zeigt also, dass das Mittel korrekt war (▶ 3.3.5). Der Patient hat einen Quantensprung ([26]) vollzogen – sein Gesundheitszustand hat sich verbessert, von der Ebene 7 der Gruppe C zur Ebene 3 der Gruppe A. Man mag sich darüber wundern, wie so etwas geschehen kann. Gibt es doch Fälle, die jahrelanger Behandlung bedürfen, um zu einem solchen Ergebnis zu kommen. Unsere Erfahrungen zeigen jedoch, dass sich eine derart schnelle Verbesserung nur bei Patienten einstellt, deren Gesundheitszustand von Anbeginn ihres Lebens einer höheren Ebene zugeordnet werden kann. Deren Zustand hat sich durch bestimmte negative Einflüsse ([27]) auf der Skala der Gesundheitsebenen verschlechtert und ist sozusagen „nach unten gerutscht". Im Vergleich zu Patienten, deren Gesundheitszustand einer weiter unten gelegenen Gesundheitsebene zugeordnet werden kann und die sich seit Geburt in einem wesentlich schlechteren allgemeinen Gesundheitszustand befinden, wird sich bei diesen Patienten im Rahmen einer korrekten Behandlung der Zustand um einige Ebenen verbessern und sozusagen „emporspringen" (▶ 2.3.3).

Bevor wir diese Art von Reaktion sehen können müssen wir normalerweise eine Vielzahl von Arzneimitteln, in einer spezifischen Reihenfolge verabreichen, die durch sich verändernde Symptommuster angezeigt werden. Ab diesem Moment sollte der Homöopath allerdings wissen, dass sich die Gesundheit des Patienten in erheblichem Maße bessert. Entwickelt sich ein Fall in dieser Weise, kann sich der Homöopath der Richtigkeit seiner Verordnungen sicher sein.

Etwas anderes ist es, wenn der Patient z. B. bei einer Folgeanamnese berichtet, dass er sich allgemein besser fühlt und geringfügige Verbesserungen der Symptome der Multiplen Sklerose hatte, ohne dabei objektive Zeichen für eine Regeneration des Abwehrgefüges beobachten zu können. Dann sollte der Homöopath erkennen, dass die Verordnung oberflächlich war oder es nur einen Placebo-Effekt gab, der abklingen wird.

Signalisiert der Organismus jedoch den Beginn einer Regeneration, indem er eine akute Erkrankung mit hohem Fieber erzeugt, wird die Besserung weitaus stabiler sein. Das können wir in diesem Fall sehen, in dem der Patienten, für einen Zeitraum von 10 Jahren, bei guter Gesundheit blieb.

5.8 Fall 6: Schlafstörungen bei einem Kind

Erstanamnese

Ein 6 Jahre altes Mädchen will seit zwei Jahren nicht mehr in ihrem Bett schlafen. Sie schläft stattdessen lieber auf der Couch. Nachts wacht sie häufig auf und verlangt nach der Anwesenheit ihrer Eltern (3). Bis ihre Eltern zu Bett gehen, schlummert sie in ihrem eigenen Bett. Dann gerät sie in Panik und will die Hand ihrer Mutter halten (3). Sie übernachtet weder bei Freunden noch bei ihren Großeltern.

Die Patientin liebt es zu kuscheln und an ihrem Daumen zu lutschen. Sie ist geistig frühreif (2) und hat sich selbst Lesen und Schreiben beigebracht. Sie schnappt vieles auf, was sie hört und sieht, weiß mit den Informationen aber nicht umzugehen. Das verunsichert sie (2). Aus diesem Grund kann sie abwehrend und stürmisch reagieren (2). Im Großen und Ganzen ist sie jedoch ein stilles Mädchen. Ich beobachte, dass die Patientin beim Sprechen komplizierte Sätze bildet und geistig sehr agil ist (2). Allerdings hat es den Anschein, als könnte sie ihren eigenen Gedankengängen nicht richtig folgen. Sie hat Angst vor Spinnen (1) und vor der Dunkelheit und braucht immer Licht (2).

Die Schwangerschaft und die Entbindung verliefen ohne Komplikationen. Ihre körperliche Entwicklung verlief normal. Sie war nie krank und hatte nie akute Krankheiten. Auf Impfungen hat sie nicht reagiert.

Was das Essen betrifft, ist die Patientin sehr wählerisch. Sie mag kaum etwas. Brot, Obst und Joghurt sind, genau genommen, die einzigen Lebensmittel, die sie zu sich nimmt (2). Sie trinkt nicht viel (2). Wenn sie um etwas zu trinken bittet, dann trinkt sie nur ganz wenig.

Hinsichtlich einer Empfindlichkeit gegenüber Wärme oder Kälte gibt es keine Besonderheiten.

Der Vater hat Beschwerden der Stirn- und Nebenhöhlen und die Mutter hat asthmatische Bronchitis aufgrund von Allergien. Der Vater bekommt nur milde akute Krankheiten und die Mutter ist dafür gänzlich unempfänglich. Ein Großvater verstarb an Krebs und eine Großmutter hat Rheuma und Morbus Parkinson.

Prognose der Erstanamnese

Tiefe der Störung

Dies ist ein Fall, in dem die Störung sich vollständig auf der mentalen und emotionalen Ebene angesiedelt hat. Es gibt keine körperlichen Beschwerden und fast keine Allgemeinsymptome, was kein gutes Zeichen ist. Es bedeutet, dass sich eine einseitige Krankheit ([13]) entwickelt. Darüber hinaus zeigt sich, dass die mentale Ebene stimuliert zu sein scheint, während die emotionale Ebene offensichtlich geschwächt ist. Das ganze System ist aus dem Gleichgewicht geraten.

Man mag sich fragen, wie bei einem Kind dieses Alters bereits ein solches Problem auftreten kann. In diesem Fall ist jedoch keine leichte Antwort möglich. Allgemein gesprochen können wir heutzutage eine stärkere Tendenz zu emotionalen und mentalen Krankheiten bei Kindern beobachten. Eine mögliche Begründung dafür ist die zunehmende Anzahl an Impfungen in immer jüngerem Alter. Das Immunsystem wird dadurch unterdrückt und das Abwehrgefüge gezwungen, Symptome in tiefer liegenden Schichten zu produzieren – auf der mentalen und emotionalen Ebene. Der Einfluss von Impfungen ist heutzutage noch größer, da die Eltern der heute geborenen Kinder ungleich mehr Impfungen erhalten haben, als wiederum deren Eltern. Deshalb besteht die Möglichkeit, dass diese Kinder bereits ein schwaches Immunsystem geerbt ([28]) haben, das durch eine Vielzahl von Impfungen zusätzlich einem immensen Druck ausgesetzt ist. Unser Abwehrgefüge muss gewaltige Anstrengungen unternehmen, um diese künstlichen Eingriffe auszugleichen. Dadurch wird es immer schwieriger der angeborenen genetischen Prädisposition entgegenzuwirken und die Störung auf einer oberflächlicheren Ebene zu halten.

Medizinische Vorgeschichte des Patienten

Es besteht keine Empfänglichkeit für akute Erkrankungen und es gab keine Reaktionen auf die Impfungen. Das ist ebenfalls ein schlechtes Zeichen und spricht für ein geschwächtes Abwehrgefüge. Die Ebene der Gesundheit liegt zu weit unten, als das der Organismus für diese Arten von infektiösen Krankheiten empfänglich sein könnte.

Der Grund für das geschwächte Abwehrgefüge ist nicht auszumachen. Es liegen keine deutlich sichtbaren, auslösenden Faktoren im Leben des Kindes vor, die Hinweise auf eine Veränderung des allgemeinen Gesundheitszustands geben könnten.

Familiäre medizinische Vorgeschichte und erbliche Prädisposition

Da es in der medizinischen Vorgeschichte der Patientin keine deutlichen auslösenden Faktoren zu geben scheint, ist es sehr wahrscheinlich, dass die Störung erblich bedingt ist. Die Familiengeschichte zeigt Probleme der Stirn- und Nebenhöhlen auf Seiten des Vaters und eine asthmatische Bronchitis aufgrund von Allergien bei der Mutter. Allergien können durch jede erbliche Prädisposition (Miasma) hervorgerufen werden. In der Familie ist ein Fall von Krebs zu finden, was als Beweis für die karzinogene Prädisposition (Miasma) jedoch nicht ausreicht. Rheuma und Morbus Parkinson geben als solches ebenfalls keine klaren Informationen hinsichtlich der Miasmen. Auch das Kind selbst weist keine Leitsymptome von erblichen Prädispositionen (Miasmen) oder Nosoden auf, die einen Hinweis auf die Wurzel des Problems geben könnten. Obwohl die gesundheitlichen Beschwerden der Eltern oberflächlich erscheinen mögen, zeigen unsere Erfahrungen, dass Allergien oft tief im Organismus verwurzelt sind. Sie sind das Ergebnis einer Kombination von erblichen (miasmatischen) Prädispositionen, die das Abwehrgefüge negativ beeinflussen und deshalb schwer zu behandeln sind. Beide Eltern sind unempfänglich für akute Krankheiten mit hohem Fieber. Das zeigt, dass ihr Abwehrgefüge geschwächt ist. Wenn dieses Defizit zur Zeit der Zeugung des Kindes bereits bestand, wurde es an das Kind weitergegeben ([28]).

Schlussfolgerung

Der vorliegende Fall lässt uns darüber im Dunkeln, warum sich die Störung auf den tieferen Ebenen des Organismus festsetzen konnte. Was die Pathologie betrifft, gibt es keine Probleme und von diesem Standpunkt aus gesehen ist die Prognose gut. Homöopathisch gesehen stellt sich die Situation allerdings völlig anders dar, da der Organismus klare Anzeichen eines geschwächten Abwehrgefüges aufweist und der Grund dafür schwer ausfindig zu machen ist. Wir wissen aus Erfahrung, dass eine derartige Situation gewöhnlich das Resultat einer Kombination aus einer angeborenen genetischen Schwäche des Abwehrgefüges, in Verbindung mit suppressiven Therapien wie z. B. allopathischen Medikamenten und Impfungen, ist. Der Fall geht in Richtung einer einseitigen Krankheit, was bedeutet, dass nur einige wenige Symptome vorhanden sind, die uns zu Arzneimitteln führen können. Solche Fälle sind in den Gruppen C und D zu finden. Da wir es nicht mit einem unheilbaren pathologischen Zustand zu tun haben, können wir davon ausgehen, einen Patienten der Gruppe C zu behandeln. Das Fehlen akuter Krankheiten und fehlende Reaktionen auf die Impfungen deuten auf die Ebenen 8 oder 9 hin.

Auswahl der Symptome

Charakteristische Symptome

- geistig frühreif, altklug und sehr beweglich
- isst Brot, Obst, Joghurt
- trinkt nicht viel

Ausgeprägte Symptome

- wacht häufig auf und braucht nachts die Anwesenheit ihrer Eltern; gerät in Panik, wenn ihre Eltern schlafen gehen und will die Hand ihrer Mutter halten
- Unsicherheit, die sie abwehrend und stürmisch reagieren lässt

Gerne zu kuscheln und am Daumen zu lutschen sind normal für ein sechs Jahre altes Kind. Ihre Ängste sind für diese Alter auch eher gewöhnlich. Falls notwendig, können wir diese Symptome bei der Differenzierung verwenden.

Repertorisation und Auswahl der Symptome der Erstanamnese

Die Unterrubriken für „Kinder" sind meist sehr unvollständig. Es empfiehlt sich daher, auch die Hauptrubrik zu überprüfen, um alle wichtigen Arzneimittel im Blick zu haben. J. T. Kent hat uns in seiner Empfehlung zur Nutzung des Repertoriums davor gewarnt, nur Unterrubriken zu verwenden. Er besteht darauf, immer auch die Hauptrubriken heranzuziehen, um die wichtigsten Arzneimittel für ein Symptom nicht zu übersehen ([29]).

- Die Rubrik „Gemüt – Defensive; geht schnell in die" verweist auf „Gemüt – Beleidigt, leicht".
- Ich kombiniere die Rubrik „Gemüt – Behendigkeit, Beweglichkeit; geistige" mit „Gemüt – Ideen, Einfälle – Reichtum an, Klarheit des Geistes". Letzteres gibt uns einen vollständigeren Überblick für die Arzneimittel, die während der Prüfungen die mentale Ebene stark stimulierten.

Repertorisation mit dem Filter *Vithoulkas-Variante 2006*

1	1	**Gemüt – Frühreife,** altkluge Kinder	35
2	1a	**Gemüt – Behendigkeit, Beweglichkeit;** geistige	6
3	1a	**Gemüt – Ideen, Einfälle** – Reichtum an, Klarheit des Geistes	127
4	1	**Allgemeines – Speisen und Getränke** – Brot – Verlangen	44
5	1	**Allgemeines – Speisen und Getränke** – Obst – Verlangen	45
6	1	**Allgemeines – Speisen und Getränke** – Joghurt – Verlangen	6
7	1	**Magen – Durstlos**	145
8	1	**Schlaf – Erwachen** – häufig	219
9	1	**Schlaf – Erwachen** – häufig – Kindern; bei	4
10	1b	**Gemüt – Gesellschaft** – Verlangen nach – nachts	5
11	1b	**Gemüt – Furcht** – allein zu sein – nachts	12
12	1	**Gemüt – Klammert sich an** – Kindern; bei – Mutter; das Kind klammert sich an die – Hand der Mutter; das Kind nimmt immer die	7
13	1	**Gemüt – Selbstvertrauen** – Mangel an Selbstvertrauen	87
14	1	**Gemüt – Beleidigt, leicht**	96
15	1	**Gemüt – Leidenschaftlich**	47

	Lyc.	Puls.	Phos.	Sep.	Lach.	Ars.	Bell.	Calc.	Caust.	Nat-m.
	28	28	26	25	24	22	22	22	22	22
1	1	1	1	1	3	-	1	2	-	1
2	-	-	-	-	-	-	-	-	-	-
3	2	2	3	1	3	2	2	2	1	-

4	1	2	-	1	-	2	2	1	-	2
5	1	1	1	1	1	1	-	1	1	1
6	-	-	-	-	-	-	-	-	1	1
7	2	3	1	2	1	2	2	1	1	1
8	2	3	3	3	2	2	2	3	2	2
9	-	-	1	1	-	-	-	-	-	-
10	-	1	1	-	-	-	-	-	-	-
11	1	-	-	-	-	-	-	-	2	-
12	1	1	1	-	-	-	-	-	-	-
13	2	2	1	1	1	1	1	1	1	2
14	3	2	1	2	2	3	2	3	3	2
15	1	-	1	2	3	1	2	-	1	1

Differenzialanalyse der Arzneimittel

- *Lycopodium clavatum* zeigt in seiner psychischen Essenz einen Mangel an Selbstvertrauen. Der diesem Fall zugrunde liegende Auslöser kann das Arzneimittel jedoch nicht bestätigen. Zudem lassen sich hier keine Leitsymptome des Mittels ausmachen.
- Leitsymptome von *Pulsatilla pratensis,* die sich in diesem Fall zeigen, sind die Durstlosigkeit und das Klammern an die Mutter. Das Verlangen nach der Gesellschaft der Eltern und die Anhänglichkeit an die Mutter bestätigen die psychische Essenz des Mittels.
- *Phosphor* hat das Verlangen nach Gesellschaft als Leitsymptom. Dieses Symptom ist gleichzeitig Teil der psychischen Essenz. Die Durstlosigkeit der Patientin steht allerdings im Widerspruch zu dem Leitsymptom des Arzneimittels.
- Für *Sepia officinalis, Belladonna* und *Causticum* lassen sich in diesem Fall keine Leitsymptome finden.
- *Lachesis muta* hatte in den Prüfungen eine starke Wirkung auf die mentale Ebene, was die geistigen Aktivitäten schnell und von Ideen erfüllt werden ließ. Starke Emotionen, verbunden mit stürmischen Reaktionen, sind Teil der psychischen Essenz des Arzneimittels. In diesem Fall liegen keine Leitsymptome vor, die das Mittel bestätigen würden.
- *Arsenicum album* hat die hier vorliegende Art von emotionaler Abhängigkeit als Teil seiner psychischen Essenz. Es liegen keine Leitsymptome zur Bestätigung des Arzneimittels vor.
- *Calcium carbonicum* kann ebenfalls ein großes Verlangen nach Sicherheit haben, was das Kind nachts ängstlich und unsicher werden lässt. Die Unsicherheit in diesem Fall hat jedoch einen anderen Ursprung und es liegen keine Leitsymptome zur Bestätigung des Arzneimittels vor.
- *Natrium muriaticum* wird dadurch widerlegt, dass es bei einer Beteiligung der emotionalen Ebene in erster Linie eine Tendenz zum Rückzug und nicht zur Suche nach Kontakt, wie es hier zu sehen ist, hat.
- Von den hier besprochenen Arzneimitteln scheint *Pulsatilla pratensis* das ähnlichste zu sein. Es ist das Einzige, das zur psychischen Essenz des Falls passt. Darüber hinaus haben wir Leitsymptome um es zu bestätigen. Die Verschreibung basiert auf einer eher dürftigen Anzahl von Symptomen, was jedoch nicht über-

rascht. Bei dieser Art von einseitigen Fällen, in denen das Immunsystem geschwächt ist, liegen nur wenige verwendbare Symptome vor.

Wahl der Potenz

Da kleine Kinder auf Reize häufig empfindlich reagieren, beginne ich mit einer Potenz nicht höher als C 200. Selbst in einem Fall wie diesem, in dem die Störung auf der mentalen und emotionalen Ebene sitzt. Betrachten wir die emotionalen Reaktionen des Kindes, ist eine bestimmte Form von Anfälligkeit zu erkennen, was mich bei der Verschreibung der ersten Potenz zusätzlich vorsichtig sein lässt. Ein emotionaler Zustand wie der vorliegende, kann auf eine Sensibilität des Organismus hinweisen, die starke Reaktionen auf homöopathische Arzneimittel zur Folge haben kann. Die Potenz kann immer noch erhöht werden, falls die niedrigere nicht wirkt.

Zweite Konsultation – drei Monate später

Nach Verabreichung von *Pulsatilla pratensis* C 30 stellte sich keine Erstverschlimmerung ein.

Bis vor drei Wochen schlief sie länger und tiefer – anstatt drei, schlief sie sechs Stunden pro Nacht. Sie kam nachts immer noch zu den Eltern, allerdings nicht jede Nacht. Sie geriet aber nicht in Panik und wachte nicht vollständig auf. Seit drei Wochen war ihr Schlaf nun wieder unruhig (2) und sie träumte viel, was zu Sprechen und Schreien im Schlaf führte (2). Deswegen möchte sie nachts wieder bei ihren Eltern sein (2). Während sie vorher leichter einschlafen konnte, liegt sie nun wieder wach, bis ihre Eltern ins Bett gehen. Noch immer schläft sie mit Licht.

Die Angst vor Dunkelheit und vor Spinnen ist unverändert. Sie ist geistig immer noch agil, abwehrend, leicht beleidigt und empfindlich gegen Kritik (2).

Ihr Appetit ist besser geworden. Sie isst in etwa die doppelte Menge wie früher, aber immer noch wenig abwechslungsreich. Hinsichtlich des Temperaturempfindens gibt es keine Veränderungen.

Ihre Beine sind mit kleinen, verschorften Stellen übersät, da sie sich oft kratzt (2).

Akute Krankheiten gab es keine.

Bewertung der zweiten Konsultation

Schauen wir uns die Reaktion auf das Arzneimittel an, kann der Fall, wie es scheint, tatsächlich den unteren Gesundheitsebenen zugeordnet werden, was unsere Erwartungen bestätigt. Die Hauptbeschwerde besserte sich teilweise und ohne Erstverschlimmerung. Es gab einen Rückfall nach zwei Monaten, ohne ein ersichtliches Antidot. Eine Besserung der Hauptbeschwerde ohne vorherige Verschlimmerung kann man in den höheren Gesundheitsebenen sehen, wenn sie mit einer allgemeinen Besserung des Gesundheitszustands des Patienten einhergeht.

In diesen Fällen werden wir zudem sehen, dass die wiedergewonnene Balance für mehrere Monate oder sogar Jahre bestehen bleibt, sofern kein starkes Antidot hinzu kommt (▶ 4.2.1,▶ Abb. 4.2). In unserem Fall haben wir keine allgemeine Besserung aus Sicht der mentalen oder emotionalen Symptome. Das Kind hat aber einen wesentlich besseren Appetit. Letzteres kann, aus Sicht der Physiologie, ein Zeichen für eine positive Veränderung sein.

Ein anderes wichtiges Zeichen ist, dass sich die Patientin stark an den Beinen kratzt. Wir wissen, dass ein Organismus an Stärke gewinnender Organismus versuchen wird, die Störung in die Peripherie zu verlagern. Das Auftreten von Hautbeschwerden während einer Behandlung ist immer wichtig, da es auf einen solchen Prozess hindeuten könnte. In dem vorliegenden Fall erwarten wir jedoch, dass sich die Empfänglichkeit des Organismus verändert, was zu akuten Krankheiten führen würde. Hat der Organismus genug Energie, um eine Hautreaktion zu erzeugen, warum erzeugt er dann keine akute Krankheit? Es ist wichtig, diese Dinge genau abzuwägen, da eine partielle Besserung auch einfach nur ein Placebo-Effekt sein könnte.

Auswahl des Arzneimittels für die zweite Konsultation

Nach meiner Schlussfolgerung war die Reaktion unter Umständen deshalb nicht deutlicher, weil die Potenz zu niedrig gewählt war. *Pulsatilla pratensis* C 30 mag das Abwehrgefüge ausreichende stimuliert haben, um wenigstens eine kleine Reaktion hervorzubringen. Jedoch nicht genug, um eine deutliche Besserung bewirken zu können. Weil es keine neuen Symptome gab, entschied ich mich dazu, das Arzneimittel in einer höheren Potenz zu geben.

Dritte Konsultation – zwei Monate später

Nach *Pulsatilla pratensis* C 200 zeigte sich keine Erstverschlimmerung.

Bis vor etwa einem Monat ging die Patientin allein zu Bett und schlief auch alleine ein. Während der Nacht kam sie immer noch zu ihren Eltern ins Bett, weckte diese aber nicht auf. Nun bleibt sie wieder wach, bis ihre Schwester oder ihre Eltern ins Bett gehen und will die Hand ihrer Mutter halten (1). Sie möchte eine kleine Lampe in ihrem Zimmer haben und erwacht, wenn ihre Mutter das Licht ausschaltet.

Sie hat Angst vor Spinnen (1). Sie spricht viel und ist geistig frühreif (2). Sie ist übellaunig, fordernd, ungeduldig und nie zufrieden (3).

Sie ist wählerisch, was das Essen betrifft (2/3), hat aber noch immer besseren Appetit als zu Anfang.

An ihren Beinen ist kein Wundschorf mehr zu sehen, da sie nicht mehr so viel kratzt.

Vor einem Monat hatte sie eine Erkältung mit geringem Fieber, die von selbst verging.

Bewertung der dritten Konsultation

Wieder gab es keine Erstverschlimmerung und die Phase der Besserung währte nur kurz. Nun zeigen sich jedoch klare Anzeichen für ein kräftiger werdendes Abwehrgefüge. Obwohl die Hautreizung wieder verschwand, entwickelte das Kind eine akute Erkrankung. Das ist ein sehr gutes Zeichen und zeigt, dass der allgemeine Gesundheitszustand im Begriff einer Besserung ist. Eine akute Krankheit ohne hohes Fieber wird der Ebene 7 der Gruppe C zugeordnet. Leider klang die Hautreizung wieder ab. Das kann damit erklärt werden, dass der Organismus immer noch nicht kräftig genug ist und nicht genug Energie hat, um eine Hautbeschwerde und eine akute Erkrankung gleichzeitig hervorzubringen. Der allgemeine Rückfall nach der akuten Krankheit beweist, dass der Organismus noch immer leicht aus dem Gleichgewicht kommt. Nichtsdestotrotz ist dies eine günstige Reaktion und die Frage ist nun, wie man weiter vorgeht.

Wie zu sehen ist, gab es eine Verlagerung der Symptome. Das Kind wurde launischer und sie wurde fordernd, ungeduldig und unzufrieden, während die Intensität der Angst vor Dunkelheit und dem Wunsch, die Hand der Mutter zu halten, sich gleichzeitig verringerte. Das ist als ein Fortschritt zu betrachten, da Reizbarkeit eine weniger tiefe emotionale Beschwerde ist als Ängste ([11]). Wenn Ängste verschwinden, erscheint vorübergehend oft Reizbarkeit. Die geistige Frühreife hat sich allerdings nicht verändert. Es wäre logisch gewesen, wenn das mentale Ungleichgewicht auf die emotionale Ebene verschoben worden wäre, wodurch auch diese starke Launenhaftigkeit entstanden wäre. Aus irgendeinem Grund ist das aber nicht eingetreten. Vielleicht läuft dieser Schritt bereits, ist im Augenblick nur noch nicht sichtbar.

Mittelwahl für die dritte Konsultation

In dieser Situation gilt der Grundsatz abzuwarten. Es liegen unzweifelhafte Zeichen für eine Besserung des allgemeinen Gesundheitszustands vor. Jedoch kein klares Muster für ein Arzneimittel und keine pathologische Situation, die ein Eingreifen notwendig machen würde.

Vierte Konsultation – sechs Monate später

Während der letzten Monate entwickelte die Patientin rezidivierenden Schnupfen mit Sinusitis und einen äußerst lästigen Husten. Der Hausarzt behandelte dies mit Antibiotika. Durch die Antibiotika bekam sie einen roten Hautausschlag, der nach einer Woche wieder verging. Sie kratzt sich momentan immer noch häufig am Hals und hat trockenen Husten. Laut Aussage des Hausarztes hat sie eine Allergie.

Sie schläft noch immer schlecht. Bisweilen schläft sie schnell ein. Manchmal bleibt sie wach, bis die Anderen ins Bett gehen. Nachts schläft sie bei ihren Eltern (2).

Sie hat Angst vor Dunkelheit (2) und vor Spinnen (1). Sie redet viel und ist geistig frühreif (2). Sie hat sehr schlechte Laune, ist ungeduldig, leicht reizbar (2) und nie zufrieden (3).

Sie hat starkes Verlangen nach Süßigkeiten (3).

Bewertung der vierten Konsultation

Hier finden wir nun eine andere Situation vor als in der ersten Konsultation. Die Patientin hatte während der letzten Monate wiederkehrende körperliche Beschwerden, was bedeutet, dass ihr allgemeiner Gesundheitszustand eine Veränderung erfahren hat. Anstelle von einseitigen mental-emotionalen Beschwerden hat das Abwehrgefüge die Störung teilweise in die Peripherie verlagert. Wiederkehrende Beschwerden sind ein Hinweis auf die Gruppe B. Da aber kein begleitendes Fieber auftritt, entspricht der Gesundheitszustand des Kindes dem der Ebene 7 der Gruppe C oder dem zwischen den Ebenen 6 und 7. Es ist äußerst bedauernswert, dass ihr Antibiotika verabreicht wurden, da das Abwehrgefüge zum gegenwärtigen Zeitpunkt noch immer nicht sehr kräftig ist. Eine falsche Behandlung könnte den laufenden Prozess unterbrechen und den Gesundheitszustand wieder schwächen. Ein Resultat dieser unterdrückenden Therapie mag sein, dass die Beschwerden immer noch bestehen. Dass das Abwehrgefüge mit einem Hautausschlag auf die Antibiotika reagierte, ist als gutes Zeichen zu bewerten. Es deutet auf den Versuch hin, dem negativen Effekt der Antibiotika entgegen zu wirken. Ob dies letztlich erfolgreich war, wird nicht deutlich, da wieder stärkere Ängste auftreten. Wenn das System durch die Antibiotika aus dem Gleichgewicht gekommen ist, könnte das zu einem Rückfall geführt haben. Wir könnten abwarten, ob der Organismus sich selbst wieder ins Gleichgewicht zurück bringt. Wegen des anhaltenden Hustens ziehe ich es jedoch vor ein Arzneimittel zu verabreichen, sofern ein deutliches Muster vorliegt. Der Organismus könnte sonst zu viel Energie verlieren und wird irgendwann in seinen ursprünglichen Krankheitszustand zurückfallen. Wie wir sehen können, gibt es im Vergleich zur Erstanamnese einige neue Symptome. Hier muss überprüft werden, ob die neuen Symptome zum ersten Arzneimittel gehören oder ein neues, zu einem anderen Arzneimittel gehörendes Muster darstellen.

Auswahl der Symptome

Charakteristische Symptome

- redet viel und ist geistig frühreif

Ausgeprägte Symptome

- schläft nachts bei ihren Eltern
- hat sehr schlechte Laune, ist ungeduldig, leicht reizbar und nie zufrieden
- hat starkes Verlangen nach Süßigkeiten

Die akuten Krankheiten zeigen keinerlei Charakteristiken.

Repertorisation und Auswahl der Symptome der vierten Konsultation

Um zu viele Wiederholungen zu vermeiden, kombiniere ich ähnliche Rubriken. Wie in der ersten Repertorisation auch, verwende ich die Hauptrubriken, zusammen mit der Rubrik „Kindern; bei".

Repertorisation mit dem Filter *Vithoulkas-Variante 2006*

1	1	**Gemüt – Frühreife,** altkluge Kinder	35
2	1a	**Gemüt – Behendigkeit, Beweglichkeit;** geistige	6
3	1a	**Gemüt – Ideen, Einfälle** – Reichtum an, Klarheit des Geistes	127
4	1b	**Gemüt – Gesellschaft** – Verlangen nach – nachts	5
5	1b	**Gemüt – Furcht** – allein zu sein – nachts	12
6	1c	**Gemüt – Reizbarkeit, Gereiztheit**	427
7	1c	**Gemüt – Zorn**	241
8	1d	**Gemüt – Reizbarkeit, Gereiztheit** – Kindern; bei	41
9	1d	**Gemüt – Zorn** – Kindern; bei	24
10	1	**Gemüt – Ungeduld**	136
11	1	**Gemüt – Unzufrieden**	191
12	1	**Gemüt – Unzufrieden** – Kinder	5
13	1	**Allgemeines – Speisen und Getränke** – Süßigkeiten – Verlangen	103

	Lyc.	Sulph.	Merc.	Puls.	Calc-p.	Calc.	Nux-v.	Staph.	Phos.	Sep.
	24	23	22	22	21	21	21	21	20	20
1	1	1	2	1	2	2	1	1	1	1
2	-	-	-	-	-	-	1	-	-	-
3	2	2	1	2	1	2	2	1	3	1

4	-	-	-	1	-	-	-	-	1	-
5	1	-	-	-	-	-	-	-	-	-
6	3	3	2	3	2	3	3	3	3	3
7	3	3	3	1	2	2	4	3	2	3
8	1	1	-	1	2	2	1	3	-	1
9	2	-	1	-	-	-	1	1	2	1
10	2	3	1	2	1	2	3	2	-	3
11	2	3	3	2	3	1	2	2	1	2
12	-	-	1	-	1	-	-	-	-	-
13	3	3	2	2	1	2	1	2	2	2

Differenzialanalyse der Arzneimittel

- *Lycopodium clavatum* hat starkes Verlangen nach Süßigkeiten. Die psychische Essenz wird nicht bestätigt.
- *Sulfur* hat ebenfalls starkes Verlangen nach Süßigkeiten als Leitsymptom. Bei Sulfur kann man eine übermäßige Stimulation der geistigen Funktionen beobachten. Das führt z. B. zu einem Symptom wie „Theoretisieren", was Teil der psychischen Essenz ist.
- Für *Mercurius solubilis* (vivus) können keine Leitsymptome oder (psychische) Essenz in diesem Fall ausgemacht werden. Außerdem steht das starke Verlangen der Patientin nach Süßigkeiten zu den Leitsymptomen dieses Arzneimittels im Widerspruch.
- Auch für *Pulsatilla pratensis* sind in diesem Fall keine Leitsymptome nachzuweisen. Das Verlangen der Patientin, bei den Eltern zu sein, ist Teil der psychischen Essenz des Arzneimittels.
- Für *Calcium phosphoricum* ist „Unzufriedenheit" ein wichtiges Merkmal seiner psychischen Essenz. Andere Symptome des Mittels können in diesem Falls bestätigt werden, indem man seine beiden Komponenten „Calcium" und „Phosphor" studiert. Starkes Verlangen nach Süßigkeiten ist ein Leitsymptom von *Calcium carbonicum* und das Verlangen nach Gesellschaft, zusammen mit den Ängsten, ist Teil der psychischen Essenz von *Phosphor*.
- *Calcium carbonicum* hat starkes Verlangen nach Süßigkeiten als Leitsymptom. Ein Abhängigkeitsverhältnis zu den Eltern kann Teil der psychischen Essenz des Arzneimittels sein. Die Unzufriedenheit spricht jedoch gegen *Calcium carbonicum*. Kinder, die *Calcium carbonicum* benötigen, sind normalerweise leicht zufrieden zu stellen. Es fällt ihnen leicht, alleine zu spielen.
- *Nux vomica* hat Reizbarkeit als Teil seiner psychischen Essenz. Es liegen keine Leitsymptome für dieses Arzneimittel vor.
- *Staphisagria* und *Sepia officinalis* haben keine Leitsymptome oder (psychische) Essenz in diesem Fall.
- *Phosphor* hat „Verlangen nach Gesellschaft" mit den hier auftretenden Ängsten als Teil seiner (psychische) Essenz.

Wie schon erwartet ist es schwierig, aus den Symptomen, die uns derzeit zur Verfügung stehen, ein Arzneimittel herauszufiltern. Das zeigt, dass der allgemeine energetische Status noch immer nicht gut ist. Ein stärkeres Abwehrgefüge würde klare Symptome produzieren, die, ohne größere Zweifel seitens des Homöopathen, zu einem Arzneimittel führen würden. Das Symptommuster ist immer noch eher undeutlich – was an den Zustand der Einseitigen Krankheit erinnert, in dem der Organismus sich zu Beginn der Behandlung befunden hatte. Obwohl Reaktionen auftreten, die Zeichen für eine Besserung sind, kämpft das Abwehrgefüge doch immer noch damit der Störung entgegenzuwirken. Von den in dieser Repertorisation erscheinenden Arzneimitteln, stellt *Calcium phosphoricum* eine gute Möglichkeit dar. Es hat das derzeitige Hauptproblem, die Übellaunigkeit mit der Unzufriedenheit, in seiner psychologische Essenz. Betrachten wir es aus dem Blickwinkel eines Kombinationsmittels, kann es anhand der Leitsymptome im Bereich der körperlichen Allgemeinsymptome und anhand der emotionalen Symptome bestätigt werden. *Calcium phosphoricum* deckt auch die physiologischen Prozesse ab, die der Organismus eines Kindes in diesem Alter durchläuft und ist oftmals notwendig, um diese Veränderungen zu unterstützen.

Wahl der Potenz

Obgleich es auf die zuvor verabreichten Potenzen keine starken Reaktionen gab, gehe ich wieder nicht höher als C 200, da ich nicht mit Sicherheit sagen kann, wie empfindlich der Organismus reagieren wird. Das ist jetzt besonders wichtig, da er gerade im Begriff ist, in ein neues Gleichgewicht zu finden. Wirkt diese Potenz nicht, kann immer noch eine höhere gegeben werden.

Fünfte Konsultation – sechs Monate später

Die Patientin hatte vor sechs Monaten *Calcium phosphoricum* C 200 eingenommen.

Sechs Wochen lang hatte sie Albträume über Spinnen mit behaarten Beinen (3). Sie sieht Spinnen in ihrem Zimmer oder neben ihrem Bett sitzen. Einmal träumte sie, dass eine Tarantel in ihrem Bett war. Sie versuchte, sie zu vertreiben, schaffte es aber nicht. Wenn sie geträumt hat, läuft sie zu ihrer Mutter oder zu jemand anderem in der Nähe. Sie möchte bei ihren Eltern oder ihrer Schwester schlafen. Sie knirscht im Schlaf mit den Zähnen (2). Wenn möglich, schläft sie mit Licht.

Auch untertags hat sie schreckliche Angst vor Spinnen (3). Sie traut sich nicht Bücher anzusehen, in denen Spinnen abgebildet sind und fängt am ganzen Körper an zu zittern, wenn sie eine lebende Spinne sieht. Genauso reagiert sie auch auf Schlangen (3).

Ihre Launen sind sehr wechselhaft (2). Sie kann sehr aufgeregt und in höchstem Maße fröhlich sein. Wenn sie nicht in ihre Schranken verwiesen und beruhigt wird, kann dieses Verhalten auch ausufern. Sie fühlt sich aber auch leicht angegriffen und wird wütend. Mit ihren Geschwistern trägt sie eine Menge Streitereien aus. Auf Kritik reagiert sie sehr empfindlich und versucht immer alles im Griff zu haben (2/3). Sie verteidigt sich während der Konsultation, als ob ihre Mutter sie ständig kritisieren würde (2).

Die Patientin ist geradezu davon besessen, alles vorab zuerst einmal zu prüfen, um sich in jeder nur erdenklichen Form auf etwaige Probleme vorzubereiten. Sie möchte nicht heiraten. Die Vorstellung, Kinder zu bekommen, macht ihr Angst. Aus diesem Grund spielt sie nicht mehr mit Puppen. Sie macht sich auch Sorgen um ihre Zähne und hat große Angst davor eine Zahnspange zu brauchen, da sie von jemandem gehört hatte, dem deswegen ein Zahn gezogen wurde. Ab diesem Zeitpunkt hörte sie sofort mit dem Daumenlutschen auf. Sie kann sich stundenlang mit ihrer Kleidung und ihrem Aussehen beschäftigen.

Was das Essen betrifft, ist sie noch immer sehr wählerisch und bevorzugt Brot, Obst und Joghurt, obgleich sie größere Menge als zuvor zu sich nimmt. Ihr Durst ist normal.

Bezüglich des Temperaturempfindens gibt es keine Besonderheiten.

Die so genannten allergischen Beschwerden wie Husten, wiederkehrender Schnupfen und Sinusitis sind nicht mehr aufgetreten.

Bewertung der fünften Konsultation

Die verbliebenen körperlichen Beschwerden sind abgeklungen, es gab jedoch keine Erstverschlimmerung. Letzteres wäre von Vorteil gewesen, um uns größere Gewissheit hinsichtlich der Wirkung des Arzneimittels zu geben. Es sind sehr starke und charakteristische Symptome zu sehen, was für eine gute Prognose spricht, sofern diese einem spezifischen homöopathischen Arzneimittel angehören. Obwohl immer noch eine Menge emotionaler Symptome vorhanden sind, scheint der Organismus sich gerade zu reorganisieren. Die geistige Frühreife scheint nicht mehr vorhanden zu sein, da es dem Mädchen große Mühe bereitet, alles vorab zu überprüfen.

Die große Anzahl emotionaler Symptome kann darauf zurückgeführt werden, dass die mentale Ebene langsam ins Gleichgewicht kommt. Der Organismus wird die Störung auf eine Ebene ableiten müssen, die in der Hierarchie niedriger angesiedelt ist. Da die emotionale Ebene die nächste unter der mentalen Ebene ist, werden die ganzen Auswirkungen auf diese Ebene verlagert. Bei einem Organismus, der in einem besseren Zustand ist, hätten wir gesehen, dass sich körperliche anstatt emotionaler Symptome entwickelt hätten. Wenn das Abwehrgefüge jedoch geschwächt ist, muss das Verlagern der Symptome oft schrittweise erfolgen.

Dem neuen Symptom „nächtliches Zähneknirschen" muss an dieser Stelle Beachtung geschenkt werden. Es steht mit der tuberkulinischen Prädisposition in Beziehung. Das Auftreten eines solchen Symptoms beweist, dass der Organismus an einer ererbten Störung leidet und versucht, sich von dieser zu befreien. In der ersten Bewertung des Falls konnten wir keinen eindeutigen Grund für den schlechten Zustand finden, in dem der Organismus sich befand. Jetzt, wo der Organismus kräftiger wird, erhalten wir bessere Informationen über den Ursprung der Störung. Das Vorhandensein der tuberkulinischen Prädisposition in der Familie wird durch die chronische Sinusitis des Vaters und die allergisch bedingte asthmatische Bronchitis der Mutter bewiesen. Beide Beschwerden treten oftmals dann auf, wenn eine tuberkulinische Prädisposition vorliegt. Sie können sich aber auch bei anderen Prädispositionen entwickeln. Nachdem wir nun jedoch ein zusätzliches Leitsymptom der tuberkulinischen Prädisposition bei dem Kind vorfinden, können wir diese bestätigen. Es ist nicht sicher, ob diese Prädisposition allein für die in diesem Fall vorhandene tiefe Störung verantwortlich ist. Normalerweise hat eine angeborene genetische Prädisposition einen größeren Einfluss auf einen Organismus, wenn dieser durch verschiedene Stressfaktoren unterwandert wird. Impfungen sind hierbei am bedeutendsten, da sie in einer sehr frühen Phase des Lebens verabreicht werden, wenn das Immunsystem noch nicht vollständig entwickelt ist. Das hat besonders große Auswirkungen auf die Funktionsfähigkeit des Abwehrgefüges insgesamt.

Wir können nun überprüfen, ob die aktuellen Symptome das Muster eines Arzneimittels abbilden. Sind wir dazu in der Lage, das nächste korrekte Arzneimittel zu finden, können wir das Abwehrgefüge in seiner weiteren Genesung unterstützen.

Auswahl der Symptome der fünften Konsultation

Charakteristische Symptome

- Albträume von Spinnen
- Launenhaftigkeit
- Da sie immer noch dieselben Essensmodalitäten hat, können wir Verlangen nach Brot, Obst und Joghurt nachschlagen.

Ausgeprägte Symptome

- Angst vor Spinnen und Schlangen
- Zähneknirschen im Schlaf
- große Unsicherheit, die sich in folgenden Symptomen äußert: Zwang zu überprüfen, will nicht heiraten, macht sich Sorgen über ihre Zähne und ihr Aussehen
- sehr empfindlich gegen Kritik; verteidigt sich, wenn sie kritisiert wird; möchte immer alles im Griff haben

Repertorisation und Auswahl der Symptome der fünften Konsultation

- Träume und Wahnvorstellungen können wir oftmals miteinander kombinieren, da beide aus dem Unterbewussten aufsteigen. Die Träume von Spinnen und die Angst vor Spinnen fassen wir zusammen, da dies Rubriken zu demselben Symptom sind. Vermutlich träumt sie von Spinnen, weil sie so große Angst vor ihnen hat.
- Es liegen eine Menge emotionaler Symptome zur Bestätigung ihrer Unsicherheit vor. Ich verwende deshalb nur die Rubrik für die zugrunde liegende Ursache ihres Verhaltens und nicht alle Einzelrubriken, da diese die Repertorisation falsch gewichten könnten. Erhalten wir auf diesem Weg keine zufriedenstellende Antwort, können wir die Einzelrubriken immer noch repertorisieren.
- Die Empfindlichkeit gegen Kritik ist natürlich auch ein Ausdruck des zugrunde liegenden Problems. Weil das Symptom jedoch so stark ist, schlage ich es separat nach. Um die Empfindlichkeit gegen Kritik zu repertorisieren, kombiniere ich einige ähnliche Rubriken.

Repertorisation mit dem Filter *Vithoulkas-Variante 2006*

1	1a	**Träume – Spinnen** (Tiere)	6
2	1a	**Gemüt – Wahnideen** – Spinnen, sieht	1
3	1a	**Gemüt – Furcht** – Spinnen, vor	10
4	1	**Gemüt – Stimmung, Laune** – veränderlich	146
5	1	**Allgemeines – Speisen und Getränke** – Brot – Verlangen	44
6	1	**Allgemeines – Speisen und Getränke** – Obst – Verlangen	45
7	1	**Allgemeines – Speisen und Getränke** – Joghurt – Verlangen	6
8	1	**Gemüt – Furcht** – Schlangen, vor	19
9	1	**Zähne – Zähneknirschen** – Schlaf; agg. im	54
10	1	**Gemüt – Selbstvertrauen** – Mangel an Selbstvertrauen	84
11	1b	**Gemüt – Empfindlich** – Kritik; gegen	11
12	1b	**Gemüt – Wahnideen** – kritisiert; sie würde	16
13	1b	**Gemüt – Wahnideen** – beschimpft worden; er sei	16

	Puls.	Ign.	Nat-m.	Calc.	Ars.	Bell.	Carc.	Lyc.	Sep.	Lac-c.
	20	19	18	17	16	16	15	15	15	14
1	-	-	-	-	-	-	1	-	-	-
2	-	-	-	-	-	-	-	-	-	2
3	1	1	1	1	-	-	1	-	-	1
4	3	3	1	2	2	2	-	3	2	1
5	2	1	2	1	2	2	1	1	1	-
6	1	1	1	1	1	-	1	1	1	-
7	-	-	1	-	-	-	-	-	-	-
8	1	1	1	1	1	1	1	-	1	3
9	1	2	-	1	3	3	-	3	1	-
10	2	1	2	1	1	1	2	2	1	2
11	-	-	1	1	-	-	3	-	1	-
12	-	1	1	-	-	-	1	-	-	-
13	1	1	1	-	-	1	-	-	-	1

Differenzialanalyse der Arzneimittel

- *Pulsatilla pratensis* war als erstes Arzneimittel bereits verabreicht worden und es hat gut gewirkt. Da es in der Repertorisation, in Bezug auf die Gesamtheit der Symptome, weit vorne erscheint, stellt sich die Frage, ob es noch einmal eingesetzt werden sollte. Es hat veränderliche Launen und eine Abneigung alleine zu schlafen als Teil seiner psychischen Essenz. Beim Vergleich dieser Konsultation mit der ersten, können wir jedoch sehen, dass es hinsichtlich der Stärke der Symptome eine Veränderung gegeben hat. Deshalb ist es von Vorteil, den Fall sorgfältig zu analysieren, um ggf. ein anderes Arzneimittelmuster erkennen zu können. An diesem Punkt gibt es keine Leitsymptome, die für *Pulsatilla pratensis* sprechen würden.
- Veränderliche Launen sind sowohl ein Leitsymptom von *Ignatia amara* als auch Teil seiner psychischen Essenz. Es ist ein Arzneimittel, in dem wir eine Menge Verhaltensprobleme beobachten können, besonders bei Mädchen und jungen Frauen. In 90 % der Fälle sehen wir allerdings eine Abneigung gegen Obst anstatt eines Verlangens danach.
- *Natrium muriaticum* erscheint in der Repertorisation vermutlich so weit vorne, weil es die Essensmodalitäten so gut abdeckt. Mit diesen Rubriken müssen wir grundsätzlich vorsichtig sein, da sie die ganze Repertorisation verändern können, obwohl sie nicht immer brauchbar sind. Wir sollten sie eigentlich nur dann verwenden, wenn sie wirklich hervorstechen. In diesem Fall haben wir sie verwendet, weil wir keine anderen körperlichen Allgemeinsymptome hatten und sie über einen langen Zeitraum hinweg aufgetreten waren. Empfindlichkeit gegen Kritik ist ein wichtiges Symptom von *Natrium muriaticum* und passt zur psychischen Essenz des Arzneimittels. Wenn dieses Arzneimittel benötigt wird, können wir nervöse Beschwerden beobachten, in denen keine Kontrolle über die eigenen Emotionen mehr vorhanden ist. Das führt unter anderem zu veränderlichen Launen. In erster Linie ist es jedoch eine emotional verschlossene und kontrollierte Konstitution. Leitsymptome für das Arzneimittel sind keine zu finden.

- *Calcium carbonicum* wird oft bei unsicheren, schutzbedürftigen Kindern benötigt. Wir haben keine Leitsymptome, die für das Arzneimittel sprechen würden.
- *Arsenicum album* hat emotionale Unsicherheit als Merkmal seiner psychischen Essenz. In diesem Fall sind keine Leitsymptome des Arzneimittels zu finden.
- *Belladonna* hat Furcht von Tieren, besonders vor Hunden. Es ist in der Rubrik „Zähneknirschen" dreiwertig eingetragen. Die Intensität der Symptome in diesem Fall könnten mit der Essenz des Arzneimittels übereinstimmen.
- *Carcinosinum* hat „Empfindlichkeit gegen Kritik" als Teil seiner psychischen Essenz. Die Frühreife, wie wir sie hier beobachten können, ist ebenfalls ein Symptom von *Carcinosinum*. Wir können uns die Frage stellen, ob eine carcinosinische Prädisposition anstatt einer tuberkulinischen in diesem Fall vorherrscht. Dafür finden wir jedoch, anders als für die tuberkulinische Prädisposition, weder in den körperlichen Allgemeinsymptomen des Kindes noch in der medizinischen Vorgeschichte der Familie eine Bestätigung.
- *Lycopodium clavatum* hat einen „Mangel an Selbstvertrauen" als Merkmal seiner psychischen Essenz. Darüber hinaus lassen sich in diesem Fall keine Leitsymptome des Arzneimittels erkennen.
- *Sepia officinalis* kann weder anhand von Leitsymptomen noch hinsichtlich seiner Essenz bestätigt werden.
- Leitsymptome von *Lac caninum* sind „Furcht vor Schlangen und Ungeziefer im Allgemeinen". Veränderliche Launen gehören zum wechselhaften Element des Arzneimittels, was ebenfalls ein Leitsymptom ist. Der Mangel an Selbstvertrauen passt zur psychischen Essenz.
- *Belladonna, Carcinosinum, Lycopodium clavatum* und *Lac caninum* passen zu diesem Fall.

Lac caninum ist die Arznei, die die Hauptbeschwerde als Leitsymptom hat. Die Unsicherheit des Kindes ist Teil der psychischen Essenz dieses Arzneimittels. In Herings „Leitsymptome unserer Materia medica" finden wir dazu die folgende Passage: „ Fühlt sich beleidigt, weil sie meint, dass alle auf sie herabsehen" ([30]).

Auch die negativen emotionalen Reaktionen des Mädchens sind beschrieben: „Sehr garstig und hasserfüllt; schreibt ihren besten Freunden allerlei gemeine und niederträchtige Dinge" ([30]).

Die Angst und die Wahnvorstellungen in Bezug auf Ungeziefer wie Schlangen und Spinnen werden in dem Buch wie folgt beschrieben ([31]): „Bildet sich ein, sie sähe Spinnen. Diphtherie." „Gefühl oder Täuschung, als sei sie von unzähligen Schlangen umgeben, von denen einige wie ein Blitz innen unter der Haut auf und ab liefen; manche derselben, die innen sind, fühlen sich lang und dünn an; sie fürchtet, ihre Füße auf den Boden zu setzen, damit sie nicht auf sie treten müsste und sie nicht an ihren Beinen hochklimmen und sich um sie winden könnten; hat Angst hinter sich zu sehen aus Furcht, dass sie dort Schlangen sehen würde, jedoch träumt sie nicht von ihnen und wird selten von ihnen geplagt nach dem Dunkelwerden; beim Zubettgehen war sie ängstlich, ihre Augen zu schließen aus Furcht, dass eine große Schlange, von der Größe ihres Armes, sie ins Gesicht beißen würde." „Ängstigt sich selbst, dass die Pickel, die während der Menses erscheinen, sich als kleine Schlangen erweisen könnten, die sich umeinander schlingen und winden würden."

Lac caninum deckt die Leitsymptome, die psychische Essenz und die Pathologie des Falls ab. Bemerkenswert ist allerdings, dass es bei den Essensmodalitäten nicht auftaucht. Möglicherweise sind das, im streng homöopathischen Sinn, keine Symptome oder sie gehören zu einem anderen Arzneimittel, auf einer tieferen Ebene. Wir müssen uns hier vergegenwärtigen, dass sich bei einem in Unordnung geratenen Abwehrgefüge und einem schlechten allgemeinen Gesundheitszustand Nebensymptome entwickeln können, die bei der Suche nach einem geeigneten Arzneimittel nicht verwendbar sind. Sie sind ein Ausdruck für das Ungleichgewicht in dem Organismus und erzeugen Verwirrung bei der Auswahl des Arzneimittels, da niemand im Vorhinein wissen kann, welche Symptome brauchbar und welche unbrauchbar sind. Das sehen wir auch in diesem Fall.

Dass das neu entstandene Symptommuster klar auf ein Arzneimittel hindeutet, beweist eine deutliche Stärkung des Abwehrgefüges und ist überdies ein Beleg für die Wirksamkeit der Behandlung. Dabei spielt es keine Rolle, ob dieses Arzneimittel für die Behandlung der vorliegenden erblichen Prädisposition bekannt ist. Die individuelle Reaktion eines Organismus auf einen Stressor ist Ausdruck der angeborenen genetischen Prädisposition. Jedes Arzneimittel, das den eigentümlichen Symptomen eines Falls ähnlich ist, kann den Einfluss dieser angeborenen genetischen Prädisposition eliminieren. Im Falle einer erblichen Prädisposition (Miasma) können wir diesen Punkt überprüfen, indem wir nachsehen, ob sich die Leitsymptome der Prädisposition unter dem Einfluss des Arzneimittels verändern.

Wahl der Potenz

Da sich auf das letzte Arzneimittel in der Potenz C 200 eine deutliche Wirkung einstellte, halte ich es nicht für notwendig, mit einer höheren Potenz zu beginnen.

Reaktion auf das Arzneimittel und Folgeberichte

Die Verabreichung von *Lac caninum* C 30 hatte zur Folge, dass die Patientin in den letzten acht Monaten lediglich drei mal, anstatt mehrmals pro Woche, Alpträume hatte. Es gab keine Erstverschlimmerung. Als sie nach acht Monaten einen Rückfall hatte, erhielt sie *Lac caninum* C 200, worauf sie innerhalb von zwölf Stunden mit einer Besserung reagierte. Nach weiteren zwei Jahren hatte sie einen Rückfall, bei dem wiederum *Lac caninum* C 200 verabreicht wurde. Nach zwei Wochen entwickelte sie Pharyngitis mit Fieber, was nach einer Woche von selbst verging. Es blieb jedoch eine starke Müdigkeit zurück, sie knirschte im Schlaf mit den Zähnen und begann zu Schlafwandeln, obwohl sie keine Alpträume hatte. Daraufhin erhielt sie *Lac caninum* C 1.000, was nach einem Jahr, während eines Rückfalles, wiederholt wurde. Sie wurde offener, zugänglicher und weniger empfindliche gegen Kritik. Sie wurde weniger unnachgiebig und vernünftiger, wodurch nicht mehr alles, um jeden Preis, nach ihrem Kopf gehen musste. Sie wurde weniger Streitsüchtig. Ihr Appetit verbesserte sich und sie war weniger wählerisch; sie begann alles zu probieren. Laut Aussage des Physiotherapeuten konnte sie sich viel besser entspannen und wurde körperlich beweglich.

Bewertung der Reaktion auf das Arzneimittel

Obwohl die Reaktionen auf *Lac caninum* C 30 und C 200 positiv erscheinen mögen, kann man sich ihrer Wirkung doch nicht sicher sein, da keine echten Zeichen einer Regeneration des Abwehrgefüges oder für die „Richtungen der Heilung“ sichtbar sind. Aus diesem Grund wollen wir in unseren Fällen eine Erstverschlimmerung sehen.

Eine Besserung ohne vorherige Verschlimmerung ist zu beobachten, wenn die „Similimum-Potenz“ gegeben wurde, was nicht sehr häufig vorkommt. Eine Besserung ohne Erstverschlimmerung können wir auch auf den höchsten und auf den untersten Gesundheitsebenen sehen. Da unsere Patientin im Laufe der Behandlung aber eine höhere Ebene der Gesundheit erreicht hat, können wir zurecht davon ausgehen, dass sie sich derzeit nicht auf der untersten Ebene befindet. Allerdings kann der Gesundheitszustand des Kindes auch nicht der höchsten Gesundheitsebene zugeordnet werden. Solange keine klaren Anzeichen für eine Regeneration des Abwehrgefüges vorliegen, müssen wir deshalb in Betracht ziehen, dass die Besserung eine Folge des Placebo-Effekts sein könnte. Ich weiß, dass das etwas befremdlich klingen mag, da die Besserung ja über einen längeren Zeitraum bestanden hatte. Als Homöopath ist es jedoch besser, ehrlich zu sich selbst zu sein, um, auf längere Sicht gesehen, nicht enttäuscht zu werden. Deshalb ist es so wichtig, die Informationen im Kapitel „Ebenen der Gesundheit“ bei der Ausübung der Homöopathie zu integrieren, da uns hiermit klare Richtlinien an die Hand gegeben werden.

Nach der zweiten Gabe Lac caninum C 200 gab es glücklicherweise klare Anzeichen einer Reaktion von Seiten des Abwehrgefüges, was durch eine Pharyngitis mit Fieber zum Ausdruck kam. Sobald so etwas passiert, wissen wir, dass der Organismus wirklich zur Gesundheit zurückfindet. Im vorliegenden Fall bedeutet es, dass der Gesundheitszustand der Patientin nun der Ebene 3 der Gruppe A zugeordnet werden kann, da die akute Erkrankung sich danach nicht in regelmäßigen Abständen wiederholte. Dass die akute Krankheit von selbst verging, ist als positiv zu bewerten. Gleichzeitig sehen wir jedoch, dass der Organismus sich danach nicht von selbst vollständig erholen kann. Er ist also noch immer geschwächt und der Gesundheitszustand der Patientin entspricht weiterhin dem der untersten Ebene der Gruppe A. Deshalb wird das Arzneimittel wiederholt, um den Organismus zu unterstützen. Dieses Mal in einer höheren Potenz. Das Ergebnis war ausgesprochen positiv, was in der nächsten Konsultation zu sehen ist.

Sechste Konsultation – dreizehn Jahre später

Die Patientin, die nun 21 Jahre alt ist, konsultiert mich wegen Kopfschmerzen, die sie seit sechs bis acht Wochen hat. Sie treten morgens beim Erwachen und abends im Bett beim Einschlafen auf (2/3). Sie hat Schmerzen an den Schläfen und am Hinterkopf (2/3) die sich durch Druck bessern (2). Ihre Augen fühlen sich müde und schwer an (2), was sich durch Druck bessert, jedoch gleichzeitig den Kopfschmerz verschlimmert (2).

Manchmal hat die Patientin Schmerzen in den Lenden, die sich zum Kopf erstrecken (1).

Über einen Zeitraum von ungefähr vier Monaten haben sich ihre Ohren häufig verstopft angefühlt (2/3) und sie benutzt „Nasonex“, um dem entgegenzuwirken.

Letzte Woche hat sie wegen einer Sinusitis, mit Schmerzen neben den Augen und an der Nasenwurzel (2), Antibiotika eingenommen. So etwas hatte sie zuletzt vor vielen Jahren. Sie hatte zwar grippale Infekte mit Fieber oder auch Erkältungen, aber ohne diese Komplikationen. Sie hat keine Allergien.

Die Patientin friert (2/3), besonders die Hände, die Füße und die Nase sind kalt (2). Sie hat Verlangen nach Wärme.

Sie schläft gut, fühlt sich im Allgemeinen aber nicht fit und benötigt viel Schlaf (2). Manchmal erwacht sie wegen der Kopfschmerzen (2). Sie hat keine Alpträume und knirscht nicht mehr mit den Zähnen.

Ihr Appetit ist sehr gut. Sie isst den ganzen Tag und ist eine Stunde nach dem Essen bereits wieder hungrig (2/3). Sie hat Abneigung gegen Fleisch (2).

Die Menses ist regelmäßig und ohne Beschwerden.

Sie hat noch immer Angst vor Spinnen (1), aber nicht mehr, als andere auch. Sie ist eine aktive junge Frau, die weiß was sie will. Derzeit studiert sie an einer Universität und hat zusätzlich eine Nebentätigkeit. In der Art ihrer Kommunikation ist sie gerade heraus und bestimmt.

Bewertung der sechsten Konsultation

Beim Vergleich dieser Konsultation mit der Erstanamnese ist ein großen Unterschied zu erkennen. Der Fall zeigt sich auf eine völlig andere Weise. Es ist kein einseitiger Fall mehr, da wir nun lokale Symptome mit Modalitäten und körperliche Allgemeinsymptome haben. Die Patientin ist mental und emotional viel ausgeglichener und hat in erster Linie körperliche Beschwerden, die darüber hinaus oberflächlicher Natur sind. Sie war für akute Krankheiten empfänglich, die unregelmäßig auftraten und bisweilen von Fieber begleitet wurden. Momentan leidet sie noch unter den Nachwirkungen einer kürzlich durchlebten akuten Erkrankung. Offensichtlich wurde ihr energetischer Zustand beeinträchtigt, was in einer verminderten Widerstandskraft resultierte, in Folge dessen sich eine Sinusitis entwickeln konnte. Bedauerlicherweise wurde das mit Antibiotika behandelt. Wir wissen, dass Antibiotika das Abwehrgefüge aus dem Gleichgewicht bringen können. Der Organismus der Patientin war jedoch schon davor aus dem Gleichgewicht geraten. Durch eingehende Betrachtung und chronologische Ordnung des Falls können wir versuchen zu verstehen, was passiert ist und den genauen Ablauf rekonstruieren. Vor einigen Monaten begannen Ohrenbeschwerden, die mit „Nasonex“ behandelt wurden. Seit mehreren Wochen hat sie nun Kopfschmerzen, die ihren Schlaf stören. Kürzlich trat eine akute Krankheit auf, die zu Sinusitis führte.

Die erste störende Beschwerde war ein Verstopfungsgefühl in den Ohren. Das war das erste Zeichen, mit dem das Abwehrgefüge den Verlust seines Gleichgewichts anzeigte. Wir wissen das, weil das Symptom so stark war, dass die Patientin beim Hausarzt Hilfe suchte. Der Grund für den Gleichgewichtsverlust war ein Energieabfall. Unser Abwehrgefüge muss ständig äußeren Einflüssen entgegenwirken (mentaler, emotionaler und körperlicher Natur), um die Homöostase aufrecht zu erhalten. Dazu wird Energie benötigt. Steht nicht genug Energie zur Verfügung, kann es auf die jeweilige Situation nicht angemessen reagieren und erzeugt deshalb Symptome, die für den Patienten spürbar sind. In unserem Fall hat die Patientin sich wahrscheinlich überanstrengt, indem sie ein Studium und gleichzeitig eine Nebentätigkeit bewältigten musste. Wie die meisten jungen Leute, ging sie darüber hinaus vermutlich bis spät nachts aus. Diese Kombination führte dazu, dass dem Abwehrgefüge nicht mehr genug Energie zur Verfügung stand, um ordnungsgemäß zu funktionieren.

Wäre die Patientin in eine homöopathische Behandlung gekommen, als die Ohrenbeschwerden begannen, hätte ihr Abwehrgefüge positiv stimuliert werden können. Dann wäre die Erkrankung nicht so weit fortgeschritten, wie es nun der Fall ist. Wir haben hier eine klassische Situation, wie sie in der täglichen Praxis häufig vorkommt. Die Patientin ging zum Hausarzt, der „Nasonex" verschrieb. Es handelt sich dabei um ein Kortikosteroid. Diese Medikamente haben bekanntermaßen eine tief greifende Wirkung und können das Immunsystem unterdrücken und den Organismus destabilisieren. Die Reaktion des Organismus auf diese Destabilisierung wird als Wiederauftreten alter Symptome in Erscheinung treten. Anstatt also zu helfen, hat das allopathische Medikament den Organismus noch mehr unter Stress gesetzt, da dieser versuchen musste, nun auch noch den negativen Einfluss der Kortikosteroide auszugleichen. Folglich musste das Abwehrgefüge weitere Symptome erzeugen, um das innere Gleichgewicht aufrecht zu erhalten. Eines dieser Symptome, die Kopfschmerzen, stört den Schlaf, wodurch der Organismus nicht richtig regenerieren kann. Nach und nach gerät die Patientin so in einen Teufelskreis, der ihre Gesundheit unterwandert. Dass sich eine einfache Erkältung zu einer Sinusitis entwickelt, zeigt, dass der Energiestatus aufgrund der oben genannten Gründe abgenommen hat. Nun besteht die Gefahr, dass sie durch falsche Behandlungen in ihren früheren Gesundheitszustand zurückfällt, in dem die Sinusitis periodisch wiederkehrte. Wird am jetzigen Punkt nichts unternommen und die falsche Behandlung fortgeführt, ist ein vollständiger Rückfall schließlich das Resultat.

Ein Teil der Behandlung muss im Abstellen der Energie raubenden Lebensumstände bestehen, um eine, die Krankheit aufrechterhaltende Situation zu vermeiden. Dazu müssen wir die Patientin zu einer gesünderen Lebensweise anhalten und sicherstellen, dass sie sich nicht zu sehr verausgabt. Auch das „Nasonex" kann in diesem Fall problemlos abgesetzt werden. Natürlich müssen wir ihr auch ein homöopathisches Arzneimittel verabreichen, damit der Organismus durch eine ordnungsgemäße Stimulation des Abwehrgefüges so schnell wie möglich wieder ins Gleichgewicht zurückfindet. Wenn die Patientin die Kortikosteroide absetzt, wird möglicherweise eine (lokale oder generalisierte) Reaktion auftreten. Das richtige homöopathische Arzneimittel sollte dem entgegenwirken.

Auswahl der Symptome der sechsten Konsultation

Charakteristische Symptome

- Kopfschmerzen beim Erwachen und am Abend beim Zubettgehen, mit Schmerzen an den Schläfen und am Hinterkopf, besser durch Druck, schlechter beim Drücken auf die Augen; Erwacht durch die Kopfschmerzen.
- Ihre Augen fühlen sich oft müde und schwer an, was sich durch Druck auf die Augen bessert.
- Lendenschmerzen, die sich zum Kopf erstrecken
- Abneigung gegen Fleisch

Ausgeprägte Symptome

- Verstopfungsgefühl in den Ohren
- Frostigkeit
- isst den ganzen Tag und ist eine Stunde nach dem Essen wieder hungrig

Wenn man in einer schlechten Verfassung ist, ist es normal, müde zu sein. Insbesondere, da der Schlaf durch die Kopfschmerzen gestört ist, ist dieses allgemeine Symptom nicht eigentümlich genug, um es zur Mittelfindung heranzuziehen. Die Patientin weist keine mentalen oder emotionalen Symptome mehr auf. Die Informationen, die wir diesbezüglich bekommen, sind lediglich Beschreibungen ihrer Persönlichkeit. In diesem Sinne sind sie für die Auswahl eines Arzneimittels, zum jetzigen Zeitpunkt, nicht brauchbar.

Repertorisation und Auswahl des Arzneimittels für die sechste Konsultation

- Die Rubrik „Kopf – Schmerz – Druck – Augen; auf die" enthält keine Modalität für eine Verschlimmerung. Unter den lokalen Rubriken „Stirn" und „Schläfen" gibt es diese Modalität auch nicht. Die Rubrik „Kopf – Schmerz – nachts – weckt ihn aus dem Schlaf" enthält keine Arzneimittel.
- Die verschiedenen Lokalisierungen am Kopf, mit denselben Modalitäten, sind miteinander kombiniert, um die Arzneimittel nicht zu oft zu wiederholen. Die Modalität „Besserung durch Druck" kommt unter den Symptomen „Müdigkeitsgefühl" und „Schweregefühl" nicht vor. Da ein Gefühl der Schwere oft mit Müdigkeit einhergeht, kombiniere ich auch diese Rubriken.
- Ein Schmerz in den Lenden, der sich zum Kopf erstreckt, ist im Repertorium nicht zu finden.
- Die Rubrik „Magen – Hunger" verweist auf „Magen – Appetit – vermehrt". Dass jemand bald nach dem Essen wieder hungrig ist, kann man nur in einer Subrubrik von „Magen – Hunger – Heißhunger" finden.

Repertorisation mit dem Filter *Vithoulkas-Variante 2006*

1	1a	**Kopf – Schmerz** – morgens – Erwachen – beim	107
2	1a	**Kopf – Schmerz** – Stirn – morgens – Erwachen; beim	73
3	1a	**Kopf – Schmerz** – Schläfen – morgens – Erwachen; beim	22
4	1b	**Kopf – Schmerz** – abends – Bett – im Bett – agg.	14
5	1b	**Kopf – Schmerz** – Stirn – abends – Bett; agg. im	3
6	1b	**Kopf – Schmerz** – Schläfen – abends – Bett; agg. im	6
7	1c	**Kopf – Schmerz** – Druck – amel.	98
8	1c	**Kopf – Schmerz** – Stirn – Druck – amel.	49
9	1c	**Kopf – Schmerz** – Schläfen – Druck – amel.	31
10	1	**Kopf – Schmerz** – Schlaf – weckt ihn; der Kopfschmerz	3
11	1d	**Auge – Müdigkeitsgefühl**	61
12	1d	**Auge – Schweregefühl**	80
13	1	**Allgemeines – Speisen und Getränke** – Fleisch – Abneigung	126
14	1	**Ohr – Verstopfungsgefühl**	147
15	1	**Allgemeines – Hitze** – Lebenswärme, Mangel an	231
16	1	**Magen – Appetit** – Heißhunger – Essen – nach dem Essen	34

	Lyc.	Sulph.	Phos.	Sep.	Nat-m.	Puls.	Bry.	Ars.	Calc.	Chel.
	26	26	25	21	20	20	19	18	18	18
1	2	2	2	2	3	1	3	1	1	2
2	1	2	1	-	-	-	2	-	1	-
3	-	-	-	-	-	-	-	-	1	-
4	1	3	1	1	1	2	-	1	-	-
5	-	-	-	1	-	-	-	-	-	-

6	-	-	-	-	-	-	-	-	-	1
7	2	2	1	2	3	3	3	1	2	1
8	-	1	-	-	3	3	3	-	2	2
9	-	-	1	-	-	-	-	-	-	-
10	-	-	-	-	-	-	-	1	-	-
11	3	1	3	3	1	-	2	1	-	-
12	1	2	-	2	-	-	-	-	-	1
13	2	3	2	3	2	3	2	2	3	1
14	3	2	2	1	1	3	1	1	1	2
15	2	2	3	2	2	2	2	2	3	2
16	3	2	3	-	-	-	-	-	2	-

Differenzialanalyse der Arzneimittel

- *Lycopodium clavatum* kann starke Appetitstörungen haben. Andere Leitsymptome oder Merkmale der psychischen Essenz liegen zur weiteren Bestätigung nicht vor.
- *Sulfur* ist nicht fröstelig. Ein ständiges Hungergefühl ist hingegen ein starkes Symptom des Arzneimittels.
- *Phosphor*, *Sepia officinalis*, *Arsenicum album* und *Calcium carbonicum* sind frostige Arzneimittel. Sie haben in diesem Fall aber keine anderen Leitsymptome oder (psychische) Essenz.
- *Natrium muriaticum* ist eine der wichtigsten Arzneien für morgendliche Kopfschmerzen. Die geradlinige und entschlossene Art zu kommunizieren steht allerdings im Widerspruch zur psychischen Essenz des Arzneimittels.
- *Pulsatilla pratensis* und *Bryonia alba* sind beides Arzneimittel, die durch Kälte gebessert werden. Deshalb sind sie in diesem Fall widerlegt. *Bryonia alba* hat jedoch „Besserung durch Druck" als Leitsymptom.
- *Chelidonium majus* ist ebenfalls ein frostiges Arzneimittel und kann entschlossen Auftreten. Darüber hinaus gibt es keine Leitsymptome, die das Arzneimittel bestätigen würden.

Keines der besprochenen Arzneimittel gibt eine zufriedenstellende Antwort auf diesen Fall. Legen wir bei der Repertorisation einen größeren Schwerpunkt auf die Leitsymptome, indem wir die Analyse-Methode „kleine Arzneimittel" in der „Radar Software" verwenden, erscheinen die Arzneimittel *Zincum metallicum*, *Argentum metallicum* und *Carbo vegetabilis*.

- *Zincum metallicum* und *Argentum metallicum* können nicht bestätigt werden.
- *Carbo vegetabilis* hat Schwäche als Teil seiner Essenz. Darüber hinaus liegt keine weitere Bestätigung vor.

Wenn wir die Leitsymptome eingehender untersuchen, indem wir die wichtigsten Symptome des Falls unterstreichen, nämlich

- Kopf – Schmerz – Stirn – morgens – Erwachen; beim
- Kopf – Schmerz – abends – Bett – im Bett – agg.
- Kopf – Schmerz – Druck – amel.
- Auge – Müdigkeitsgefühl
- Auge – Schweregefühl
- Magen – Appetit – Heißhunger – Essen – nach dem Essen

erscheinen *Lachesis muta* und *Argentum nitricum*. Beide Arzneimittel stehen im Widerspruch zur Kälteempfindlichkeit der Patientin, da sie durch Wärme eine Verschlimmerung erfahren. *Lachesis muta* hat eine Verschlimmerung am Morgen als Leitsymptom. Das reicht jedoch nicht aus, um die zuvor erwähnte Kontraindikation aufzuwiegen.

Verwenden wir die Analyse-Methode „kleine Arzneimittel", bietet uns die „Radar-Software" ebenfalls keine Lösung.

Bei einem zuvor erfolgreich behandelten Fall, in dem nun kein Arzneimittel deutlich hervorsticht, eine Behandlung jedoch unabdingbar ist, geht man am besten folgendermaßen vor: Man versucht herauszufinden, ob das in der Vergangenheit wirksam eingesetzte Arzneimittel, auch für die jetzt bestehenden Symptome verwendet werden kann.

Als der Organismus aus dem Gleichgewicht geriet, war das erste Symptom, das er hervorbrachte, das Verstopfungsgefühl in den Ohren. In der Rubrik „Ohr – Verstopfungsgefühl" ist *Lac caninum* nicht aufgeführt. Wir können es jedoch in der Rubrik „Ohr – Völlegefühl" finden. Möglicherweise ist der Fall zum jetzigen Zeitpunkt so unklar, weil er durch den störenden Einfluss der Kortikosteroide und der Antibiotika durcheinandergebracht wurde. Wäre die Patientin sofort zu uns gekommen, so wären nur die verstopften Ohren als Symptom vorhanden gewesen. Das hätte leicht unter einem ähnlichen Symptom gefunden werden können, das zu *Lac caninum* gehört. Nach falschen Behandlungen kann man häufig beobachten, dass ein Fall schwieriger zu behandeln ist, da das Abwehrgefüge unterdrückt wird und kein harmonisches Symptommuster mehr hervorzubringen in der Lage ist. Hier haben wir Glück, weil wir bereits wissen, welches Arzneimittel in der Vergangenheit eine gute Wirkung hatte.

In unserer Repertorisation können wir *Lac caninum* in den folgenden Rubriken finden.

- Kopf – Schmerz – morgens – Erwachen – beim (2)
- Kopf – Schmerz – Stirn – morgens – Erwachen; beim (1)
- Kopf – Schmerz – Druck – amel. (1)
- Allgemeines – Hitze – Lebenswärme, Mangel an (2)
- Magen – Appetit – Heißhunger – Essen – nach dem Essen (1)

Das reicht aus, um das Arzneimittel erneut zu verschreiben. Da dieses Arzneimittel den Organismus auf einer sehr tiefen Ebene regenerieren konnte, empfiehlt es sich, es weiter zu verwenden und zu sehen, wie es die Situation beeinflussen kann. J. T. Kent rät uns, ein Arzneimittel nicht zu verändern, so lange der Organismus darauf reagiert. Insbesondere, wenn es hinsichtlich der Verschreibung auch nur den geringsten Zweifel gibt ([32]).

Wahl der Potenz

Wurde ein Arzneimittel in der Vergangenheit bereits verabreicht, kann die zuletzt wirksame Potenz wiederholt werden. In diesem Fall war es eine C 1.000. Da aber akute und chronische Symptome gleichzeitig auftraten, ging ich davon aus, dass mehr Energie freigesetzt werden musste. Deshalb entschied ich mich für eine C 10.000.

Reaktion auf das Arzneimittel

Nach der Verabreichung von *Lac caninum* C 10.000 verschwanden ihre Kopfschmerzen, ihre Rückenschmerzen, die Beschwerden der Ohren- und Nasennebenhöhlen und sie fühlte sich insgesamt besser. Sie hatte einen Rückfall aufgrund einer Überanstrengung durch ihr Universitätsstudium. Allerdings nur in Bezug auf die Muskelschmerzen am Rücken, die wiederum gut auf *Lac caninum* angesprochen haben. Nach der Einnahme von Lac caninum C 50.000 entwickelte sie einen Hautausschlag. Während der letzten beiden Jahre war ihr Zustand stabil.

Kommentar zur letzten Verschreibung

Interessanterweise reagierte die Patientin auf dasselbe Arzneimittel, das schon vor dreizehn Jahren gewirkt hatte – und das, obwohl die aktuellen Symptome für dieses Arzneimittel nicht bekannt sind und es auch in der Repertorisation nicht an einer der vorderen Stellen in Erscheinung trat. Wie bereits gesagt, geben die aktuellen Symptome möglicherweise keine Hinweise auf *Lac caninum,* da der Fall durch eine unterdrückende Behandlung verwirrt wurde. Es gibt jedoch noch ein anderes Problem, dem wir uns mit Arzneimitteln wie *Lac caninum* gegenübersehen. Für solche Arzneien sind nur wenige lokale Leitsymptome bekannt, weshalb es schwierig ist, sie in einem Fall zu bestätigen, in dem der größte Teil der Störung sich auf der lokalen Ebene befindet. Deshalb ist es unerlässlich, dass Symptome, die durch diese Arzneimittel geheilt wurden, von einer professionellen Gruppe von Homöopathen gesammelt werden, um zukünftige Verschreibungen zu erleichtern. Es ist unrealistisch zu erwarten, dass bestimmte Arzneimittel nur auf Basis der psychischen Essenz, psychischer Leitsymptome oder einem oder zwei Allgemeinsymptomen verschrieben werden können. Jeder Behandler muss also dabei helfen, die Liste der bestätigten Symptome dieser Arzneimittel zu vervollständigen, damit sie leichter erkennbar werden.

Bewertung der Behandlung

In diesem Fall sahen wir eine Patientin, deren Gesundheitszustand sich von Ebene 8 oder 9 der Gruppe C zu Ebene 3 der Gruppe A bewegte. Ausgehend von einem einseitigen, mental-emotionalen Zustand, ohne Empfänglichkeit für akute Krankheiten, gewann die Patientin Schritt für Schritt ihre Gesundheit zurück. Nun hat sie körperliche Symptome, die in der Hierarchie niedrig angesiedelt sind und ist empfänglich für akute Krankheiten mit Fieber. Ich bin der Meinung, dass dieser Fall, am derzeitigen Punkt der Behandlung, noch immer auf Ebene 3 der Gruppe A und nicht auf einer höheren Ebene angesiedelt ist, da das Abwehrgefüge auch jetzt noch leicht in seiner Funktionsfähigkeit beeinträchtigt werden kann.

Obgleich es momentan körperliche Symptome produziert, zeigt das Muster doch kein klares Arzneimittelbild und erscheint etwas chaotisch. Wie bereits erläutert, kann dieser Eindruck falsch sein, weil wir die körperlichen Leitsymptome von *Lac caninum* noch nicht genau genug kennen. Es kann allerdings auch am negativen Einfluss der allopathischen Medikamente liegen. Wenn das Abwehrgefüge bereits stärker wäre, wäre deren Einfluss deutlich geringer oder gleich null. Dass die Patientin während der letzten 13 Jahre kein weiteres Arzneimittel brauchte, für akute Krankheiten mit Fieber empfänglich war, Hautausschläge entwickelte und während der ganzen Zeit im Gleichgewicht blieb, ist allerdings ein gutes Zeichen.

Man kann sich hier die Frage stellen, ob die Patientin das Arzneimittel nicht gleich am Anfang gebraucht hätte, anstatt dreier unterschiedlicher Arzneien. Natürlich war die Angst vor Spinnen schon in der Erstanamnese vorhanden, obwohl sie da noch nicht so stark war. Deshalb stellte sie zu dem Zeitpunkt auch noch keine behandlungsbedürftige Situation dar, wie nach *Calcium phosphoricum.* Da wir nicht noch einmal von vorne beginnen und *Lac caninum* als erstes Arzneimittel verabreichen können, ist diese Frage schwer zu beantworten. Der Fall entwickelte sich in die richtige Richtung und sogar miasmatische Symptome entstanden und verschwanden nach den Arzneimitteln wieder. Das beweist, dass diese Arzneien eine tief gehende Wirkung hatten. Es besteht immer die Möglichkeit, dass in Zukunft ein anderes Arzneimittel notwendig sein wird. Das ist derzeit aber nicht klar. Wir können nur abwarten, welche Symptome ihr Abwehrgefüge produzieren wird und dementsprechend reagieren.

5.9 Fall 7: Cholangiokarzinom

Erstanamnese

Eine 69-jährige Frau leidet an einem intrahepatischen Gallengangskarzinom (intrahepatisches Cholangiokarzinom) mit starken Erweiterungen der intrahepatischen Gallengänge, besonders auf der linken Seite (3). Es bestehen Metastasen zum rechten Lungenflügel und zum Bauchfell, die eine Operation unmöglich machen. Der Tumor blockiert die rechte Pfortader. Die Schmerzen begannen vor neun Monaten im rechten Hypochondrium und bestehen noch immer. Sie erstrecken sich zum Rücken (3), verschlimmern sich durch Liegen auf der rechten Seite (2), nach dem Essen (2) und besonders nach fettigen Speisen, nach Anstrengung und Stress (1) und verbessern sich durch Ausruhen (1). Die Patientin erhielt eine Chemotherapie, mit schlechtem Ergebnis. Obwohl man zuletzt eine Chemotherapie versuchen wollte, musste man diese verschieben, da sie dafür zu wenig Kraft hat.

Als Kind hatte die Patientin Gelbsucht. Seit 30 Jahren leidet sie unter asthmatischer Bronchitis mit Atemnot bei nebeligem Wetter (2) und bei Anstrengung (2), wofür sie Kortikosteroide benutzte. Vor 14 Jahren wurde sie wegen eines Blasenprolaps operiert. Vor 10 Jahren wurde wegen Gallensteinen die Gallenblase entfernt. Vor 3 Jahren wurden beide Knie durch Knieprothesen ersetzt.

Seit etwa 20 Jahren hat die Patientin Schmerzen in den Finger- und Daumengelenken und im unteren Rücken aufgrund einer Arthrose (2). Bei Bedarf nimmt sie gegen diese Schmerzen „Diclofenac".

Sie hat Bluthochdruck wogegen sie „Metoprololtartrat" einnimmt.

Sie hat Warzen an der Vorderseite des Halses und am oberen Teil der Brust (2), die bereits wiederholt behandelt wurden, jedoch immer wieder zurückkehren.

Die letzte akute Erkrankung liegt viele Jahre zurück. Sie kann sich nicht mehr daran erinnern.

Die Patientin hatte immer guten Appetit und isst alles. Sie leidet unter starkem Übergewicht (2). Ihr Durst ist normal. Es liegen keine Beschwerden des Verdauungstrakts vor.

Sie schläft gut und liegt lieber auf der rechten Seite (2/3). Wegen der Schmerzen ist das momentan jedoch schwierig. Seit der Menopause ist der Patientin insgesamt wärmer und sie fängt leichter an zu schwitzen (1).

Mit der Menstruation, den Schwangerschaften und dem Klimakterium hatte sie keine Probleme.

Bis zu dem Zeitpunkt, an dem die Patientin krank wurde, hatte sie ausreichend Energie. Seitdem leidet sie unter Energiemangel (2/3). Sie war immer ein gut gelaunter Mensch. Sie arbeitete im und um ihr Haus und ist ein praktisch veranlagter Mensch ohne besondere Ängste.

Ihre Mutter litt unter Bronchitis und ihr Bruder unter einem Emphysem. Die Schwester der Patientin starb an Lungenkrebs. Auch ihre Brüder starben an Krebs; einer hatte am ganzen Körper Metastasen.

Prognose nach der Erstanamnese

Tiefe der Störung

Das Zentrum der Störung liegt in diesem Fall auf der körperlichen Ebene. Der Organismus der Patientin kann die Symptome auf dieser Ebene halten. Die mentale und emotionale Ebene sind nicht betroffen. Trotzdem lässt die Natur dieser körperlichen Erkrankung keine gute Prognose zu. In Fällen wie diesem wäre es vielleicht sogar besser, wenn die Störung auf alle drei Ebenen verteilt wäre und untergeordnete Beschwerden, wie leichte Konzentrationsprobleme und etwas Reizbarkeit, hervorrufen würde. Hier hingegen konzentriert sich die ganze Wucht der Erkrankung auf die körperliche Ebene, wodurch eine Lebensbedrohliche Situation entstanden ist. Krebs stellt das Endstadium einer seit langer Zeit existierenden Krankheit dar. Diesen Zustand wieder zu beheben ist keine leichte Aufgabe. Besonders in Fällen mit Metastasierungen ist die Situation wenig aussichtsreich. Es existieren durchaus Berichte von Fällen, in denen Krebs geheilt wurde. Wir müssen hierbei jedoch berücksichtigen, dass sich nicht jeder Patient auf derselben Gesundheitsebene befindet. Die Prognose jeder Krankheit variiert in Bezug auf den allgemeinen Gesundheitszustand der zu behandelnden Person (▶ 4.1).

Vom Standpunkt der Natur der Erkrankung und deren fortgeschrittenem Stadium aus gesehen, hat dieser Fall keine gute Prognose.

Die Störung scheint sich auf der körperlichen Ebene weit ausgebreitet zu haben, da, abgesehen von der Krebserkrankung, auch andere Organsysteme, wie der Atemtrakt, das Herz und das Kreislaufsystem betroffen sind. Das Auftreten von Beschwerden in der Peripherie, wie an den Gelenken und in Form von Warzen, ist positiv zu bewerten. Die Gelenkbeschwerden scheinen allerdings auch eine äußerst destruktive Tendenz zu haben, da bereits beide Knie ersetzt werden mussten. Der einzige günstige Umstand ist, dass die Warzen der allopathischen Behandlung bisher widerstehen konnten. Es besteht die Hoffnung, dass ein Organismus mit dieser Form von Störung fortbestehen kann, da dem Abwehrgefüge offensichtlich ausreichend Energie zur Verfügung steht, um Teile der Störung in die Peripherie zu verlagern.

Medizinische Vorgeschichte des Patienten

An der medizinischen Vorgeschichte der Patientin ist auffallend, dass sie von Kindheit an mit Beschwerden der Leber oder der Gallenblase zu tun hatte. Zuerst hatte sie Gelbsucht, dann Gallensteine und dann Krebs der Gallengänge. Die Erkrankung der Leber vertiefte sich schrittweise. Dazwischen wurde ein anderes Organsystem beeinträchtigt, das auf einer oberflächlicheren Ebene angesiedelt ist, die Atemwege. Danach konnte das Abwehrgefüge die Störung auf das Skelett verlagern, indem es Gelenkbeschwerden produzierte. Vermutlich wegen der unterdrückenden Behandlung der asthmatischen Bronchitis und der Gelenkschmerzen mit allopathischen Medikamenten, wurde das Abwehrgefüge beeinträchtigt und es sind erneut Leberbeschwerden entstanden. Die nächste Beschwerde ist wiederum eine körperlich tiefer liegende, die nun das Herz und das Kreislaufsystem betrifft. Schließlich kann das Abwehrgefüge die Situation nicht mehr unter Kontrolle halten und es entwickelt sich ein Gallengangskarzinom mit Metastasen in der Lunge. Leider hatte die Patientin in den letzten Jahren keine akuten Erkrankungen. Das beweist, dass ihr Gesundheitszustand sich bereits vor Jahren verschlechterte und sie für die Entstehung einer tiefen chronischen Krankheit anfällig wurde. Wie bereits erwähnt, ist das Erscheinen von Warzen, die auf eine allopathische Behandlung nicht ansprechen, positiv zu bewerten.

Familiäre medizinische Vorgeschichte und erbliche Prädisposition

Krebs kann das Endergebnis jeder miasmatischen Prädisposition sein. Aber wie immer – je weniger miasmatische Einflüsse, desto besser die Prognose. Die Destruktivität der Gelenkbeschwerden deuten auf eine syphilitische, der Bluthochdruck und die Warzen auf eine sykotische Prädisposition hin. Die Atemwegsbeschwerden finden wir bei der Mutter, deren Bronchitis einen eher milden Zustand darstellt, im Vergleich zu den Emphysemen und Lungenkarzinomen, die bei anderen Familienmitgliedern zu finden sind. Die Brüder der Patientin verstarben ebenfalls an Krebs, einer davon mit Metastasen im ganzen Körper. Dies gibt Hinweise für eine starke, erblich bedingte Vorbelastung für Krebs, was die Prognose nicht verbessert.

Schlussfolgerung

Wir behandeln eine Patientin im Endstadium eines schweren pathologischen Zustands, die unempfänglich für akute Krankheiten ist. Das bedeutet, dass ihr Gesundheitszustand der Gruppe D zugeordnet werden kann. Wiederkehrende Warzen sind als positives Zeichen zu bewerten und könnten darauf hinweisen, dass die Ebene der Gesundheit noch immer im oberen Teil der Gruppe D ist, auf Ebene 10.

Die Behandlung solcher Patienten ist nicht leicht und es werden viele Arzneimittel zum Einsatz kommen. Akute Krankheiten werden schwer verlaufen und eine Behandlung erfordern. Falls solche Patienten akute Erkrankungen entwickeln, muss der Gesundheitszustand der Ebene 9 der Gruppe C zugeordnet werden.

Auswahl der Symptome der Erstanamnese

Neben den pathogenetischen Symptomen sind kaum andere Symptome zu finden. Das ist kein gutes Zeichen. Es zeigt, dass das Abwehrgefüge bereits stark beeinträchtigt und zu schwach ist, um ein klares Symptommuster hervorzubringen. Möglicherweise müssen wir unsere Analysestrategie dieser Situation anpassen und die Analyse pathologieorientiert gestalten. Deshalb empfiehlt es sich, die pathogenetischen Symptome bereits unter „ausgeprägte Symptome“ aufzuführen.

Charakteristische Symptome

- Krebs der Gallengänge, insbesondere des linken
- Warzen an der Vorderseite des Halses und im oberen Brustbereich
- Verlangen, auf der rechten Seite zu schlafen

Ausgeprägte Symptome

- Schmerz erstreckt sich vom rechten Hypochondrium zum Rücken; Verschlimmerung durch Liegen auf der rechten Seite und nach dem Essen.
- asthmatische Bronchitis mit Atemnot bei nebligem Wetter und bei Anstrengung
- Schmerzen in den Finger- und Daumengelenken und im unteren Rücken
- Übergewicht

Da es keine Erklärung dafür gibt, warum der linke Gallengang stärker befallen ist, wird die Hauptbeschwerde unter „Charakteristische Symptome“ aufgeführt.

Repertorisation und Auswahl des Arzneimittels für die erste Konsultation

Um eine Vorstellung davon zu bekommen, welche Arzneimittel eine spezifische Wirkung auf den linken Teil der Leber haben, habe ich einige Rubriken kombiniert. Da der äußere Hals und die Brust nahe beieinander liegen und die Beschwerde an beiden Teilen dieselbe ist, kombiniere ich die Rubriken, um die mehrfache Aufführung der Arzneimittel zu vermeiden. Leberschmerzen werden in den Prüfungen oftmals als Schmerzen im rechten Hypochondrium beschrieben, weshalb beide Lokalisierungen nachgeschlagen wurden. Die Ausstrahlung der Schmerzen von der Leber oder dem rechten Hypochondrium weist keine Modalitäten auf. Deshalb werden diese Modalitäten separat aufgeführt. In der Rubrik „Abdomen – Schmerz – Hypochondrien – rechts – liegen – Seite; auf der – rechten; auf der – agg. " sind, unter diesem Filter, nur mit der Schmerzbeschreibung „wund schmerzend" Arzneimittel aufgeführt. Um bestimmte Arzneimittel nicht zu stark zu gewichten, die in mehreren, sehr ähnlichen Rubriken aufgeführt sind, wurden diese Rubriken kombiniert.

5

Repertorisation mit dem Filter *Vithoulkas-Variante 2006*

Beim Auswählen der Symptome haben wir bereits festgestellt, dass, außer den pathogenetischen Symptomen, kaum andere vorhanden sind. Dieses Phänomen tritt oft auf bei Patienten, bei denen sich eine tiefe organische Pathologie manifestiert hat und der Gesundheitszustand dem einer der untersten Gesundheitsebenen entspricht. Normalerweise ist es nicht möglich, auf Basis der Gesamtheit der charakteristischen Symptome ein Arzneimittel zu verschreiben. Dieser Ausgangssituation müssen wir in unserer Analysestrategie Rechnung tragen. In dem vorliegenden Fall weist die Pathologie selbst ein eigentümliches Symptom auf, den Befall des linken Gallenganges. Das können wir als eliminierendes Symptom verwenden ([20]).

1	1	**Abdomen – Krebs** – Gallenwege	0
2	1a	**Abdomen – Vergrößert** – Leber – linker Leberlappen (&Eliminierend)	2
3	1a	**Abdomen – Schmerz** – Leber – Leberlappen – links (&Eliminierend)	2
4	1a	**Abdomen** – Schwellung – Leber – linker Leberlappe (&Eliminierend)	1
5	1b	**Äußerer Hals – Warzen**	3
6	1b	**Brust – Warzen**	2
7	1	**Schlaf – Lage** – Seite, auf der – rechten Seite, auf de	18
8	1c	**Abdomen – Schmerz** – Hypochondrien – rechts – erstreckt sich zu – Rücken	11
9	1c	**Abdomen – Schmerz** – Leber – erstreckt sich zu – Rücken	11
10	1d	**Abdomen – Schmerz** – Hypochondrien – rechts – Essen – agg.	1
11	1d	**Abdomen – Schmerz** – Leber – Essen – nach – agg.	8
12	1e	**Abdomen – Schmerz** – Hypochondrien – rechts – liegen – Seite; auf der – rechten; auf der – agg. – wund schmerzend	3
13	1e	**Abdomen – Schmerz** – Leber – liegen – Seite; auf der – rechten; auf der – agg.	15
14	1	**Atmung – Asthma,** asthmatische Atmung	273

15	1f	**Atmung – Asthma,** asthmatische Atmung – Wetter – nebligem Wetter; bei	1
16	1f	**Atmung – Asthma,** asthmatische Atmung – Wetter – nassem Wetter; bei – agg.	14
17	1f	**Atmung – Atemnot,** Dyspnoe, erschwertes Atmen – Wetter – nassem Wetter; bei – agg.	7
18	1 g	**Atmung – Asthma,** asthmatische Atmung – Anstrengung, durch geringe	9
19	1 g	**Atmung – Atemnot,** Dyspnoe, erschwertes Atmen – Anstrengung – nach – agg.	75
20	1	**Extremitäten – Schmerz** – Finger – Gelenke	46
21	1	**Extremitäten – Schmerz** – Daumen – Gelenke	18
22	1	**Rücken – Schmerz** – Sakralregion	191
23	1	**Allgemeines – Fettleibigkeit**	123

	Mag-m.	Carbn-s.	Mag-c.	Card-m.	Chelo.
	699	369	277	176	84
1	-	-	-	-	-
2	2	-	2	-	-
3	-	1	-	-	1
4	-	-	-	2	-
5	-	-	-	-	-
6	-	-	-	-	-
7	-	-	-	-	-
8	3	-	-	-	-
9	3	-	-	-	-
10	-	-	-	-	-
11	1	-	-	-	-
12	2	-	-	-	-
13	3	-	-	-	-
14	-	1	-	1	-
15	-	-	-	-	-
16	-	-	-	-	-
17	-	-	-	-	-
18	-	-	-	-	-
19	-	1	-	-	-
20	-	-	-	-	-
21	-	-	-	-	-
22	1	1	1	-	-
23	-	-	1	-	-

Differenzialanalyse der Arzneimittel

- *Magnesium muriaticum* hat eine starke Wirkung auf die Leber, was ein Leitsymptom des Arzneimittels ist. Das Verlangen der Patientin, auf der rechten Seite zu schlafen, steht allerdings im Widerspruch zu den Leitsymptomen von *Magnesium muriaticum.*
- *Carboneum sulfuratum* ist der Pathogenese dieses Falls unähnlich, da es in erster Linie das Nervensystem beeinträchtigt. Deshalb wird es meistens in Fällen mit fortgeschrittenen, neurologischen Erkrankungen eingesetzt.
- *Magnesium carbonicum* hat eine ähnliche Wirkung wie *Magnesium muriaticum*. Es gibt keine Leitsymptome, die das Arzneimittel weiter bestätigen würden.
- *Carduus marianus* hat eine starke Wirkung auf Leber und Galle. Interessanterweise ist eines seiner Leitsymptome, die linke Seite der Leber krankhaft zu verändern.
- *Chelone glabra* erzeugt ebenfalls Schmerzen und Wund sein im linken Leberlappen wie *Carduus marianus*. J. C. Burnett berichtet in seinem Buch „Lebererkrankungen" von interessanten Fällen, im Zusammenhang mit diesem Arzneimittel ([33]).
- *Carduus marianus* und *Chelone glabra* sind die beiden Arzneimittel, die zu der Charakteristik der Pathologie dieses Falls am besten passen. Um eine Auswahl treffen zu können, müssen wir die Arzneimittel jedoch genauer studieren. In der Literatur von Boericke ist in Kursivschrift zu finden, dass *Carduus marianus* „asthmatische Atmung" hat ([34]). In Herings Leitsymptomen finden wir „Empfindlichkeit von Rücken- und Halswirbeln" und rheumatische Schmerzen in der Schulter, den Fingern und den unteren Extremitäten ([35]).
- *Chelone glabra* erzeugt andererseits ein Gefühl von „Wundheit äußerer Teile, als ob die Haut abgezogen wäre" ([36]). Es wird bei Krampfadern eingesetzt.

Wir kommen zu dem Ergebnis, dass *Carduus marianus* der Totalität der Symptome dieses Falls besser entspricht. Es hat, wie die Patientin, Beschwerden der linken Seite der Leber, zusammen mit Asthma und rheumatischen Schmerzen. Wir finden das Arzneimittel durch eine pathologieorientierte Analyse, indem wir das Leitsymptom des Falls in der Repertorisation eliminierend verwenden. Darüber hinaus kann das Arzneimittel bestätigt werden, indem man auf Basis der Kombination der verschiedenen Pathologien analysiert.

Wahl der Potenz

Bei Fällen wie diesem beginnt man mit niedrigen Potenzen, nicht höher als C 200. Oft muss das Arzneimittel häufiger wiederholt werden, bis eine Reaktion zu sehen ist. Dieser Patient erhielt täglich *Carduus marianus* C 30 in Wasser aufgelöst.

Zweite Konsultation – drei Monate später

Die Patientin hat *Carduus marianus* C 30 für einige Zeit täglich, in Wasser aufgelöst, eingenommen. Nach Einnahme des Arzneimittels hatte sie sehr schnell mehr Energie. Sie fühlte sich nach einiger Zeit bereits so wohl, dass ihr angeraten wurde, trotzdem eine experimentelle Chemotherapie durchführen zu lassen. Diese Behandlung wurde vor zwei Wochen beendet. Der Tumor konnte um 0,5 cm verkleinert werden und die Stelle war auf der Röntgenaufnahme des Brustraums nicht mehr sichtbar. Ihr Appetit ist gut. Sie schläft gut und hat derzeit keine Beschwerden.

Bewertung der zweiten Konsultation

Das Arzneimittel scheint einen positiven Effekt auf die Patientin gehabt zu haben. Während der Erstanamnese war sie sehr schwach, was sich nach der Einnahme schnell besserte. Unglücklicherweise führte der positive Effekt des homöopathischen Arzneimittels zur versuchsweisen Chemotherapie. Diese Art von Behandlung wird häufig verschoben, wenn der Zustand des Patienten entsprechend schlecht ist. Ist der Patient dann, aufgrund der Wirkung des homöopathischen Arzneimittels, wieder bei Kräften, beginnt man mit der allopathischen Behandlung. Diese Situation ist äußerst bedauerlich. Der Organismus braucht die freigewordene Energie eigentlich zur Heilung und um wieder in ein Gleichgewicht zu finden, in dem neue Symptome produziert werden, die das nächste Arzneimittel anzeigen. Um nun aber die Folgen der Chemotherapie zu verarbeiten, verbraucht der Organismus diese ganze Energie und für den Regenerationsprozess steht nichts mehr zur Verfügung. Da derzeit keine Beschwerden vorliegen, entschied ich mich dazu, kein Arzneimittel zu verschreiben.

Dritte Konsultation – vier Monate später

Seit einer Woche geht es der Patientin schlecht und sie wurde im Krankenhaus stationär aufgenommen. Der Krebs ist nun therapieresistent und man kann ihr nicht mehr helfen. Wegen einer Überproduktion an Bilirubin, mit 700 µmol/L, hat sie nun auch noch Gelbsucht.

Bewertung der dritten Konsultation

Wie zu erwarten, konnte die Chemotherapie den Fall nicht heilen. Der Organismus wurde nur noch mehr geschwächt und der Effekt von *Carduus marianus* wurde zunichte gemacht. Da keine neuen Symptome vorliegen und die aktuellen Beschwerden für das Arzneimittel spezifisch sind, ist es das Beste zuerst zu versuchen, ob der Organismus noch immer dafür empfänglich ist. Es wurde *Carduus marianus* verschrieben. Dieses Mal in C 200, zur täglichen Einnahme, in Wasser aufgelöst.

Vierte Konsultation – zwei Wochen später

Nach *Carduus marianus* C 200 ging die Gelbsucht zurück und der Bilirubin-Wert sank auf 100 µmol/L. Da es ihr auch allgemein wesentlich besser ging, wurde sie nach Hause geschickt.

Bewertung der vierten Konsultation

Die Reaktion auf *Carduus marianus* war erneut eindeutig. Das beweist, dass das Arzneimittel einen positiven Effekt auf ihren Organismus hatte und die allgemeine Besserung nach der ersten Verabreichung nicht bloß Zufall war. Da keine neuen Symptome entstanden waren, nahm die Patientin weiterhin *Carduus marianus* C 200 ein.

Fünfte Konsultation – dreieinhalb Wochen später

Vor zwei Wochen trat eine Entzündung des linken Lungenflügels (3) auf. Plötzlich nachts traten bei der Patientin Kurzatmigkeit und 39 °C Fieber auf. Es wurden Prednison und Antibiotika verabreicht. Währenddessen nahm sie weiter *Carduus marianus* C 200 ein. Mit 18 Jahren hatte sie eine schwere Lungenentzündung, die mit Antibiotika behandelt wurde. Die linke Lunge ist nicht vom Krebs befallen.

Abgesehen von Müdigkeit (3) und dem Verlust des Geschmackssinnes (3) hat die Patientin derzeit keine Beschwerden. Das Einzige was sie isst/trinkt ist Buttermilch (3). Seit der Gelbsucht hat sie Abneigung gegen Fleisch (2) und Fisch (2). Ihr Mund ist oft trocken (2).

Sie schläft gut, vorzugsweise auf der rechten Seite (2/3). Ihr wird schnell kalt (2). Sie hat gute Laune.

Bewertung und Prognose der fünften Konsultation

Dass bei der Patientin eine akute Erkrankung mit hohem Fieber auftritt, ist günstig (▶ 3.3.6). Es bestätigt die Annahme der ersten Prognose, demzufolge das Abwehrgefüge noch über eine ausreichende Regenerationskraft verfügt, was sich darin zeigt, dass die Warzen sich einer allopathischen Behandlung gegenüber therapieresistent zeigen. Die nun sichtbare Entwicklung verbessert die Prognose und deutet darauf hin, dass der Gesundheitszustand der Patientin höchstwahrscheinlich der Ebene 9 der Gruppe C zugeordnet werden kann. In einem Fall wie diesem, ist es jedoch wichtig, zu überprüfen, ob die Lungenentzündung aufgrund eines Lungentumors entstanden ist. Denn dann wäre das Geschehen durch die zugrunde liegende Pathologie erklärbar und aus Sicht der Homöopathie weniger günstig. Die Diagnose zeigt uns jedoch, dass die linke Lunge nicht betroffen ist, was als gutes Zeichen zu bewerten ist.

Unglücklicherweise wurden die Heilungsbemühungen des Abwehrgefüges, die durch die Lungenentzündung zum Ausdruck kamen, durch Prednison und Antibiotika unterdrückt. Weil allopathische Ärzte diese Prozesse nicht verstehen und die Bedeutsamkeit dieser Symptome nicht beurteilen können, werden sie alles unternehmen, um diese wichtigen Reaktionen zu stoppen. Sie werden starke Medikamente verschreiben, um die Arbeit des Abwehrgefüges zu unterbinden. Das entspricht genau dem Gegenteil dessen, was die Homöopathie zu erreichen versucht. In einer homöopathischen Behandlung versuchen wir, das Abwehrgefüge zu stärken, anstatt es zu unterdrücken, damit es die Lungenentzündung selbst überwinden kann. Diese Gelegenheit wurde hier verpasst. Das Problem mit Organismen, die zu dieser Gesundheitsebene gehören, ist, dass sie nicht die Kraft dazu haben, eine solche Anstrengung häufiger zu wiederholen. Manchmal haben sie nur noch eine letzte Möglichkeit. Wenn diese vergeben wird, kann der Patient sterben. Zum Glück ist der Organismus in diesem Fall stärker, wodurch die Unterdrückung lediglich zu einem Mangel an Energie führte.

Als Homöopathen können wir versuchen, das Abwehrgefüge so zu stimulieren, dass es noch einmal akute Erkrankungen erzeugen kann (▶ 4.2.7, ▶ Abb. 4.21). Sobald das der Fall ist, müssen wir versuchen, die akute Erkrankung homöopathisch zu behandeln, um den Gesundheitszustand der Patientin auf eine höhere Ebene der Gesundheit zu bringen – wodurch wir ihr vielleicht das Leben retten können. Die Behandlung dieser Akutsituation bedarf möglicherweise mehrerer Arzneimittel.

Erinnern wir uns daran, dass die Patientin eine Lungenentzündung hatte, als sie 18 Jahre alt war. Das Wiederauftreten einer Beschwerde aus der Vergangenheit zeigt die Bemühung ihres Organismus, zu der Gesundheitsebene zurückzukehren, auf der sie zur damaligen Zeit gewesen ist. In der Homöopathie nennen wir diese Veränderungen die „Richtungen der Heilung". Auch das spricht für eine positive Entwicklung.

Wir werden jetzt herauszufinden versuchen, welches homöopathische Arzneimittel verabreicht werden kann und ob es das zuletzt verwendete oder ein neues ist.

Auswahl der Symptome der fünften Konsultation

Hier ist es wichtig zu erkennen, dass sich das Symptommuster nun völlig von dem der Erstanamnese unterscheidet, wo wir mit einer einseitigen Krankheit konfrontiert waren ([13]), die nur wenige allgemeine Charakteristiken aufwies. Aus homöopathischer Sicht treten jetzt verwertbare lokale und allgemeine Symptome auf. Das beweist, dass die höhere Gesundheitsebene, von der in der Bewertung dieser Konsultation die Rede war, tatsächlich eingetreten ist und sich das Abwehrgefüge regeneriert hat. Da die lokale Beschwerde jedoch keine Besonderheiten aufweist, z.B. Modalitäten, müssen wir, um die Arzneimittel differenzieren zu können, die Allgemeinsymptome mit einbeziehen.

Charakteristische Symptome

- Entzündung des linken Lungenflügels
- Möchte nur Buttermilch trinken/essen
- Seit Entwicklung einer Gelbsucht Abneigung gegen Fleisch und Fisch
- Schläft lieber auf der rechten Seite
- Friert leicht

Ausgeprägte Symptome

- Müdigkeit
- Verlust des Geschmackssinns
- Mundtrockenheit

Die Mundtrockenheit und der Verlust des Geschmackssinns könnten eine Nebenwirkung der Chemotherapie sein. Da diese Symptome bei den vorherigen Konsultationen jedoch nicht erwähnt wurden und es sich um sehr ausgeprägte Symptome handelt, werden sie in die Repertorisation aufgenommen.

Repertorisation und Auswahl des Arzneimittels für die fünfte Konsultation

Das Verlangen nach Buttermilch kann in zwei Rubriken gefunden werden, die ich miteinander kombiniert habe. Einige Rubriken sind sehr groß. Aus Gründen der Vollständigkeit wurden sie trotzdem einbezogen.

Repertorisation mit dem Filter *Vithoulkas-Variante 2006*

1	1	**Brust – Entzündung** – Lungen – links	12
2	1a	**Allgemeines – Speisen und Getränke** – Buttermilch – Verlangen	7
3	1a	**Allgemeines – Speisen und Getränke** – Milch – Verlangen – saure	3
4	1	**Allgemeines – Speisen und Getränke** – Fleisch – Abneigung	118
5	1	**Allgemeines – Speisen und Getränke** – Fisch – Abneigung	16
6	1	**Schlaf Lage – Lage** – Seite, auf der – rechten Seite, auf de	18
7	1	**Allgemeines – Hitze** – Lebenswärme, Mangel an	220
8	1	**Allgemeines – Schwäche**	682
9	1	**Mund – Geschmack** – Geschmacksverlust	115
10	1	**Mund – Trockenheit**	243

5

	Phos.	Sulph.	Nat-s.	Calc.	Kali-c.	Nat-m.	Sil.	Ars.	Chin.	Graph.
	28	25	24	21	21	20	20	19	19	19
1	1	1	2	2	2	-	-	-	-	-
2	-	-	-	-	-	-	-	-	-	-
3	-	-	1	-	-	-	-	-	-	-
4	2	3	1	3	2	2	3	2	3	3
5	2	1	-	-	-	1	-	-	-	3
6	3	2	2	-	1	-	-	2	1	-
7	3	2	3	3	3	2	3	2	2	3
8	3	3	3	3	3	3	3	3	3	3
9	3	2	1	2	1	3	3	1	1	-
10	3	3	3	2	2	3	3	3	3	2

Differenzialanalyse der Arzneimittel

- *Phosphor* ist eines der Hauptmittel für linksseitige Lungenentzündungen und sollte in der Rubrik „Brust – Schmerz – Lunge – links" höherwertig eingetragen werden. Die Abneigung gegen Fisch und die Schlaflage auf der rechten Seite sind Leitsymptome des Arzneimittels.
- *Sulfur* hat hingegen das umgekehrte Leitsymptom „Schlaflage auf der linken Seite". Obwohl es auch bei linksseitigen Lungenentzündungen erwähnt ist, muss uns das zuvor genannte Symptom davon abhalten *Sulfur* einzusetzen. Die Abneigung gegen Fisch ist ein Leitsymptom des Arzneimittels. Das Verlangen nach Buttermilch spricht jedoch gegen *Sulfur*, da es als Leitsymptom eine Abneigung gegen saure Speisen hat. Auch das muss uns von einer Verabreichung abhalten.
- *Natrium sulfuricum* ist eines der wichtigsten Arzneimittel für linksseitige Lungenentzündungen. Es hat Verlangen nach Joghurt als Leitsymptom. Da auch Buttermilch ein saures Milchprodukt ist, können wir das als Bestätigung für das Symptom verwenden. Wir wissen, dass diese Vorgehensweise korrekt ist, da *Natrium sulfuricum* auch in der Rubrik „Allgemeines – Speisen und Getränke – Milch – Verlangen – saure" eingetragen ist.
- *Calcium carbonicum* hat keine Leitsymptome in diesem Fall. Es hat „schläft auf der linken Seite" als Leitsymptom, was im Widerspruch zu diesem Fall steht.
- *Kalium carbonicum* wird aufgrund seiner rechtsseitigen Schlaflage bestätigt, was eines seiner Leitsymptome ist. Es ist ein wichtiges Arzneimittel für Lungenentzündungen, sowohl der linken als auch der rechten Seite.
- *Natrium muriaticum* kann aufgrund seiner Abneigung gegen Fisch bestätigt werden. Die Schlafposition auf der rechten Seite spricht jedoch dagegen.
- *Silicea terra* hat den Kräftemangel als Teil seiner Essenz. Leichtes Frieren ist eines seiner Leitsymptome. Zu den aktuellen Beschwerden hat es allerdings keinen starken Bezug.
- *Arsenicum album* friert leicht und schläft auf der rechten Seite. Momentan hat es aber ebenfalls keine Verbindung zu dem Fall.
- *China officinalis* hat keinen Bezug zur derzeitigen Situation, obgleich es eines der Hauptmittel für Beschwerden von Leber und Galle ist.
- *Graphites* hat die Abneigung gegen Fisch als Leitsymptom. Zur aktuellen Beschwerde hat es jedoch keine Ähnlichkeit.

Von den oben besprochenen Arzneimitteln haben *Phosphor, Natrium sulfuricum* und *Kalium carbonicum,* zum jetzigen Zeitpunkt, die größte Ähnlichkeit mit dem Fall. Um sie weiter differenzieren zu können, müssen wir sie mit der zugrunde liegenden Pathologie des Falls vergleichen. Phosphor ist für seine Wirkung auf die Leber bekannt, besonders hinsichtlich einer Veränderung in Richtung einer Fettleber. Eine der Hauptwirkungen und ein Leitsymptom von *Natrium sulfuricum* ist seine Wirkung auf Leber und Galle. Daneben ist es eines der Hauptmittel bei Asthma, das sich bei feuchtem Wetter verschlimmert, und bei Hüftgelenksarthrose. Betrachten wir den Fall auf diese Weise, wird deutlich, dass *Natrium sulfuricum* das nächste indizierte Arzneimittel ist. Es wird hinsichtlich der pathologieorientieren Analyse des akuten und des chronischen Zustands und anhand der Leitsymptome ausgewählt. Darüber hinaus, indem man die verschiedenen Pathologien miteinander kombiniert.

Wahl der Potenz für die fünfte Konsultation

Dieser Fall gehört noch immer zu den Gesundheitsebenen, bei denen mit einer niedrigen Potenz begonnen wird, d. h. mit einer Potenz, die nicht höher ist als eine C 200.

Sechste Konsultation – zwei Wochen später

Die Patientin erhielt eine Gabe *Natrium sulfuricum* C 200 und bekam vier Tage später 39 °C Fieber mit Schüttelfrost und großem Durst. Daraufhin erhielt sie *Aconitum napellus* C 1.000, da sie sich im Allgemeinen sehr krank fühlte und weil die Gefahr einer Lungenentzündung bestand. Das Fieber ging innerhalb von zwei Stunden zurück. In der nächsten Nacht schlief sie gut und hatte am darauffolgenden Tag auch keinen Husten mehr. Nach einigen Tagen kehrte das Fieber jedoch zurück und erschien nun täglich zwischen 18:00 und 19:00 Uhr. *Aconitum napellus* zeigte jetzt keine Wirkung mehr. Der Husten und die Gelbsucht bestanden nicht mehr.

Bewertung der sechsten Konsultation

Die Rückkehr des Fiebers nach so kurzer Zeit ist ein gutes Zeichen und zeigt, dass *Natrium sulfuricum* das Abwehrgefüge auf positive Weise zu stimulieren vermochte. *Aconitum napellus* wurde wegen des raschen Fieberanstiegs, verbunden mit Durst, verabreicht. Darüber hinaus wegen des allgemein verschlechterten Zustands der Patientin und weil es für die Behandlung linksseitiger Lungenentzündungen bekannt ist. Das Arzneimittel wirkte unmittelbar und schien richtig zu sein, da die Patientin danach gut schlief und der Husten verschwand. Es konnte den chronischen Prozess jedoch nicht aufhalten und das Fieber kehrte zurück. Das ist häufig zu beobachten, da, um einer Rückkehr des akuten Zustands entgegenzuwirken, das darunterliegende Arzneimittel benötigt wird, das zu einem breiteren Spektrum an Symptomen ähnlich ist.

Auswahl der Symptome der sechsten Konsultation

Hier ist nun auffallend, dass das Fieber jeden Tag zwischen 18:00 und 19:00 Uhr wieder auftritt. Wir müssen jetzt zuallererst überprüfen, ob dieses Symptom ein Symptom von *Natrium sulfuricum* ist, das Arzneimittel, das eine übergreifende Wirkung auf den Fall hat.

Repertorisation und Auswahl der Symptome für die sechste Konsultation

In den Rubriken „Fieber – abends – 18 h", „Fieber – abends – 18 h – 18–19 h" oder „Fieber – abends – 19 h" ist *Natrium sulfuricum* nicht aufgeführt. Nicht einmal in der Rubrik „Fieber – abends". Das einzige, was wir jetzt tun können, ist herauszufinden, ob das Arzneimittel diese Verschlimmerung im Allgemeinen hat. Tatsächlich ist es in der Rubrik „Allgemeines – abends 19 h" aufgeführt. Das ist ein äußerst günstig: Bringt der Organismus ein neues Symptom des Arzneimittels hervor, das während der akuten Phase auch zum übergeordneten Symptommuster passt, beweist das, dass der Organismus kräftiger wird, das Abwehrgefüge sich regeneriert und die Homöostase wiederhergestellt wird. Deshalb wird *Natrium sulfuricum* C 200 nochmals verabreicht.

Siebte Konsultation – eine Woche später

Das Fieber kehrte nicht mehr zurück. Nun hat die Patientin jedoch eine Magen-Darm-Grippe mit Durchfall.

Bewertung der siebten Konsultation

Die Reaktion auf *Natrium sulfuricum* C 200 war wiederum gut. Die charakteristische Zeitmodalität des Fiebers, die von dem Arzneimittel abgedeckt wird, verschwand. Wir müssen uns jedoch darüber im Klaren sein, dass die Patientin nicht geheilt ist, weshalb das Abwehrgefüge noch immer akute Symptome hervorbringt. Es ist von großem Vorteil, dass die neue akute Erkrankung in einem Bereich entstanden ist, der in der Hierarchie weiter unten angesiedelt ist, als die Lungen – im Magen-Darm-Trakt. Diese Magen-Darm-Grippe ist weit weniger lebensbedrohlich als die Lungenentzündung zuvor. Selbstverständlich muss der Homöopath jedoch sicherstellen, dass die Patientin nicht dehydriert.

Bemerkenswert ist auch, dass *Natrium sulfuricum* eines der Hauptmittel für Magen-Darm-Grippe mit Durchfällen ist. Das begünstigt die Prognose, da der Organismus während der Heilphase dasselbe Muster aufrechterhalten kann und wir das Arzneimittel deshalb nicht wechseln müssen. *Natrium sulfuricum* C 200 wird wiederholt.

Achte Konsultation – zwei Wochen später

Eine Woche nach *Natrium sulfuricum* C 200 wurde die Patientin wegen Knochenschmerzen in den Armen und am Rücken ins Krankenhaus eingeliefert. Sie erhielt erneut allopathische Medikamente und wurde auf Knochenmetastasen hin untersucht. Der Befund war negativ. Es lagen auch keinerlei Probleme mit der Lunge vor. Nach einer Woche wurde sie in einem sehr schlechten Zustand entlassen.

Momentan schläft sie nicht gut, weil sie wegen eines Spannungsschmerzes im Abdomen nicht auf der Seite liegen kann. Sie hat Aszites (3). Sie hat weder Appetit noch Durst. Alle anderen Beschwerden sind verschwunden.

Bewertung der achten Konsultation

Wieder hat sich etwas sehr problematisches ereignet. Nach der Magen-Darm-Grippe produzierte der Organismus Knochenschmerzen. Aus Sicht der Homöopathie ist das eine sehr gute Entwicklung, da der Skelettapparat und die Muskeln wiederum tiefer in der Hierarchie angesiedelt sind als der Magen-Darm-Trakt.

Natürlich muss untersucht werden, ob die neuen Symptome nicht Zeichen eines weiteren Fortschreitens der Krankheit sind. Doch die Anwendung allopathischer Medikamente ist äußerst nachteilig, da die Medikamente den Organismus darin behindern, einen Zustand des Gleichgewichts zu finden. Die Auswirkungen dieser Behandlung zeigen sich in dem allgemein verschlechterten Zustand der Patientin, der durch das Verschwinden aller peripherer Symptome und durch eine Verschlimmerung des pathologischen Zustands gekennzeichnet ist. Nun hat sie wieder eine einseitige Erkrankung mit Aszites. In dieser Situation kann ein Organismus nur noch einmal oder wenige Male den Versuch unternehmen zu regenerieren und akute Symptome produzieren. Wenn dies unterdrückt wird, wird er auf eine weiter unten liegende Ebene der Gesundheit abfallen und der chronische Zustand wird erneut die Oberhand gewinnen. Mit dieser Situation sehen wir uns nun konfrontiert.

An dieser Stelle muss Folgendes beachtet werden: Die Knochenschmerzen könnten ein Zeichen dafür sein, dass der Organismus eine andere miasmatische Schicht erreicht hat. In der Erstanamnese haben wir rezidivierende Warzen festgestellt, die zur sykotischen Prädisposition passen. *Natrium sulfuricum* ist hierfür eines der Hauptmittel. Die nach *Natrium sulfuricum* entstandenen Knochenschmerzen sind jedoch der syphilitischen Prädisposition zuzuordnen. Das kann für die Prognose des Falls von größter Wichtigkeit sein. Fälle dieser Art sind oftmals multimiasmatisch. Deshalb ist es von großer Bedeutung, wenn Leitsymptome einer Nosode einer anderen erblichen Prädisposition erscheinen, die sich von denen der weiter oben liegenden miasmatischen Schicht unterscheiden.

Auswahl der Symptome der achten Konsultation

Orientieren wir uns an den aktuellen Symptomen, können wir nur die Aszites und die zugrunde liegende Pathologie verwenden. Alle anderen Symptome bestehen nicht mehr, weil sich der allgemeine Gesundheitszustand verschlechtert hat. Um die Arzneimittel voneinander zu differenzieren, können wir die zuletzt vom Organismus hervorgebrachten Symptome verwenden. Das waren die Knochenschmerzen und die Allgemeinsymptome aus der fünften Konsultation.

Repertorisation und Auswahl des Arzneimittels für die achte Konsultation

Am einfachsten analysiert man diesen Fall, indem man überprüft, ob *Natrium sulfuricum* die derzeitigen Symptome abdeckt und der Organismus noch immer auf dieses Arzneimittel reagiert.

Natrium sulfuricum ist dreiwertig unter „Allgemeines – Schmerz – Knochen“ eingetragen. Unter „Abdomen – Wassersucht – Aszites“ ist es nicht aufgeführt. Allerdings ist es einwertig unter „Allgemeines – Wassersucht – innere Wassersucht“ zu finden.

Da wir wissen, dass dieser Organismus sensibel auf *Natrium sulfuricum* reagiert hat und das Arzneimittel die derzeitigen Symptome abdeckt, ist es am besten, es zunächst einmal zu wiederholen. *Natrium sulfuricum* C 1.000 wurde verabreicht. Es wurde eine höhere Potenz eingesetzt, da die C 200 keine Wirkung gezeigt hatte.

Neunte Konsultation – zwei Tage später

Auf *Natrium sulfuricum* C 1.000 zeigte sich keine Wirkung. Der Aszites ist unverändert und erzeugt Schmerzen in den Seiten. Nun hat die Patientin zusätzlich ödematöse Schwellungen der Beine. Es hat sich keine allgemeine Besserung eingestellt und sie friert (2).

In der Klinik wurde ein Zusammenbruch der Leber- und Nierenfunktion diagnostiziert. Der Lebertumor hat sich vergrößert. Laut Aussage des Onkologen kann keine weitere Behandlung mehr durchgeführt werden.

Bewertung der neunten Konsultation

Das Arzneimittel, auf das die Patientin in den vergangenen Monaten noch hervorragend reagiert hatte, wirkt nun nicht mehr. Das bedeutet, dass der Gesundheitszustand der Patientin die Ebene der Gesundheit gewechselt hat, was durch die Diagnose der Krankenhausärzte bestätigt wird. Der Gesundheitszustand befindet sich nun wieder in Gruppe D, wo wir die Patientin nur noch palliativ behandeln können.

Auswahl der Symptome der neunten Konsultation

Das Arzneimittel, das zum übergeordneten Symptommuster passt, zeigt keine Wirkung mehr. Da uns nur pathogenetische Symptome vorliegen, müssen wir uns bei der Analyse an der Pathologie orientieren. Das Hauptproblem besteht nun in der Aszites.

Repertorisation und Auswahl des Arzneimittels für die neunte Konsultation

Die Hauptmittel in der Rubrik „Abdomen – Wassersucht – Aszites" sind *Apis mellifica, Apocynum cannabinum, Arsenicum album, Conium maculatum, Lycopodium clavatum* und *Terebinthinae oleum*.

Von diesen Arzneimitteln haben *Apis mellifica* und *Apocynum cannabinum* Ödeme als Leitsymptom. Am besten differenziert man sie anhand der Modalität.

- *Apis mellifica* wird durch Kälte gebessert, wohingegen *Apocynum cannabinum* durch Kälte eine Verschlimmerung erfährt. In diesem Fall passt letzteres Arzneimittel demnach besser.
- Auch *Lycopodium clavatum* muss in Betracht gezogen werden, da es eine starke Wirkung auf die Leber-Pathologien hat. Das derzeitige Hauptproblem der Patientin ist weder ein Leitsymptom noch ein Merkmal der Essenz des Arzneimittels.
- *Apocynum cannabinum* wird auf der Grundlage der Pathologie des Falls ausgewählt und durch Allgemeinsymptome bestätigt.

Auswahl der Potenz der neunten Konsultation

Der Fall gehört zu den untersten Gesundheitsebenen. Deshalb muss anfangs eine niedrige Potenz, nicht höher als C 200, gegeben werden.

Zehnte Konsultation – zwei Wochen später

Apocynum cannabinum C 200 wurde einmal täglich mit geringer Wirkung verabreicht. Nach drei Tagen wurde die Potenz auf C 1.000 erhöht. Diese Potenz wurde zweimal täglich eingenommen. Nach drei Tagen hatte sich ihr Zustand stabilisiert. Sie konnte besser urinieren und der Aszites hatte sich in einem Umfang verringert, dass s sich die Patientin wieder besser fühlte. Sie entwickelte einen Hautausschlag an den Füssen, was der Hausarzt als Fußpilz diagnostizierte.

Elf Tage nach dem Beginn der Einnahme von *Apocynum cannabinum* C 1.000 verstarb sie plötzlich während des Frühstücks mit ihrem Ehemann. Sie aß Porridge mit Buttermilch und es war so, als würde sie einfach einschlafen, während sie am Tisch saß. Die Patientin konnte friedvoll zuhause sterben.

Bewertung der zehnten Konsultation

Diese letzten beiden Wochen zeigten einen typischen Verlauf für einen Fall der Gruppe D. Der Homöopath kann hier nur noch palliativ einwirken, um der Patienten, während dieses letzten Stadiums ihres Lebens, so viele Beschwerden wie möglich zu nehmen. Unter homöopathischer Behandlung werden wir sehen, dass Patienten in Frieden, bei klarem Bewusstsein und im guten Kontakt mit geliebten Menschen sterben können. Das ist das Beste, was man sich als letzten Beitrag zu ihrem Leben wünschen kann.

Aus Sicht der Homöopathie gibt es eine wichtige Beobachtung. Sogar im letzten Stadium des Lebens unternahm das Abwehrgefüge die Anstrengung, die Störung in die Peripherie zu verlagern, indem es einen Hautausschlag an den Füßen hervorrief. Selbst wenn der Hausarzt das als Fußpilz diagnostizierte, ist es doch eine Hautreaktion. Gleichermaßen wichtig ist es, dass die Patientin Porridge aus Buttermilch aß. Das zeigt, dass ihr Organismus anscheinend wieder Symptome erzeugte, die zum Muster von *Natrium sulfuricum* gehören. Beides ist bemerkenswert und zeigt, dass die Frau im Prinzip eine starke Konstitution gehabt haben muss, die durch die suppressiven Therapien und Interventionen geschwächt wurde. Bedauerlicherweise war es zu spät für das Abwehrgefüge, um noch einmal diese immense Anstrengung zur Regeneration zu unternehmen. Letztendlich kollabierte der Organismus.

Literatur

[1] Vithoulkas G. Case Analysis and First prescription. In: Vithoulkas G. The Science of Homeopathy. 5th ed. Alonissos: International Academy of Classical Homeopathy; 2009. S. 195. (Dt. Übersetzung: Vithoulkas G. Fallanalyse und erste Verordnung. In: Vithoulkas G. Die Praxis homöopathischen Heilens. 6. A. München: Elsevier Urban & Fischer; 2005. S. 178).

[2] Vithoulkas G. Video course on classical homeopathy, lecture on case analysis. o.J.

[3] Schroyens F. Essential Synthesis. London: Homeopathic Book Publishers; London, 2007.

[4] Vithoulkas G. The Science of Homeopathy. 5th ed. Alonissos: International Academy of Classical Homeopathy; 2009. S. 175. (Dt. Übersetzung: Vithoulkas G. Die Praxis homöopathischen Heilens. 6. A. München: Elsevier Urban & Fischer; 2005. S. 156).

[5] Hahnemann S. Psora: In: Hahnemann S. Chronic diseases, reprint. New Delhi: Jain Publishers; 1992. S. 97. (Dt. Übersetzung: Hahnemann S. Psora: In: Hahnemann S. Die Theorie der chronischen Krankheiten. 3. A. Berg: Barthel & Barthel; 1999. S. 166).

[6] Hahnemann S. Sycosis: In: Hahnemann S. Chronic diseases, reprint. New Delhi: Jain Publishers; 1992. S. 83. (Dt. Übersetzung: Hahnemann S. Sykose: In: Hahnemann S. Die Theorie der chronischen Krankheiten. 3. A. Berg: Barthel & Barthel; 1999. S. 147).

[7] Hahnemann S. Nature of chronic diseases: In: Hahnemann S. Chronic diseases, reprint. New Delhi: Jain Publishers; 1992. S. 7. (Dt. Übersetzung: Hahnemann S. Natur der chronischen Krankheiten: In: Hahnemann S. Die Theorie der chronischen Krankheiten. 3. A. Berg: Barthel & Barthel; 1999. S. 9).

[8] Kent JT. Tuberculosis. In: Kent JT. New Remedies – Clinical Cases – Lesser Writings, reprint. New Dehli: Jain Publishers; 2004. S. 226.

[9] Kent JT. Lectures on Homeopathic Materia medica, reprint. New Dehli: Jain Publishers; 1984. S. 349. (Dt. Übersetzung: Kent JT. Homöopathische Arzneimittelbilder. Stuttgart: Haug, 1998).
[10] Vithoulkas G. Predisposition to Disease. In: Vithoulkas G. The Science of Homeopathy. 5th ed. Alonissos: International Academy of Classical Homeopathy; 2009. (Dt. Übersetzung: Vithoulkas G. Prädisposition für Erkrankungen. In: Vithoulkas G. Die Praxis homöopathischen Heilens. 6. A. München: Elsevier Urban & Fischer; 2005).
[11] Vithoulkas G. The Science of Homeopathy. 5th ed. Alonissos: International Academy of Classical Homeopathy; 2009. S. 24 (Dt. Übersetzung: Vithoulkas G. Die Praxis homöopathischen Heilens. 6. A. München: Elsevier Urban & Fischer; 2005. S. 20–21).
[12] Vithoulkas G. Acute Disease Influence. In: Vithoulkas G. The Science of Homeopathy. 5th ed. Alonissos: International Academy of Classical Homeopathy; 2009. S. 104. (Dt. Übersetzung: Vithoulkas G. Akute Krankheiten. In: Vithoulkas G. Die Praxis homöopathischen Heilens. 6. A. München: Elsevier Urban & Fischer; 2005).
[13] Hahnemann S. §§; 172–173. In: Hahnemann S. Organon of Medicine, 6th ed. (Dt. Übersetzung: Hahnemann S. Organon der Heilkunst, 6. A. Stuttgart: Haug; 1999).
[14] Kent JT. Potencies Discussion. In: Kent JT. New Remedies – Clinical Cases – Lesser Writings, reprint. New Dehli: Jain Publishers; 2004. S. 351.
[15] Kent JT. Tuberculosis. In: Kent JT. New Remedies – Clinical Cases – Lesser Writings, reprint. New Dehli: Jain Publishers; 2004. S. 226.
[16] Hahnemann S. Syphilis: In: Hahnemann S. Chronic diseases, reprint. New Delhi: Jain Publishers; 1992. S. 87. (Dt. Übersetzung: Hahnemann S. Syphilis: In: Hahnemann S. Die Theorie der chronischen Krankheiten. 3. A. Berg: Barthel & Barthel; 1999. S. 151).
[17] Kent JT. How to study the repertory? In: Kent JT. New Remedies – Clinical Cases – Lesser Writings, reprint. New Dehli: Jain Publishers; 2004. S. 312.
[18] Kent JT. Lectures on Homeopathic Materia medica, reprint. New Dehli: Jain Publishers; 1984. S. 339–340. (Dt. Übersetzung: Kent JT. Homöopathische Arzneimittelbilder. Stuttgart: Haug, 1998).
[19] Schwartz E. Bureau of materia medica. The Homoeopathician. A journal of Pure homeopathy 1915 (1):o. A.
[20] Vithoulkas G. The Science of Homeopathy. 5th ed. Alonissos: International Academy of Classical Homeopathy; 2009. S. 202. (Dt. Übersetzung: Vithoulkas G. Fallanalyse und erste Verordnung. In: Vithoulkas G. Die Praxis homöopathischen Heilens. 6. A. München: Elsevier Urban & Fischer; 2005. S. 187).
[21] Allen T. F. Encyclopedia of Pure Materia medica, reprint, Volume 7. New Dehli: Jain Publishers; 1985. S. 274.
[22] Allen T. F. Encyclopedia of Pure Materia medica, reprint, Volume 7. New Dehli: Jain Publishers; 1985. S. 272.
[23] Allen T. F. Encyclopedia of Pure Materia medica, reprint, Volume 7. New Dehli: Jain Publishers; 1985. S. 270.
[24] Allen T. F. Encyclopedia of Pure Materia medica, reprint, Volume 7. New Dehli: Jain Publishers; 1985. S. 273.
[25] Boericke W. Pocket Manual of Homeopathic Materia medica, reprint. New Delhi: Jain Publishers; 1983. S. 491–492. (Dt. Übersetzung: Handbuch der homöopathischen Materia medica. Stuttgart: Haug, 2004).
[26] Vithoulkas G. A New Model for Health and Disease, expanded edition. Alonissos: International Academy of Classical Homeopathy; 2008, S. 124, 136.
[27] Vithoulkas G. Dynamic Interaction of Disease. In: Vithoulkas G. The Science of Homeopathy. 5th ed. Alonissos: International Academy of Classical Homeopathy; 2009. S. 202, 103. (Dt. Übersetzung: Vithoulkas G. Dynamische Wechselwirkungen von Krankheiten. In: Vithoulkas G. Die Praxis homöopathischen Heilens. 6. A. München: Elsevier Urban & Fischer; 2005. S. 186).

5

[28] Vithoulkas G. The Science of Homeopathy. 5th ed. Alonissos: International Academy of Classical Homeopathy; 2009. S. 128–129. (Dt. Übersetzung: Vithoulkas G. Die Praxis homöopathischen Heilens. 6. A. München: Elsevier Urban & Fischer; 2005. S. 104–106).
[29] Kent JT. How to study the Repertory. In: Kent JT. New Remedies – Clinical Cases – Lesser Writings, reprint. New Dehli: Jain Publishers; 2004. S. 312.
[30] Hering C. Guiding Symptoms of our Materia medica, Volume 6, reprint. New Dehli: Jain Publishers; 1988. S. (6) 516. (Dt. Übersetzung: Leitsymptome unserer Materia medica. Aachen: von Schlick, 1998).
[31] Hering C. Guiding Symptoms of our Materia medica, reprint. New Dehli: Jain Publishers; 1988. S. (6) 515. (Dt. Übersetzung: Leitsymptome unserer Materia medica. Aachen: von Schlick, 1998).
[32] Kent JT. Proper Time to Change. In: Kent JT. New Remedies – Clinical Cases – Lesser Writings, reprint. New Dehli: Jain Publishers; 2004. S. 418.
[33] Burnett J. C. Die Lebererkrankungen. München: Müller und Steinicke, 1994.
[34] Boericke W. Pocket Manual of Homeopathic Materia medica, reprint. New Delhi: Jain Publishers; 1983. S. 177. (Dt. Übersetzung: Handbuch der homöopathischen Materia medica. Stuttgart: Haug, 2004).
[35] Hering C. Guiding Symptoms of our Materia medica, reprint. New Dehli: Jain Publishers; 1988. S. 411. (Dt. Übersetzung: Leitsymptome unserer Materia medica. Aachen: von Schlick, 1998).
[36] Clarke JH. Dictionary of Practical Materia medica, Volume 1, reprint. New Dehli: Jain Publishers; 1986. S. 467. (Dt. Übersetzung: Clarke JH. Praktische Materia medica. Berg: Barthel; 1994 S. 515).

5

6 Hindernisse für eine homöopathische Behandlung

Dieses Kapitel behandelt einen schwierigen Sachverhalt in der Homöopathie: die Erfolglosigkeit. Zunächst werden Situationen betrachtet, in denen es wahrscheinlich ist, dass Fehler bei einer Behandlung auftreten. Danach wird thematisiert, was in bestimmten Fällen vor sich geht und warum das verabreichte Arzneimittel keine Wirkung zeigt, obwohl es für den Fall angezeigt schien. Das zu verstehen ist wichtig, weil der Homöopath sich bewusst sein muss, wo das Problem liegt und wann er andere Therapeuten oder medizinische Fachrichtungen zu Rate ziehen sollte. Bevor ich mich den Hindernissen bei der Verschreibung homöopathischer Arzneien zuwende, möchte ich die zentralen Stressfaktoren – die wir Krankheiten nennen – betrachten, die zu einem Ungleichgewicht im Organismus führt.

6.1 Krankheitsauslöser

Krankheit manifestiert sich durch die Aktivierung unserer erblichen Prädisposition. Grundsätzlich heißt das, dass unsere angeborenen genetischen Schwachpunkte inaktiv sind, bis sie durch bestimmte Stressoren aktiviert werden ([1]). Ein Stressor kann auf eine Schicht oder mehrere der drei Schichten des menschlichen Organismus Einfluss nehmen – den physischen Körper, die emotional-sexuelle Ebene und die mental-spirituelle Ebene ([2]). Der Einfluss eines Stressors führt dann zu Krankheiten, für die wir empfänglich und aufgrund unserer angeborenen genetischen Prädisposition anfällig sind. Eine interessante Beobachtung an dieser Stelle ist, dass in den heutigen zivilisierten Gesellschaften viel mehr Menschen auf der emotionalen und mentalen Ebene leiden, als dies z. B. noch vor 50 Jahren der Fall war.

In der Homöopathie wird behauptet, dass wir auch in Fällen einer Stimulation von außen, etwa durch Bakterien, immer noch eine Prädisposition für ein Leiden brauchen. Wir alle wissen, dass während einer Epidemie nur ein Teil der Bevölkerung erkrankt, nämlich die Menschen, die für diese bestimmte Krankheit empfänglich sind. Die Frage ist, ob eine Prädisposition für akute Krankheiten etwas mit den chronischen Krankheiten zu tun hat oder mit diesen verbunden ist ([3]). Diese Frage muss hier gestellt werden, weil in bestimmten Fällen der Beginn einer chronischen Krankheit dem Auftreten einer akuten Krankheit folgt, z. B. Asthma nach einer Influenza oder eine Kolitis nach einer viralen Erkrankung, die nicht korrekt behandelt wurde. Dies spricht dafür, dass jeder Organismus einen unterschiedlichen Grad an Prädisposition gegenüber bestimmten Mikroorganismen und Krankheiten aufweist (▶ 2.4).

Wenn ein Homöopath bei seiner Tätigkeit eine große Bandbreite von Krankheiten behandelt hat, wird er wissen, dass es zahllose Wege gibt, wie Krankheiten ausgelöst werden und sich manifestieren können. Zum Beispiel folgen chronische Zustände oft akuten Krankheiten. Chronische Krankheiten treten jedoch manchmal auch scheinbar grundlos oder nach einem Schockerlebnis auf. Deshalb ist es wichtig zu verstehen, wie eine Krankheit sich entwickelt hat, weil dies den Homöopathen eine bessere Prognose erstellen und einzuschätzen lässt, inwieweit der Patient geheilt werden kann.

Der Einfluss von Stress in all seinen verschiedenen Formen kann eine Krankheit provozieren. Abgesehen von den Symptomen, die durch bestimmte ätiologische Agenzien wie z. B. Bakterien, Viren hervorgerufen werden, habe ich erkannt, dass ein Ungleichgewicht, das zu einer Krankheit führt, auch aus einem Konflikt resultieren kann, der sich auf drei verschiedenen, aber gleichermaßen wichtigen Ebenen des Menschen manifestieren kann.

6.1.1 Konflikte auf der physischen Ebene

Der erste Stressor ist eine Frustration oder ein Konflikt in Bezug auf den Selbsterhaltungstrieb oder auf den Überlebensinstinkt. Die dem Stressor zugrunde liegende Überzeugung ist: „Ich will überleben." Wenn der Überlebensinstinkt oder die Selbsterhaltung in Gefahr sind, können sich Symptome auf allen drei Ebenen zeigen (mentale, emotionale, physische Ebene). Mit Selbsterhaltung ist das Bedürfnis nach Nahrung und Schutz im weitesten und modernsten Sinne gemeint. Das Bedürfnis nach einträglicher Beschäftigung, finanzieller Sicherheit, Selbstvertrauen, ein gewisses Maß an Stolz auf die eigenen Leistungen und ein Zuhause, das man sein eigen nennt, sind grundlegende Bedürfnisse in der heutigen Welt. Ist eines dieser Bedürfnisse nicht erfüllt, kann dies erhebliche Konflikte und Stress erzeugen und letztlich das Auftreten von Symptomen hervorrufen.

Manchmal können diese Bedürfnisse ein normales Maß übersteigen. Dann sehen wir Menschen mit dem Drang, Macht über andere zu besitzen, sowie Gier, die jemanden dazu bringt, unnötigen Reichtum anzuhäufen, der für das Überleben dieses Menschen nicht erforderlich ist.

Ein anderer Ausdruck des modernen Selbsterhaltungstriebes ist es, die persönliche Vorstellung einer Identität in die Zukunft zu projizieren, indem man Nachkommen zeugt. Durch die eigenen Kinder „seinen Fußabdruck in der Zukunft zu hinterlassen", ist zu einer der grundlegenden menschlichen Anmaßungen geworden und trotzdem für viele ein Bedürfnis. Die Unfähigkeit oder das Versagen Kinder zu zeugen, kann bei manchen Menschen verheerenden Stress auslösen und Krankheiten provozieren.

Das Erfüllen der existenziellen Bedürfnisse stellt heutzutage kein großes Problem dar. Wir haben genug Mittel und Wege, uns zu versorgen. In den westlichen Ländern werden Arbeitslose sogar durch die Regierungen finanziell unterstützt. Deshalb wirken Belange aus diesem Bereich nicht mehr als starker Stressor auf die zugrunde liegende Prädisposition.

6.1.2 Konflikte auf der emotionalen Ebene

Da in unserer Gesellschaft das Bedürfnis nach körperlicher Sicherheit immer stärker wird, können wir beobachten, dass auch auf der emotional-sexuellen Ebene ein Bedürfnis nach Sicherheit besteht. Wie kann jemand nun auf dieser Ebene Sicherheit finden? Beispielsweise indem man sich auf jemand anderen verlässt, wer immer das auch sein mag. Wenn Menschen sich auf dieser Ebene unsicher fühlen, nehmen sie einen Lebensstil an, dessen Inhalt die Suche nach Sicherheit ist. Anstatt z.B. einen Partner zu haben und sich auf eine Person zu verlassen, nimmt man sich mehrere Partner, um sich emotional abzusichern. Dies ist einer der Punkte, der in der Vergangenheit zur sexuellen Befreiung geführt hat. Auf dieser Ebene nach größerer Sicherheit zu streben, hat jedoch eine Kultur der sexuellen Maßlosigkeit, die Krankheiten mit sich bringt, die noch schwerwiegender sind als diejenigen, die aus dem Konflikt der Selbsterhaltung entstehen.

Vor 39 Jahren habe ich vorhergesagt, dass die Richtung, die die Menschheit diesbezüglich genommen hat, und die Art und Weise, wie die venerischen Krankheiten behandelt werden, uns in eine Zeit führen würden, in der neue, virulentere Infektionskrankheiten entstehen würden. Die sexuelle Promiskuität und der übermäßige Gebrauch von Antibiotika haben diese Situation hervorgerufen. Der massive Antibiotikagebrauch und die Anwendung anderer, sehr stark wirkender chemotherapeutischer Substanzen erschafft ein defektes Immunsystem, das das Eindringen von extrem virulenten Mikroorganismen erlaubt und es anfällig macht, für Mikroorganismen, die normalerweise keine Krankheiten nach sich ziehen. Das deutlichste Beispiel, das wir dafür heutzutage haben, ist AIDS.

Sexuelle Aktivitäten und ihre Auswirkungen sind der nächste wichtige Bereich eines Individuums in Bezug auf die Entwicklung von Symptomen und die Manifestation von Krankheiten. Das tiefere Bedürfnis, das der Sexualakt reflektiert, ist, sich selbst völlig im anderen zu „verlieren" und von der anderen Person vorbehaltlos angenommen zu werden, sich mit der anderen Person im tiefsten Sinne zu vereinigen, seine Identität, seine Selbstsucht und seinen Egoismus zu verlieren und sich des wahren „Ich" in uns selbst bewusst zu werden. Der Sexualakt ist das, was uns am nächsten zu unserem ultimativen Ziel führt: einem Gefühl der Vereinigung mit Gott. Ich möchte damit zum Ausdruck bringen, dass das Verschmelzen zweier Menschen während des erotischen Kontaktes ein Akt der Vereinigung auf der körperlichen Ebene ist, der in etwa dem Gefühl eines spirituellen Menschen gleichkommt, wenn er die Vereinigung mit Gott erfährt. Wenn dieses Gefühl von Vereinigung stattfindet, ist eine tiefe Zufriedenheit da. Wenn kein Gefühl von Vereinigung da ist, dann gibt es auch diese wirkliche Zufriedenheit nicht, sondern nur körperliches Vergnügen, das zu einem Konflikt führen kann. Jeder sucht nach diesem Zustand der „totalen Vereinigung", ob bewusst oder unbewusst. Es stellt einen Schritt vor dem letztendlichen Ziel der menschlichen Evolution dar und sollte deshalb ein Akt sein, der mit der höchsten Kraft der Liebe erfüllt sein sollte.

Frustration auf dieser Ebene kann eine tiefe und permanente Pathologie hervorrufen, wobei das Erleben von Ablehnung sich auf die meisten Menschen besonders furchtbar auswirkt. Diese Ablehnung kann verschiedene subtile Formen in unseren modernen Gesellschaften annehmen. Die emotionale Ebene ist im Vergleich zu den anderen beiden Ebenen am schwächsten ausgeprägt, weil wir sie in unseren Erziehungssystemen vernachlässigt haben. Wir richten eine Menge Aufmerksamkeit auf körperliches und mentales Training durch Sport und Studien, vergessen aber, dass die emotionale Ebene völlig vernachlässigt wird und dass diese Ebene angemessener und feinfühliger Ausbildung bedarf. Deshalb wird sie anfällig und beeinflusst die Gesundheit eines Menschen sehr tief.

6.1.3 Konflikte auf der mentalen Ebene

Die dritte Art von Stress entsteht aus Konflikten auf der mentalen Ebene, im religiösen oder spirituellen Bereich der Existenz. Dieser Bereich ist für jeden von uns extrem wichtig, ob wir uns dessen nun bewusst sind oder nicht. Die Vereinigung eines menschlichen Wesens mit seinem Schöpfer oder mit dem kosmischen Bewusstsein oder mit dem wahren „Ich", wie immer wir es auch nennen mögen, ist ein Urinstinkt, der tiefe Symptome verursachen kann, wenn er in seinem Streben nach einer solchen Vereinigung behindert wird. Das Bedürfnis eines Menschen, sich mit dem Kosmos zu vereinigen, sich Gott, oder – je nach Ausrichtung – der Kraft, die das Göttliche repräsentiert, nahe zu kommen, gewinnt in unseren modernen Gesellschaften zunehmend an Bedeutung. Viele Menschen sind nicht länger damit zufrieden, sich miteinander zu vereinigen, und gehen einen Schritt weiter: Sie versuchen, sich mit Gott zu vereinigen. Sie sind unzufrieden und fangen schließlich damit an, nach einem Sinn zu suchen, der über die physische Welt hinausgeht. Die wesentlichen Fragen, die sie zu beantworten versuchen, sind: Was mache ich hier? Und was ist der Sinn meines Lebens? Die spirituellen Bedürfnisse eines gesunden Menschen sind völlig verschieden von denen eines Kranken.

Wir haben das Zeitalter der spirituellen Entwicklung erreicht. Ganz allgemein spüren die Menschen, dass es genug Schwierigkeiten und Konflikte in der Welt gegeben hat, manche wurden auch gequält und haben gelitten und suchen nun nach einem Ausweg. Das führt sie zur spirituellen Suche. Auf diesem Hintergrund können meiner Erfahrung nach Krankheiten entstehen, die aus der Frustration einer spirituellen Suche erwachsen und mit einem emotionalen Konflikt im Zusammenhang stehen. Man sieht dies oft bei intellektuellen Menschen, die einen Ausweg aus ihren emotionalen Problemen suchen. Es sind schwierige Fälle, weil sie emotional und intellektuell verworren sind (▶ 6.6).

Werden Entscheidungen getroffen, um Probleme auf bestimmten Ebenen zu lösen, so kann man die Entstehung von Krankheiten bereits voraussagen. Wenn ein Mensch z. B. Zugeständnisse in Bezug auf sein Gewissen macht, indem er für viel Geld ein Produkt verkauft, von dem er weiß, dass es Betrug ist, es ihn aber reich macht, so hat dieser Mensch sein Überleben zwar gesichert. Nichtsdestotrotz weiß er jedoch, dass er betrogen hat. Und das wird zu einer Unzufriedenheit führen, die sich manifestieren muss. Zum Beispiel, indem dieser Mensch anderen Menschen gegenüber gleichgültig wird. Es wird ihn krank machen, weil er gegen seine Gewissen gehandelt hat.

Merke

- Krankheiten, die aus einer Enttäuschung, einer Niederlage in Bezug auf den Überlebensinstinkt resultieren, sind am besten zu behandeln. Diejenigen, die aus Konflikten in Bezug auf die emotional-sexuelle Ebene entstanden sind, sind komplizierter. Krankheiten, die von spirituellen Konflikten herrühren, stellen die schwierigsten Fälle dar.
- Manchmal ist es schwierig, dem Muster des Falls zu entnehmen, wo sich der Großteil der Probleme versteckt.

6.2 Selbsterhaltung und menschliche Evolution

Unsere Vorfahren vor langer Zeit waren einfache Menschen, die lediglich in Harmonie mit der Natur leben mussten. Selbsterhaltung war ihre einzige Motivation. Mit der Zeit entstanden sexuelle Bedürfnisse, das Bedürfnis sich zu vereinigen und miteinander zu kommunizieren. So wurde das Zeitalter der Liebe geboren. Es kann sein, dass unsere frühen Vorfahren keine Liebesbeziehungen geführt haben, da sie vollauf mit ihrer eigenen Erhaltung und der ihres Clans beschäftigt waren. Als Frustrationen auf der sexuellen Ebene und auf der Ebene der Liebe entstanden, entwickelten sich vermehrt Krankheiten.

Dann entstanden Krankheiten durch den Missbrauch all dessen, was bislang erreicht worden war. Das Recht auf ein Zuhause war eine Errungenschaft, aber die Menschen wurden gierig und fingen damit an, ein zweites oder sogar drittes haben zu wollen. Diese Art von Gier ist unheilsam und erzeugt Krankheit. Manche Menschen sind der Vorstellung anheimgefallen, dass wir mehr als einen Sexualpartner brauchen. Die tiefe Zufriedenheit, die aus einer Beziehung mit einem Partner erwuchs, der unser alleiniges Gegenstück ist, wurde zu Gunsten eines oberflächlichen Vergnügens aufgegeben. Ein Vergnügen von rein physischem Kontakt mit jedem, der einem über den Weg läuft. Dann fingen aus tiefen Störungen heraus Krankheiten an aufzutreten, die von unserem logischen Verstand nicht kontrolliert werden konnten.

Da die Frustrationen minimiert wurden, die unseren Selbsterhaltungstrieb und unsere sexuellen Bedürfnisse betreffen, nehmen spirituelle Konflikte nun eine größere Rolle ein.

Ein Mensch muss seine Ängste und Unsicherheiten in einem signifikanten Maß überwunden haben, bevor spirituelle Konflikte für ihn zu einem Thema werden. Er wird bestimmte Bedürfnisse und Wünsche überwunden haben wie z. B. diejenigen nach exzessivem Sex, nach zusätzlichen Häusern und Besitztümern und wird sich deshalb eines Mangels an innerer Erfüllung bewusst. Heutzutage sind wir mit einer

Krise konfrontiert, die sich in erster Linie auf der spirituellen Ebene zeigt. Viele meiner Patienten sind mit einer Art spirituellem Dilemma konfrontiert.

6.3 Das Konzept der „Heilung“

Bevor ich die Hindernisse für eine homöopathische Behandlung umreiße, möchte ich das Konzept der „Heilung“ mit anderen Worten beschreiben. Denn es gibt Dinge, die beständig und unveränderbar in uns sind, und es gibt Dinge, die verändert und geheilt werden können.

Nach meinem Verständnis gibt es zwei konstituierende Merkmale der menschlichen Wesen, die sich grundlegend unterscheiden, vereinfacht ausgedrückt:

- der zentrale Kern eines Menschen, also die spirituelle Essenz, die durch eine Behandlung nicht verändert werden kann
- der mehr äußere Aspekt, die mental-emotional-physische Ebene, die durch Krankheit und Behandlung angesprochen werden können.

Der Kern des Menschen besteht aus einem innersten Selbst, und dieses ist in Bezug auf die Erfahrungen aus dem Leben jedes Menschen einzigartig. Es ist das, was wir gewöhnlich mit dem Begriff „Persönlichkeit“ bezeichnen, die in ihrem tieferen Sinne einzigartig ist und nicht verändert werden kann. In anderen Worten: Das Umfeld, die negativen Erfahrungen, der Erfolg eines Menschen definieren diese „Kern-Werte“ und Sehnsüchte nicht.

Die eher äußeren Aspekte der Menschen sind diejenigen, die die mentale, emotionale und körperliche Ebene umfassen. Die mentale Ebene korrespondiert mit dem logischen Denken und der Unterscheidungsfähigkeit, dem Gedächtnis, dem abstrakten Denken, der Kreativität, der Fähigkeit zu analysieren. In Bezug auf die wichtigsten Fähigkeiten des Intellekts gibt es für jede positive Qualität eine negative Entsprechung. Und jeder besitzt eine Vielfalt von positiven und negativen Qualitäten. In ähnlicher Weise wird die emotionale Ebene von Gegensätzen bestimmt: So z. B. Liebe und Hass, Freude und Trauer, Gelassenheit und Ärger.

Es ist, ob nun zum Glück oder unglücklicherweise, die Natur unseres menschlichen Organismus, sowohl positive als auch negative Qualitäten zu besitzen. Dieses Faktum spiegelt die unbestreitbare Vereinigung des Konzepts vom Sterben innerhalb eines lebenden Körpers.

Unser Organismus besteht aus drei klar definierten Ebenen – der mentalen, der emotionalen und der körperlichen –, die durch das Wirken des Abwehrgefüges miteinander verbunden sind. In der Homöopathie wird das „die Lebenskraft“ genannt. Das Abwehrgefüge und seine jeweilige Stärke oder Schwäche legen fest, auf welcher Ebene nach einer bestimmten Stresssituation Symptome erscheinen werden.

Auf der mental-spirituellen Ebene sieht man, wie positive Qualitäten sich in negative verändern, mit der Konsequenz, dass sich Krankheiten entwickeln. Dasselbe gilt für die emotionale Ebene. Vertrauen wandelt sich in Misstrauen, Fröhlichkeit in Traurigkeit, Gelassenheit in Reizbarkeit. Wenn wir die *Materia medica* studieren, müssen wir uns darauf konzentrieren, was ein Arzneimittel auf allen drei Ebenen zu verändern vermag. Nur wenn man Homöopathie in diesem übergeordneten Sinne anwendet, wird das gesamte Potenzial unserer Heilmethode ausgeschöpft. Die Konflikte der Menschen vergangener Zeiten (vor 150 Jahren) waren weder so zahlreich noch so intensiv wie die Konflikte unserer Zeit. Besonders was die spirituelle Ebene betrifft. Vor 150 Jahren jedoch zeigten sich die Auswirkungen in erster Linie auf der körperlichen Ebene.

Wir wurden mit der Fähigkeit geboren, unsere innersten Bedürfnisse und Absichten auf eine harmonische Weise zum Ausdruck zu bringen, um, den höchsten Zweck unseres Lebens zu verwirklichen. Da unser „äußerer Organismus" jedoch negative Qualitäten des Geistes und der Emotionen aufbaut und wir körperlich gebrechlich werden, wird unsere Fähigkeit beeinträchtigt, unsere innersten Bedürfnisse in der optimalsten Form im Außen zu verwirklichen. Krankheiten, die diese negativen Qualitäten beinhalten, können die Folge sein. Die Konsequenz ist, dass Menschen ihre Richtung im Leben verlieren. Die Homöopathie versetzt uns in die Lage, das höchste Potenzial eines Menschen, wie es zum Zeitpunkt seiner Geburt bestand, wiederherzustellen; sie kann jedoch nicht über diesen Punkt hinaus intervenieren und die Persönlichkeit eines Menschen verändern. Hahnemann identifiziert die Vorteile einer guten Gesundheit in § 9 des Organon auf ähnliche Weise:

„Im gesunden Zustande des Menschen waltet die geistartige, als Dynamis den materiellen Körper (Organism) belebende Lebenskraft (Autokratie) unumschränkt und hält alle seine Theile in bewundernswürdig harmonischem Lebensgange in Gefühlen und Thätigkeiten, so dass unser innewohnender, vernünftiger Geist sich dieses lebendigen, gesunden Werkzeugs frei zu dem höhern Zwecke unsers Daseyns bedienen kann" ([4]).

Es ist interessant festzustellen, dass Patienten, nachdem ihnen ein korrektes homöopathisches Arzneimittel verabreicht worden war, zunächst oft einen Zustand großen inneren Friedens und großer Glückseligkeit erleben. Dieses extrem angenehme Gefühl vergeht ausnahmslos. Trotzdem ermöglicht es uns einen flüchtigen Blick darauf, was möglich sein kann, wenn wir unsere egoistischen Vorstellungen fallen lassen und unsere negativen in positive Qualitäten transformieren. Dieser Zustand, in dem wir in Kontakt mit unserem wahren Selbst sind, kann ohne mühsame innere Arbeit nicht bewahrt werden.

Nun sollen die Hindernisse für eine erfolgreiche homöopathische Behandlung betrachtet werden, die auf allen drei Ebenen vorkommen können. Ich beginne mit der körperlichen Ebene. Mit Hindernissen ist gemeint, dass die erhofften Resultate sich nicht eingestellt haben, nachdem das angezeigte Arzneimittel verabreicht worden war. Dies kann durch eine Blockade verursacht werden, die, obwohl das gemeinhin nicht so gesehen wird, 7–10 % der Fälle betreffen kann.

6.4 Physische Blockaden

6.4.1 Mechanische Blockaden

Mechanische oder strukturelle Probleme können eine homöopathische Behandlung behindern.

> Das folgende Beispiel beschreibt einen Fall mit einer solchen Blockade: Ein Patient klagt über andauernde starke Ischias-Schmerzen. Colocynthis scheint das angezeigt Mittel zu sein und wird verschrieben. Es wirkt jedoch jedes Mal nur kurz, für wenige Minuten oder Stunden. Ein anderes Mittel wird gegeben, ohne einen Effekt zu zeigen, und danach ein weiteres, das wiederum nicht wirkt. Warum? Weil der Patient einen Bandscheibenvorfall hat, den der Körper selbst nicht reparieren kann. Die Ischias-Schmerzen sind die Folge mechanischen Drucks auf die Nervenbahnen. Hier ist eine Operation oder eine konventionelle, manuelle Behandlung angebracht. Es werden an-

dere Methoden benötigt als alleine homöopathische Arznei. Fehlstellungen der Wirbelsäule können andere medizinische Fachrichtungen als die Homöopathie erforderlich machen, z. B. Chiropraktik oder Osteopathie.

Gleichsam können manche Tumoren Symptome hervorrufen, weil sie Druck auf ein Organ oder eine andere Körperstruktur ausüben. Um hier Linderung zu schaffen, wird ebenfalls eine Operation notwendig sein. Normalerweise wird die Anwendung des korrekten homöopathischen Arzneimittels die Notwendigkeit einer Operation minimieren. Nachdem das mechanische Problem gelindert worden ist, kann das angezeigte homöopathische Arzneimittel abermals, mit einer entsprechenden Wirkung, verabreicht werden.

Hierzu eine Anmerkung: Ein Splitter im Finger muss natürlich entfernt werden, bevor man eine Besserung erwarten kann. Ein zu enger Verband kann Symptome verursachen, die nach keinem Arzneimittel, sondern nach dem Lockern des Verbandes verlangen. Obwohl diese Beispiele allzu einfach erscheinen, entziehen sie sich doch bisweilen unserer Aufmerksamkeit.

6.4.2 Blockaden durch chemische Substanzen

Blockaden durch chemische Substanzen treten bei Patienten auf, die Drogen oder allopathische Medikamente einnehmen, und bei denen, die Kaffee oder Alkohol in großen Mengen bzw. regelmäßig zu sich nehmen. Die Wirkung homöopathischer Arzneimittel auf Menschen, die regelmäßig Drogen, Medikamente oder Kaffee zu sich nehmen, ist verkürzt oder nicht wahrnehmbar (▶ 3.4). Es kann sehr schwer sein, starke Gewohnheiten wie übermäßigen Konsum von Kaffee oder exzessiven Alkoholgenuss aufzugeben. Am schwierigsten ist es, von Drogen, besonders von harten Drogen wie z. B. Heroin, Kokain abzulassen.

Wenn das korrekte Arzneimittel gegeben wird, kann sich wieder ein Zustand des Gleichgewichts einpendeln. Dieser Zustand ist zunächst sensibel und das Gleichgewicht labil. In einem solchen Stadium kann bereits eine mild wirkende chemische Substanz einen Rückfall heraufbeschwören. Dabei ist es bedeutungslos, ob jemand eine oder fünf Tassen Kaffee trinkt. Der chronische Zustand wird sich eines Tages wieder einstellen.

Ich erinnere mich an den Fall eines Studenten, der an einer Interkostalneuralgie litt. Seine schweren, linksseitigen Schmerzen traten zwischen 10 und 11 Uhr auf. Natrium muriaticum C 1.000 hatte eine Erstverschlimmerung zur Folge, danach fühlt er sich für einige Tage gut, bis der schmerzhafte Zustand plötzlich wieder auftrat. Ich wiederholte Natrium muriaticum, und es passierte dasselbe. Ich konnte kein Antidot ausmachen, das den Zustand beeinflusst hatte, außer dass er mentholhaltige Zahnpasta benutzte. Ich bat ihn, mit dem Gebrauch dieser Zahnpasta aufzuhören. Nachdem Natrium muriaticum ein drittes Mal wiederholt wurde, war der Fall dauerhaft kuriert. Seitdem erlauben wir bei Gabe von Natrium muriaticum den Gebrauch von Minze oder Menthol nicht mehr.

Jede allopathische Medizin ist in der Lage, die Wirksamkeit homöopathischer Arzneimittel zu unterbinden. Besonders problematisch können jedoch tief wirkende Medikamente wie Kortison, Antibiotika oder Hormone sein. Die Praxis, allopathische Medikamente zusammen mit homöopathischen zu geben, führt nur zur Verwirrung des Falls und zu zeitlich äußerst begrenzten und dürftigen Resultaten. Medikamente, die eine Sucht erzeugen, etwa Valium, sollten als ein leicht zu beschreitender Ausweg für den Patienten betrachtet werden. Patienten, die diese Medikamente einnehmen, tendieren dazu, immer und immer wieder auf sie zurückzugreifen, sobald sie die leichtesten Unannehmlichkeiten erfahren, die nicht unmittelbar durch ein homöopathisches Arzneimittel behoben werden können. Sie brauchen ständige Unterstützung durch den Arzt, der die ihnen fehlende Zuwendung ersetzen soll. Die problematischsten Medikamente von allen sind Kortikosteroide und Chemotherapeutika. Letztlich haben nur substituierende Medikamente wie Thyroxin oder Insulin keinen Einfluss auf die homöopathischen Arzneimittel ([5]).

6.4.3 Hindernisse durch die Einnahme von Medikamenten oder durch akute Infektionskrankheiten

In den Fällen, in denen ein gut gewähltes Arzneimittel keine Wirkung zeigt, sollte man in Erwägung ziehen, dass in der Vergangenheit des Patienten ein Hindernis für die Behandlung geschaffen wurde. Dies kann entweder durch die Einnahme eines Medikaments oder durch eine schwere Infektionskrankheit geschehen sein ([6]). Solche Patienten brauchen möglicherweise eine Isode oder eine Nosode, bevor sie auf eine Behandlung reagieren. Eine chemische Substanz, die vor vielen Jahren eingenommen wurde, kann eine Störung hervorrufen, die sich als Hindernis für die Behandlung erweist. Sie kann dem Organismus die Anfälligkeit für eine chronische Krankheit geradezu aufprägen, und die Behandlung wird unwirksam sein, bis diese Überlagerung antidotiert wurde. Beispielsweise kann jemand, der über viele Jahre Streptomycin, Penicillin oder Chinin eingenommen hat und der seitdem an einer gesundheitlichen Störung leidet, gegen unsere besten Verschreibungen resistent sein. Es könnte wie ein Sulfur-Fall aussehen, der Patient regiert jedoch nicht auf Sulfur oder andere, häufiger verwendete Arzneimittel. Bei einem solchen Fall wird erst dann eine Reaktion auftreten, nachdem potenziertes Streptomycin oder Penicillin verabreicht worden ist, um die Wirkungen der zuvor eingenommenen Antibiotika zu antidotieren. Nach der Gabe des potenzierten Antibiotikums sollte sich der Fall öffnen. Viele Symptome können sich dadurch wesentlich verbessern, und/oder der Fall wird klarer werden; danach wird Sulfur oder eine andere indizierte Arznei eine heilende Wirkung zeigen.

Ein anderes Beispiel für dasselbe Phänomen könnte in einem schweren Fall von Asthma beobachtet werden. Der Homöopath bemüht sich, den Fall mit großer Sorgfalt zu behandeln, hat jedoch keinen Erfolg. Dann sagt der Patient zu ihm: „Seit ich diesen grippalen Infekt hatte, leide ich an Asthma." Es sollte also zunächst eine Gabe Influenzinum C 200 verabreicht werden. Und von da an wird sich eine Verbesserung und schließlich die Heilung einstellen.

6.4.4 Dauerhafte organische Schädigungen

In Fällen, in denen Patienten an dauerhaften organischen Schädigungen leiden, können Symptome wie Schmerzen, häufige Infektionen gelindert werden, selbst wenn die organische Fehlbildung nicht korrigiert werden kann. Das Down-Syndrom ist ein Beispiel dafür, dass keine vollständige Heilung möglich ist. Die Retardierung kann nicht korrigiert werden, und dieser Mensch wird niemals normal sein. Allgemein bieten Kinder mit einer Lernschwäche dem Behandelnden sehr wenig Spielraum, innerhalb dessen er arbeiten kann. Im Hinblick auf ihren Allgemeinzustand können jedoch einige Verbesserungen erreicht werden.

Eine tiefe und fortgeschrittene Pathologie kann ein ernstliches Hindernis für die Behandlung darstellen. Und wir wissen nun, dass wir nur sehr wenig tun können, um solche Fälle zu kurieren. Meist ist nur eine partielle Linderung möglich. Gemeint sind hierbei neuro-muskuläre Erkrankungen wie Morbus Parkinson, schwere mentale Störungen, systemische Krankheiten, alte Fälle von Epilepsie, die mit der Einnahme vieler Medikamente einhergehen und schließlich schwere Herzerkrankungen. Die Multiple Sklerose führt zu einer permanenten und irreversiblen Zerstörung der Myelinscheiden. Zu Beginn einer entzündlichen Phase ist diese Zerstörung noch nicht eingetreten. Eine homöopathische Behandlung kann die Entwicklung noch vollständig umkehren. Nach sechs bis zehn Jahren, wenn sich eine permanente Paralyse eingestellt hat, kann die Erkrankung jedoch nicht mehr vollständig geheilt werden. Homöopathie kann auch in solchen Situationen wirksam sein, aber nur in der Form, dass Krankheitsschübe verhindert werden können. Bereits entstandene Schädigungen können nicht mehr rückgängig gemacht werden.

Ein anderer Fall bezieht sich auf die Behandlung einer rheumatoiden Arthritis, die bereits seit 15 Jahren besteht. Eine Arthrose hat sich eingestellt, die Gelenke sind deformiert bei einer andauernden Entzündung. Wir können nicht erwarten, dass sich als eine Reaktion auf die homöopathische Behandlung die Gelenkdeformierungen zurückbilden. Der Entzündungsprozess kann jedoch behandelt werden, womit das Fortschreiten der Krankheit aufgehalten, aber nicht rückgängig gemacht werden kann. Auch die zuvor positiven Laborwerte wie das Urinsediment und der Rheumafaktor können sich während die Schmerzen langsam abklingen wieder normalisieren. Zu Beginn der Behandlung werden sich diese Laborwerte möglicherweise erhöhen. Auch in Fällen einer stark fortgeschrittenen Arteriosklerose ist es unrealistisch, eine Wiederherstellung der ursprünglichen Elastizität der Gefäße zu erwarten.

Eine seit langer Zeit bestehende Vitiligo (Weißfleckenkrankheit) wird chronisch werden, wenn man sie nicht innerhalb der ersten sechs bis zwölf Monate behandelt. Chronische Fälle können nur in ihrem Fortschreiten aufgehalten, nicht aber geheilt werden. Auch Fälle von Zerebralparese und frühkindlichem Autismus zeigen nur mäßige Reaktionen auf homöopathische Arzneimittel. Ein Katarakt (grauer Star) kann bei jungen Menschen kuriert werden. Bei älteren Menschen jedoch, bei denen dieses Krankheitsbild mit einer degenerativen Erkrankung vergesellschaftet ist, zeigt sich nur geringer Erfolg. Homöopathen sollten sich dieser Grenzen in Bezug auf die Heilbarkeit von Krankheiten bewusst sein und müssen dazu in der Lage sein, ihren Patienten gegenüber eine präzise Prognose abzugeben.

6.4.5 Fälle von undefinierbarer und allgemeiner körperlicher Schwäche

Bei Patienten mit einer allgemeinen Schwäche, die kaum homöopathisch verwertbare Symptome zeigen, liegt ein in erheblichem Maße geschwächtes Abwehrgefüge vor (▶ 4.2.4, ▶ Abb. 4.11). In diesen Fällen finden wir keine Symptome, die uns zum richtigen Mittel führen könnten. Solche Fälle können auch das Ergebnis einer langfristigen nicht korrekten homöopathischen Behandlung sein, in der zu viele verschiedene Arzneien über einen zu langen Zeitraum hinweg eingenommen wurden. Dies kann auch passieren, wenn Kombinationstherapien angewendet werden. Anstatt den Gesundheitszustand des Patienten zu verbessern, bleibt ihm ein durchgängiges Schwächegefühl. Wahrscheinlich wird der Patient sagen, dass er in der Vergangenheit an Schmerzen gelitten hat, die nun verschwunden sind, er stattdessen aber völlig geschwächt ist. Dieses Szenario verweist darauf, dass die Krankheit nun auf einer tieferen Ebene angekommen ist. Solche Fälle sind sehr schwierig zu behandeln.

Die beste Vorgehensweise ist hier, überhaupt kein neues Arzneimittel zu verschreiben und alle bisher eingenommenen abzusetzen. Wenn es möglich ist, sollte gewartet werden, bis sich wieder Symptome zeigen. Selbst nachdem die treffende Arznei verschrieben worden ist, zeigen diese Patienten meist nur eine geringfügige Reaktion. In den frühen Phasen der Behandlung treten hier oft auch gar keine nachweisbaren Reaktionen auf. Kann jedoch nur die leichteste positive Veränderung beobachtet werden, ist es wichtig, so lange wie möglich zu warten und das verfrühte Verabreichen einer zweiten Arznei tunlichst zu vermeiden (▶ 4.2.5, ▶ Abb. 4.13). Der Homöopath sollte warten, bis sich ein neues Muster (z. B. einige Symptome, Schmerzen, Unwohlsein) abzeichnet. Diese Fälle bedürfen typischerweise eines langen Zeitraums, bis sich eine signifikante Verbesserung einstellt, manchmal vielleicht sogar vier oder fünf Jahre.

Wenn es eine erblich bedingte Organschwäche gibt, kann es sein, dass dieses Organ nur eingeschränkt funktioniert, während der übrige Organismus an Kraft gewinnt.

Klagt ein Patient über eine derart unbestimmte Schwäche und hat er zuvor keine homöopathischen Arzneien eingenommen, dann ist er vermutlich durch die Einnahme verschiedener allopathischer Medikamente in diese problematische Lage geraten. Hier ist es zielführend, einige Erklärungen zur Funktionsweise des menschlichen Abwehrgefüges zu geben ([7]). Wenn Symptome hervortreten, repräsentieren sie die adaptiven Bemühungen des Organismus, sich zu verteidigen. Obwohl sie Leiden verursachen, stellen sie dennoch Schutzmechanismen dar. Werden diese Mechanismen unterdrückt – gewöhnlich als Folge der Einnahme allopathischer Medikamente –, ist alles, was als Ausdruck für die Störung der Lebenskraft übrig bleibt, diese Schwäche. AIDS ist ein Beispiel für dieses Phänomen. AIDS-Fälle sind sehr schwierig zu behandeln, weil die vorherrschende Beschwerde oft eine Schwäche ist und das Abwehrgefüge durch wiederholte Verschreibungen von Antibiotika unterminiert wurde.

6.4.6 Miasmatische Hindernisse

Miasmatische Hindernisse treten bei den Patienten auf, die schwere und multiple miasmatische Prägungen haben, die durch Impfungen und langjährigen Gebrauch von Antibiotika oder Kortikosteroiden weiter verkompliziert wurden.

6.5 Emotionale Blockaden

Wenn auf der emotionalen Ebene eine dauerhafte Form von Unzufriedenheit besteht, kann dies zu einem wirklichen Hindernis werden. Diese Art von Unzufriedenheit kann durch die nachfolgend beschriebenen Ursachen bewirkt werden.

6.5.1 Das „Ehemann-Syndrom"

Dem „Ehemann-Syndrom" begegnet man bei Frauen, die sich zu ihrem Ehemann sexuell oder romantisch nicht hingezogen fühlen. Sie hatten sich ursprünglich aus den unterschiedlichsten Gründen eingeredet, dass diese Ehe gut für sie sein würde,

z. B. wegen einer sozialen Stellung, wegen finanzieller Sicherheit, stabiler Verhältnisse. Diese Frauen sind im Grunde ganz normal. Als Konsequenz einer dauerhaften sexuellen Frustration entwickeln sie jedoch ein Symptommuster, das sich jeder Art von Klassifizierung entzieht. Beispielsweise fühlen sie sich ständig in einer moralischen Zwangssituation, weil sie außereheliche Affären haben. Weil der Ursprung dieses Syndroms so tief verwurzelt ist, sind die Symptome des Patienten typischerweise gegen alle Therapieformen resistent – seien sie nun homöopathische, allopathische oder psychiatrische Behandlungen. Oft treten funktionelle Symptome auf, damit die Frau den Sexualverkehr mit ihrem Ehemann vermeiden kann. Wenn homöopathisch behandelt wird, wird deshalb eine Gruppe von Symptomen verschwinden, nur um von einer anderen Symptomgruppe ersetzt zu werden. Trotz ihrer Frustration werden diese Frauen ihren Ehemann, wegen des gebotenen Lebensstandards normalerweise nicht verlassen. Darüber hinaus genießen sie auch die Macht, die sie über ihren Ehemann haben.

Diese Macht gründet sich auf das sexuelle Verlangen des Ehemanns zu seiner Frau und ihrer Gleichgültigkeit ihm gegenüber. Sie lässt ihn oft unkritisch werden im Hinblick auf ihr Verhalten und besonders empfänglich für ihre Einflussnahme. In der Folge kann sie ein Spiel subtiler Manipulation betreiben, das ihr ein Gefühl von Dominanz über ihn gibt. Normalerweise wird der Ehemann auch als ein Verbündeter der Frau agieren und ihre körperlichen Beschwerden rechtfertigen.

Wie können wir solche Fälle also erkennen? Es kann nur rückblickend geschehen, nachdem die Patientin einige Male bei ihnen gewesen war und der Homöopath sieht, wie sich die Symptome dauernd verändern. Wenn der Behandelnde die Frau irgendwann direkt auf die Möglichkeit ehelicher Problemen anspricht, wird sie diese vielleicht bestätigen. Einige Mittel können diese Situation bei weitem länger aufrecht erhalten als andere, z. B. *Sepia officinalis* und *Natrium muriaticum*. Bei *Staphisagria* und *Pulsatilla* ist es ziemlich wahrscheinlich, dass die Patientin durch solch eine Situation wegen ihrer starken sexuellen Energie sehr nachteilig beeinflusst wird. Frauen, die nicht masturbieren, um ihre Spannungen zu einem bestimmten Grad abzubauen, können stärker darunter leiden.

Ich erinnere mich an eine Frau, zu der ich gegen Mitternacht gerufen wurde. Ich ging mit einem Psychiater zu ihr. Wir trafen um 0:30 Uhr in ihrem Haus ein. Sie hatte dauerhaft erbrochen und war völlig erschöpft und dehydriert. Ihr Blutdruck war wegen des Flüssigkeitsmangels sehr niedrig. Wir gaben ihr verschiedene Arzneien, von denen keines eine Wirkung zeigte. Um 3:00 Uhr morgens und ohne jede Wirkung unserer Mittel (und irgendwie im Bewusstsein der Situation zwischen ihr und dem Mann, mit dem sie seit drei Jahren verlobt war), hatte ich instinktiv die Idee, dass der Tag für die Hochzeit festgelegt worden war. Ich fragte sie, ob dem so sei. „Ist es innerhalb eines Monats“, fragte ich. Sie bejahte dies. Ich sagte: „Verstehen Sie jetzt, warum Sie sich übergeben, warum Sie so reagieren?“ Sie sagte sofort: „Ja, ich verstehe.“ Innerhalb der nächsten Viertelstunde aß sie Suppe.

In solchen Fallen könnte man mit Recht denken, dass Psychotherapie oder ein einfacher Rat von Nöten sind: Nämlich einen Partner zu finden, den die Frau wirklich liebt. Doch für das „Ehemann-Syndrom“ charakteristisch ist, dass diese Frauen keinen Rat annehmen werden. Sie werden zugeben, dass sie Probleme mit ihrem Mann haben, dann aber seine guten Qualitäten aufzählen und ihn verteidigen. Ich sah solche Fälle an schweren Ängsten und Panikattacken leiden. Nachts erhielt ich hysterische Anrufe, ich solle kommen, weil die Frau im Sterben liege. Ich habe einige dieser Fälle zu einem Psychiater geschickt, der die Situation sehr schnell erfasste und den Patientinnen den Rat gab, sich scheiden zu lassen. Sie ließen sich stattdessen von dem Psychiater „scheiden"! Diese Fälle werden auf das korrekte homöopathische Arzneimittel keine Wirkung zeigen.

6.5.2 Tiefe emotionale Unsicherheiten

Tief verwurzelte Unsicherheiten können das Leben eines Menschen dramatisch verändern. Während der ersten Anzeichen sexueller Entwicklung schauen Teenager beider Geschlechter manchmal in den Spiegel und finden sich selbst unattraktiv. Dieser Schock ruft eine hartnäckige emotionale Unsicherheit hervor, die die Art und Weise, wie dieser Mensch dem Leben begegnet, völlig verändert. Um das Glücksgefühl, das durch eine Beziehung entstehen würde, anderweitig zu ersetzen, werden andere, oftmals unnatürliche Mittel und Weg gefunden wie z. B. Drogenmissbrauch, religiöser Fanatismus. Werden diese Fälle in einem frühen Stadium von einem Homöopathen behandelt, können diese Befindlichkeitsstörungen korrigiert werden. Dauert der Fall jedoch über einen Zeitraum von vielleicht 30 Jahren an, kann dieser Geisteszustand nicht mehr verändert werden. Die Möglichkeit für einen natürlich funktionierenden Organismus ist nicht mehr gegeben. Die Ursache in solchen Fällen ist unerfülltes sexuelles Verlangen. Als eine Konsequenz dieser Frustration kann man bei solchen Menschen die Entwicklung sehr engstirniger religiöse Anschauungen beobachten. Die dadurch entstandenen Hindernisse können unüberwindbar sein, da die tief sitzenden emotionalen Unsicherheiten deren Entfernung nicht zulassen. Diese Menschen können an Tics, Spasmen, dem Tourette-Syndrom oder Depressionen leiden, die einer homöopathischen Behandlung gänzlich widerstehen.

6.5.3 Unausweichliche Familiensituationen

Eine schwierige Familiensituation, wie die, ein behindertes Kind zu haben oder unter den Gegebenheiten extremer Armut zu leiden, kann der Grund dafür sein, dass entweder Eltern oder Kinder einer Familie krank werden. Weil es aus dieser traumatischen Situation keinen Ausweg gibt, reagieren diese Menschen oftmals nicht auf die Behandlung. Es ist schwierig, diesen Menschen zu einer signifikanten Verbesserung ihrer Gesundheit zu verhelfen. Ihre Lebensumstände sind zu belastend, und sie werden ziemlich sensibel sein. Trotzdem leiden sehr wenige Eltern unter dauerhaften Depressionen, weil sie ein behindertes Kind haben.

In diesen Fällen lassen sich insbesondere Erfolge erzielen, wenn man eine indirekte Form der Hilfe leistet. Beispielsweise, indem man sie dazu ermuntert, ein weiteres Kind zu bekommen, oder ihnen dabei hilft, eine Anstellung zu finden. Man kann auch nach anderen Wegen Ausschau halten, um ihnen zu dem Glück zu verhelfen, nach dem sie suchen.

6.5.4 Unheilsame oder „sündige" Gewohnheiten

Wenn ein Patient eine unheilsame Gewohnheit hat, die er selbst als eine Sünde betrachtet (wie z. B. Homosexualität, Pädophilie, regelmäßiges Masturbieren in fortgeschrittenem Alter, Drogen- oder Alkoholabhängigkeit), kann ein ungesunder Geisteszustand entstehen, der sehr schwer behandelbar ist. In diesen Fällen werden wir eine Erstreaktion der Arznei sehen, die Patienten werden sich zunächst sehr gut fühlen. Der Gedanke jedoch, dass sie etwas Falsches tun, wird den Heilungsprozess wegen eines tiefen Schuldgefühls sabotieren. Ein Rückfall wird sich alsbald einstellen und immer wieder sehr leicht auftreten. Der Druck auf die emotionale Ebene kann so groß sein, dass auch die spirituelle Ebene in Mitleidenschaft gezogen wird und dieser Mensch völlig aus dem Gleichgewicht gerät.

6.5.5 Emotionaler Tod

Menschen, die furchtbares Leid erlebt haben und deshalb zu dem Schluss gekommen sind, dass es im Leben keine Liebe, keine Freundschaft und keine Kameradschaft gibt, können infolgedessen emotional sterben. Sie verschließen sich dem nährenden Kontakt mit anderen. Sie sind die Einzelgänger, die Außenseiter, die sensiblen Menschen, die unglaublich gelitten haben. Es sind diejenigen, die schlecht behandelt wurden, und diejenigen, denen dauerhaft Ablehnung widerfahren ist. Werden diese Menschen im Alter von 30 Jahren behandelt, besteht die Hoffnung, dass man Erfolge sieht. Nach zu vielen Jahren in diesem Zustand werden die Ergebnisse minimal sein. Der Glaubenssatz, dass es im Leben keinerlei Liebe und Zuneigung gibt, erzeugt eine Krankheitssituation, die extrem therapieresistent ist. Diese Fälle können auf den Homöopathen eine starke Wirkung haben, weil dieser das Leiden sieht, das diese Menschen in sich tragen. Viel von dem, was der Behandelnde mit diesen Patienten erreichen wird, wird nur deshalb geschehen, weil der Behandelnde wirkliche Anteilnahme für den Patienten empfindet. Diese Patienten benötigen mehr als alles andere, dass jemand sie versteht und akzeptiert.

In der Vergangenheit wurde Homöopathen vorgeworfen, das sie nur durch den Placebo-Effekt und durch mitfühlendes Zuhören eine Linderung der Symptome bewirken. Doch obwohl sich fast jeder über die Anteilnahme eines anderen freuen, lässt sich beobachten, dass es nicht jedem dadurch besser geht. Diese Gruppe von Patienten ist allerdings eine sehr spezielle Gruppe. Wenn man hier auf eine heilende Wirkung hoffen möchte, wird zuerst der Glaube an das Leben selbst wiederhergestellt werden müssen, bevor darüber hinaus irgendwelche Resultate erzeugt werden können. Das Leiden, dem diese Menschen begegnet sind, lässt sie daran zweifeln, dass jemals wieder etwas Gutes in ihrem Leben passieren wird. Durch den Kontakt mit dem Behandelnden und dem ihnen entgegengebrachten Verständnis fangen sie vielleicht an sich zu fragen, ob die Welt am Ende doch kein so grausamer Ort ist, wie sie glaubten. Nach meinem Empfinden ist es eine Sache der allgemeinen Verantwortung des Arztes, menschlich und verständnisvoll mit Patienten umzugehen. Genau aus diesem Grund hat die herkömmliche Medizin versagt. Sie ist zu mechanisch und unpersönlich geworden. Sie repräsentiert das Bemühen, bar jedes wirklich bedeutungsvollen menschlichen Kontaktes, die pharmazeutische Industrie ins Behandlungszimmer zu bringen.

6.6 Mentale Blockaden

6.6.1 „Spirituell Suchende"

Es gibt mental-spirituelle Hindernisse, die das Vordringen der heilenden Wirkung homöopathischer Arzneien in die tieferen Schichten des Organismus behindern, so dass eine signifikante Veränderung des Gesundheitszustandes nicht erzielt werden kann.

Die optimale Reaktion auf eine homöopathische Behandlung ist ein Quantensprung innerhalb der Ebenen der Gesundheit, der sich für den Patienten so anfühlt, als ob er sich vollständig regeneriert hätte – diese Reaktion steht im Gegensatz zu einer Reaktion, in der nur die Symptome zurückgingen. Die erste Gruppe von Menschen, die auf dieser Heilungsebene ein solches Hemmnis aufweisen, wird in unserer Gesellschaft immer häufiger werden. Es sind die Menschen, die nach spiritueller Wahrheit suchen. Sie werden sich für gewöhnlich erst dann in Behandlung begeben, wenn sie das Stadium bereits überschritten haben, in dem Heilung noch möglich gewesen wäre. Hierbei geht es nicht um alle spirituell Suchenden. Es gibt jedoch einen Typus spirituell Suchender, die eine Menge Frustration in ihrem Leben erfahren haben und sich irgendwann dazu entschieden haben, nun ein spirituellerer Mensch zu werden. Sie gehen nicht durch die notwendigen Entwicklungsphasen spiritueller Evolution, sondern übernehmen eher unvermittelt eine „spirituelle" Geisteshaltung, obwohl sie dafür noch nicht die nötige Reife haben. Es ist, als ob sie sich einfach einen spirituellen Umhang übergeworfen hätten. Sie nehmen spezifische Formen des „spirituellen" Verhaltens, der Sprache und des Lösens von Problemen an. Sie haben eine Art Modell im Kopf, das sie nachahmen möchten. In Wirklichkeit spielen sie jedoch nur die Rolle eines spirituell Suchenden, um den Schwierigkeiten und Frustrationen ihres eigenen Lebens zu entkommen.

Diese Form von Störung findet man vorwiegend in der westlichen Welt aufgrund weltlicher Frustrationen, die das Ergebnis des Lebensstils in den entwickelten Ländern sind. Sehr oft fühlen diese Menschen sich zu östlichen Religionen hingezogen. Religionen, die eine Lösung für ihre Probleme bereithalten könnten. Die Dringlichkeit, eine Lösung für diese Probleme zu finden, ist so groß, dass sie eine Religion oder spirituelle Richtung von einem Tag auf den anderen annehmen. Sie fangen vielleicht damit an, mit einer tiefen, gedämpften Stimme zu sprechen, einer „spirituellen" Stimme, so als ob sie „ihre Umwelt nicht stören wollten". Sie nehmen eine Art Demutshaltung ein, weil dies ihrem Konzept von Spiritualität entspricht. Und sie fangen vielleicht damit an, nur das „richtige" Essen zu sich zu nehmen, sich also vegetarisch, makrobiotisch oder nach den energetischen Richtlinien von Yin und Yang zu ernähren. Dies entspringt der Sorge, dass die falsche Kombination von Nahrungsmitteln vielleicht spirituelle Konsequenzen haben könnte. Ein solches Gehabe ist künstlich. Wenn man sich mit der wirklichen Qualität von Bescheidenheit befasst, wird klar, dass man nicht über Nacht bescheiden werden kann. Die Verwirklichung wahrer Bescheidenheit und Demut erfordert jahrelange Bemühungen in spiritueller Praxis. Im Grunde genommen lehnen diese Menschen vielmehr ihr eigenes Leben ab und handeln entgegen ihren Bedürfnissen und ihrem eigenen Leben. Als Konsequenz daraus haben sie keine Lebenskraft mehr in sich und auch kein Leben mehr in ihrer Persönlichkeit. Sie haben jede wichtige Funktion ihres Organismus unterdrückt. Das Ergebnis ist eine tiefe Störung, die mit Homöopathie schwer zu behandeln ist. Diese Art von Selbstunterdrückung stellt einen Langzeitschock für das Abwehrgefüge dar. Dem Organismus wird verweigert, Symptome zu produzieren, die ein Ausdruck für seine Grenzen wären. Deshalb unterdrückt ein solcher Mensch diese Ebenen. Diese Patienten werden den Behandelnden oft aufsuchen. In der Tat werden sie unsere besten Kunden, weil sie das Wahr-Sein der Homöopathie verstehen, ihre Richtigkeit. Sie wollen diese Art der Heilung, aber sie sind sehr schwierige Fälle. Sie zeigen keine Symptome, sondern berichten stattdessen von äußerst allgemeinen Unpässlichkeiten wie z.B. von Erschöpfung und Schwäche. Die Symptome erscheinen in gedämpfter Form. Die Beschwerden dieser Patienten sind sehr vage und nichtssagend und machen die korrekte Wahl eines

Arzneimittels schwierig. Diese Fälle sind nicht nur sehr schwierig zu behandeln. Sie werden den Behandelnden auch schier zur Verzweiflung bringen, da sie immer wieder mit der Aussage zurückkommen: „Es hat sich nichts verändert."

Diese Menschen sind derart von sich selbst getrennt, dass sie selbst grundlegende Wahrnehmungen wie Hunger oder Durst nicht mehr erkennen. Sie haben ihre Lust auf Essen, Sex, auf das Leben selbst, unterdrückt. Diese Unterdrückung, dieser Versuch, sein eigenes Leben gemäß einem spirituellen Konzept zu gestalten, ist eine enorme Belastung für den menschlichen Organismus. Echte spirituell Suchende müssen sehr aggressiv sein. Nach der Wahrheit zu suchen erfordert großes Durchsetzungsvermögen und große Beharrlichkeit, mehr als jede andere Unternehmung im Leben eines Menschen. Man kann sich nicht eine passive und unterwürfige Einstellung aneignen, wie diese Möchte-gern-Suchenden, und damit hoffen, den Pfad der Wahrheit zu finden. 90 % dieser „Suchenden" blicken auf eine Vergangenheit mit nennenswertem Drogenmissbrauch zurück – z. B. Marihuana, LSD, Heroin –, die in sich selbst bereits ein Hindernis für eine homöopathische Behandlung sein kann.

Ein weiterer Punkt ist, dass diese spirituellen Menschen ihrem Guru oder Meister auf fatale Weise verhaftet sein können. Wenn sie schließlich herausfinden, dass er nicht der Gott auf Erden ist, für den sie ihn ursprünglich gehalten hatten, oder wenn der Guru sie wegschickt, weil er diese pathologische Anbetung und Verhaftung nicht tolerieren kann, werden schwere Symptome an die Oberfläche treten, die auf ihre tiefe Pathologie hindeuten. An diesem Punkt werden die meisten Fälle eine besondere Schwierigkeit aufweisen, was die Behandlung betrifft. Irgendwann gibt es einen geistigen Zusammenbruch, der dieses Individuum mit einem Gefühl von Unzufriedenheit und Unvollständigkeit zurücklässt. Diese Menschen enden nicht selten in wahnsinnigen oder manisch-depressiven Zuständen.

Nach meiner Auffassung ist ein spiritueller Zustand dann erreicht, wenn ein Mensch am höchsten Punkt der ihm möglichen Freude lebt. Dieser Zustand ist voller Leben, Enthusiasmus und Energie. Es ist ein ruhiger und doch dynamischer Zustand. Wir alle haben ein bestimmtes Potenzial, um glücklich zu sein. Die einen mehr als die anderen. Jeder aber hat sein eigenes Potenzial. Wenn ein Mensch sein Potenzial ausschöpft, nahe am Höhepunkt des ihm möglichen Glücksgefühls, dann ist er in einem spirituellen Zustand. Ein Mensch in einem solchen Zustand möchte niemand anderem Schaden zufügen, er ist immer kreativ, und die Liebe wirkt in ihm auf natürliche Weise. Der Geist wird klar, und die Ideen sind wirklich kreativ. In einer wahrhaft spirituellen Person kann ein solcher Zustand mittels jeder Praxis entstehen, die einen Zustand der inneren Freude fördert – sei es nun Meditation, Klavier spielen, ein gutes Gespräch, eine wirkliche Liebesbeziehung oder ein anderes kreatives Hobby. Jede dieser natürlichen Praktiken kann diesen erhabenen Zustand hervorrufen. Menschen, die nach spirituellen Erfahrungen mittels künstlicher Drogen suchen, lassen sich auf ein Abenteuer ein, das in der Mehrzahl der Fälle zu spirituellem Tod führt.

Wie sollte man mit Patienten dieser Gruppe also umgehen? Und welche sind die Optionen, um sie dazu zu bringen, sich zu verändern? Es gibt sehr wenig Konstruktives, was man mit dieser Gruppe machen kann. Ein Homöopath sollte nicht versuchen, diese Menschen zu ändern. Sie müssen selbst herausfinden, wozu eine solche Scheinwelt führt und was es bedeutet, entweder einem falschen Guru oder einem künstlichem Weg zu folgen, um spirituelle Erfahrungen zu sammeln. Sie müssen darauf hingewiesen werden, dass es nicht ratsam ist, Qualitäten auf einen Guru zu projizieren, die dieser nicht hat oder niemals auch nur behauptet hat zu haben. Wenn diese Menschen die Wahrheit über ihren Guru herausfinden, werden sie wütend und erleiden eine herbe Enttäuschung, auf die sie reagieren werden. Die Reaktion wird von starken Symptomen wie Trauer begleitet. Und dies ist der Zeitpunkt, um sie mit einiger Aussicht auf Erfolg zu behandeln.

Alternativ dazu besteht trotz des Mangels an Symptomen in manchen Fällen die Möglichkeit – falls der Homöopath das richtige Arzneimittel findet –, dass diese Menschen einsichtig werden und ihren Lebensstil ändern. Es gibt wenig Hoffnung auf eine Heilung, wenn sie ihren Lebensstil nicht ändern.

6.6.2 Zwangsvorstellungen

Eine zweite Gruppe von Patienten, die schwierig zu behandeln sind, besteht aus Menschen mit Zwangsvorstellungen. Dazu zählen diejenigen, die Sex für etwas Schlechtes halten. Es gibt bestimmte Frauen, die so denken und die die Einstellung einer „alten Jungfer“ haben, unabhängig davon, ob sie verheiratet sind oder nicht. Die Zwangsvorstellung, dass Sex etwas Schlechtes sei, kann das Hormonsystem so verändern, dass das homöopathische Arzneimittel wahrscheinlich nicht wirkt. Starke Zwangsvorstellungen, wie die eben genannte, können das Hormonsystem unterdrücken.

Weiterhin zählen zu dieser Gruppe Hypochonder und Menschen mit verhärteten Ansichten hinsichtlich irgendeiner Diät. Und diejenigen, deren ganzes Leben sich darum dreht, was sie kochen und essen sollten. Eine derart intensive Beschäftigung mit Ernährung, deren gesunden und ungesunden Bestandteilen sowie deren Zubereitung, deutet auf einen ungesunden Geisteszustand. Dies führt zur Krankheit des Körpers, der daraufhin unempfänglich für die korrekten homöopathischen Arzneien werden kann. Diese Menschen scheinen den Lebensfluss, der für das natürliche Funktionieren des Körpers notwendig ist, in ihrem Organismus zum Erliegen gebracht zu haben.

6.6.3 Intellektuelle

Die dritte Gruppe von Patienten, die mentale Blockaden haben können, sind Intellektuelle. Sie denken über alles nach und kategorisieren alles. Sie „kennen“ die Erklärung für jedes Phänomen. Sie haben ihr ganzes Leben durchgeplant und leben diesem Plan gemäß. Jedes Ereignis in ihrem Leben ist das Ergebnis sorgfältiger Abwägung, die wenig Raum für Spontaneität lässt. Diese Menschen werden entweder große Befürworter der Homöopathie oder große Skeptiker sein. Die Skeptiker kommen zum Homöopathen in Behandlung, sagen ihm aber, dass sie von der Wirksamkeit der Homöopathie nicht überzeugt sind. In beiden Gruppen wird es jedoch gleichermaßen frustrierend sein, die Symptome abzuklären. Sie können nicht einmal die einfachsten Fragen direkt beantworten. Wenn sie gefragt werden: „Bevorzugen sie kaltes oder warmes Wetter?“, werden sie um den heißen Brei herumreden. Zuerst sagen sie vielleicht, dass es ihnen bei Kälte schlechter geht. Dies führt sie zu der Annahme, dass es sich um ein kälteres Arzneimittel wie *Rhus toxicodendron* oder *Arsenicum album* handeln könnte. Weil sie sicherstellen möchten, dass der Patient wirklich kälteempfindlich ist, bemerken sie vielleicht: „Sie sagten, dass sie kälteempfindlich sind.“ Jetzt versteht der Patient, dass sie seine Auskünfte ernst nehmen. augenblicklich überdenkt er nun seine Aussage und streitet ab, dass es ihm bei Kälte schlechter geht. Sie werden alle Arten von verwirrenden Einschränkungen ihrer

„Kälteempfindlichkeit" machen. Dasselbe gilt für jedes andere Symptom. Sie fragen: „Mögen sie Salz?" Antwort: „Nein." Sie fügen an: „Vielleicht, weil sie gelesen haben, dass Salz gesundheitsschädlich ist?" Dann kommt die Antwort: „Na ja, das könnte sein, aber ich mag Salz trotzdem nicht." Egal wie sehr sie auch versuchen, den Patienten auf eine präzise Antwort festzulegen, er wird ihren Versuchen ausweichen und ihnen kein Symptom liefern, auf das sie sich verlassen können. Darüber hinaus verändern sich die Informationen während der Befragung. Ein anderer bemerkenswerter Punkt: Diese Patienten werden dem Behandelnden ihren Fall in exakt den Worten des Arztes wiedergeben, bei dem sie vor dem Termin beim Homöopathen waren. Sie drücken alles in medizinischen Fachbegriffen aus, ohne jemals deutlich ihre wirklichen Symptome offenzulegen.

Welche Strategie kann man bei solchen Patienten anwenden? Der Homöopath muss diesen Patienten sagen, dass ein weiterer Termin nötig ist, um die Natur des Falls zu verstehen. Das könnte den Patienten verärgern? Im Gegenteil, er wird es genießen. Er denkt: „Ah, ich bin ein schwieriger Fall, und es ist schwierig für meinen Homöopathen, mich zu verstehen." Also wird er wiederkommen. Es ist nicht empfehlenswert, in solchen Fällen eine Verschreibung zu tätigen, solange der Homöopath keine stichhaltigen Informationen hat, auf deren Basis die Mittelwahl begründet werden kann. Wenn der Behandelnde seine Mittelwahl auf wackelige Informationen stützt, wird er den Patienten wahrscheinlich verlieren. Der Behandelnde wird keine Resultate sehen, und der Patient wird nicht mehr wiederkommen. Diese Menschen erwarten dramatische Veränderungen, wie die, die in unserer Fachliteratur beschrieben sind. Aber die Regeln können auf diese Fälle nicht angewendet werden: Verzerrte Informationen werden zu verzerrten Ergebnissen führen. Der Homöopath sollte damit fortfahren zu sagen, dass er den Fall immer noch nicht ganz verstanden habe und er nichts verschreiben werde, solange das nicht eintrete. Ein solcher Patient wird das großartig finden und wieder und wieder kommen. Diese Patienten werden höchstwahrscheinlich einige höchst charakteristische Symptome haben, die sie nicht preisgeben werden, bis sie ein Vertrauensverhältnis zu ihrem Homöopathen aufgebaut haben. Eines Tages sprechen sie vielleicht aus dem Herzen und offenbaren ihre wirklichen Probleme, ihre wirklichen Symptome. Das wäre bei der ersten Konsultation unmöglich für sie gewesen. Während der Behandlung werden viele Ängste und Befürchtungen hochkommen, die anfangs noch nicht akzeptiert oder zum Ausdruck gebracht werden durften. Diese Ängste und Befürchtungen wurden bis dahin durch schiere intellektuelle Kraft kontrolliert. Wenn diese Menschen sich öffnen, fangen sie an, ihre Emotionen zu spüren, sich ihrer Ängste und Unsicherheiten bewusst zu werden. Selbstverständlich wird dieser Ausdruck ihrer wirklichen Persönlichkeit wesentlich dazu beitragen, das korrekte homöopathische Arzneimittel zu finden.

Es mutet an dieser Stelle etwas befremdlich an, dass Intellektuelle mir so viele Male erzählt haben, dass die Homöopathie nach ihrem Verständnis (und natürlich verstehen sie sehr schnell) sehr schwierig zu praktizieren ist, da es dazu „intelligenter" Menschen bedürfe, die dazu in der Lage seien, ihre Symptome korrekt zu beschreiben. In Wahrheit ist jedoch gerade das Gegenteil der Fall – einfache, ungebildete Menschen beschreiben ihre Symptome viel klarer für uns, weil sie ihr subjektives Empfinden direkt zum Ausdruck bringen, ohne es vorher zu filtern, wie Intellektuelle das machen. Sie bringen ihre Persönlichkeit zum Ausdruck, wie sie ist, während die Intellektuellen sie verzerren, indem sie sie gemäß ihrer eigenen Launen interpretieren. Intellektuelle antworten oft mit „ja" und „nein", ohne dabei Emotionen zu zeigen. Sie werden ihnen präzise Antworten zögerlicher geben, als dies notwendig wäre, und sie werden sich große Mühe geben, die exakte Bedeutung ihrer Frage herauszufinden. In diesem Bestreben nach Präzision verlieren sie die Direktheit und die Ursprünglichkeit, die für unsere Bewertung der Wichtigkeit eines Symptoms für den Organismus notwendig ist.

Meistens werden intellektuelle Menschen den Homöopathen einen falschen Eindruck über ihren allgemeinen Gesundheitszustand vermitteln. Dies ist der Tatsache geschuldet, dass sie die Tendenz haben, alles was in ihnen passiert, auf logische Weise zu verstehen und es sich selbst und anderen auf diese Art zu erklären. Dadurch haben sie immer eine eigene Interpretation.

Im Allgemeinen leiden diejenigen, die tief krank sind, an nicht erkannten Schuldgefühlen.

6.6.4 Furcht vor Abhängigkeit

Die vierte Gruppe, die unter die Kategorie mentaler Blockaden fällt, ist eine besondere Gruppe von Patienten, die nicht vom Behandelnden abhängig sein möchten. Wenn diese Patienten zu einem Folgetermin kommen, ist es oft der Fall, dass sie ihren verbesserten Zustand eher auf einen anderen Einfluss in ihrem Leben zurückführen, als auf das Arzneimittel – sei er nun therapeutischer oder anderer Art. Der Behandelnde muss mit diesen Patienten sehr vorsichtig sein, weil diese eine angeborene Angst davor haben, von ihrem Homöopathen abhängig zu werden, falls sie zugeben würden, dass das Arzneimittel ihnen geholfen hat. Und wieder: Diese Haltung ist ungesund. Gegenseitige Abhängigkeit ist ein natürlicher Prozess im Leben. Der Behandelnde sollte diese Menschen nicht mit seiner Überzeugung konfrontieren, dass es sein Arzneimittel war, das ihnen geholfen hat. Der Behandelnde sollte die Zweifel lassen. Irgendwann werden diese Menschen von der Wirksamkeit ihres Homöopathen so überzeugt sein, dass sie es akzeptieren werden, dass sie ihren Behandelnden brauchen. Dann kann der Homöopath ihnen helfen, diese angeborene Angst vor einer Abhängigkeit zu entfernen, indem er deutlich macht, dass das, was er macht, nur seine Aufgabe ist. Die Patienten sind dem Homöopathen gegenüber zu nichts verpflichtet. Die einzige Verpflichtung, die sie haben, ist ihre Rechnungen zu bezahlen. Diese Patientengruppe ist eine sehr kleine, aber jeder Homöopath wird solchen Patienten von Zeit zu Zeit begegnen.

6.6.5 Schwere psychische Störungen

Hierbei handelt es sich um Patienten, die Psychopharmaka einnehmen müssen, weil sie unter einer schweren Geistesstörung leiden. Die Medikamente bringen das Symptommuster durcheinander, sodass es schwierig ist, das benötigte Arzneimittel zu finden.

6.7 Abschließende Bemerkungen

Alle Patientengruppen, die hier beschrieben wurden, repräsentieren nur 7–10 % der Patienten. Daher sollte in einer idealen Praxis die Erfolgsrate bei 80–90 % liegen. Das ist eine Größe, die jeder Homöopath anstreben sollte.

Warum werden all diese Aspekte in ein Buch über Homöopathie aufgenommen? Weil das Verständnis dieser Dinge einen Homöopathen in die Lage versetzt, mit den Fällen in seiner Praxis besser umgehen zu können. Wenn der Homöopath all die Phänomene nicht versteht, denen er in der Praxis begegnet, wird ihm nicht klar sein, woher Rückfälle kommen und was sich wirklich in einem Patienten abspielt. Deshalb ist das Verständnis der Hindernisse einer homöopathischen Behandlung ein wesentlicher Teil der Aufgabe als Behandelndem.

Literatur

[1] Vithoulkas G. Predispositions. In: Vithoulkas G. A New Model for Health and Disease, expanded edition. Alonissos: International Academy of Classical Homeopathy, 2008.

[2] Vithoulkas G. The Energy Complex of the human body. In: Vithoulkas G. A New Model for Health and Disease, expanded edition. Alonissos: International Academy of Classical Homeopathy, 2008.

[3] Vithoulkas G. Carlino S. The Continuum of a Unified Theory of Diseases. Med Sci Monit. 2010 Feb;16(2):SR7–15.

[4] Hahnemann S. §; 9. In: Hahnemann S. Organon of Medicine, 6th ed. (Dt. Übersetzung: Hahnemann S. Organon der Heilkunst, 6. A. Stuttgart: Haug, 1999).

[5] Vithoulkas G. Allopathically Disordered or Suppressed Cases. In: Vithoulkas G. The Science of Homeopathy. 5th ed. Alonissos: International Academy of Classical Homeopathy; 2009. S. 242. (Dt. Übersetzung: Vithoulkas G. Allopathisch geschädigte oder unterdrückte Fälle. In: Vithoulkas G. Die Praxis homöopathischen Heilens. 6. A. München: Elsevier Urban & Fischer; 2005. S. 274).

[6] Vithoulkas G. Dynamic Interaction of Diseases. In: Vithoulkas G. The Science of Homeopathy. 5th ed. Alonissos: International Academy of Classical Homeopathy; 2009. S. 103. (Dt. Übersetzung: Vithoulkas G. Dynamische Wechselwirkungen von Krankheiten. In: Vithoulkas G. Die Praxis homöopathischen Heilens. 6. A. München: Elsevier Urban & Fischer; 2005. S. 79).

[7] Vithoulkas G. A New Model for Health and Disease, expanded edition. Alonissos: International Academy of Classical Homeopathy; 2008. S. 127–133.

Index